O DISCRETO CHARME DO INTESTINO

GIULIA ENDERS
ILUSTRADO POR JILL ENDERS

O DISCRETO CHARME DO INTESTINO

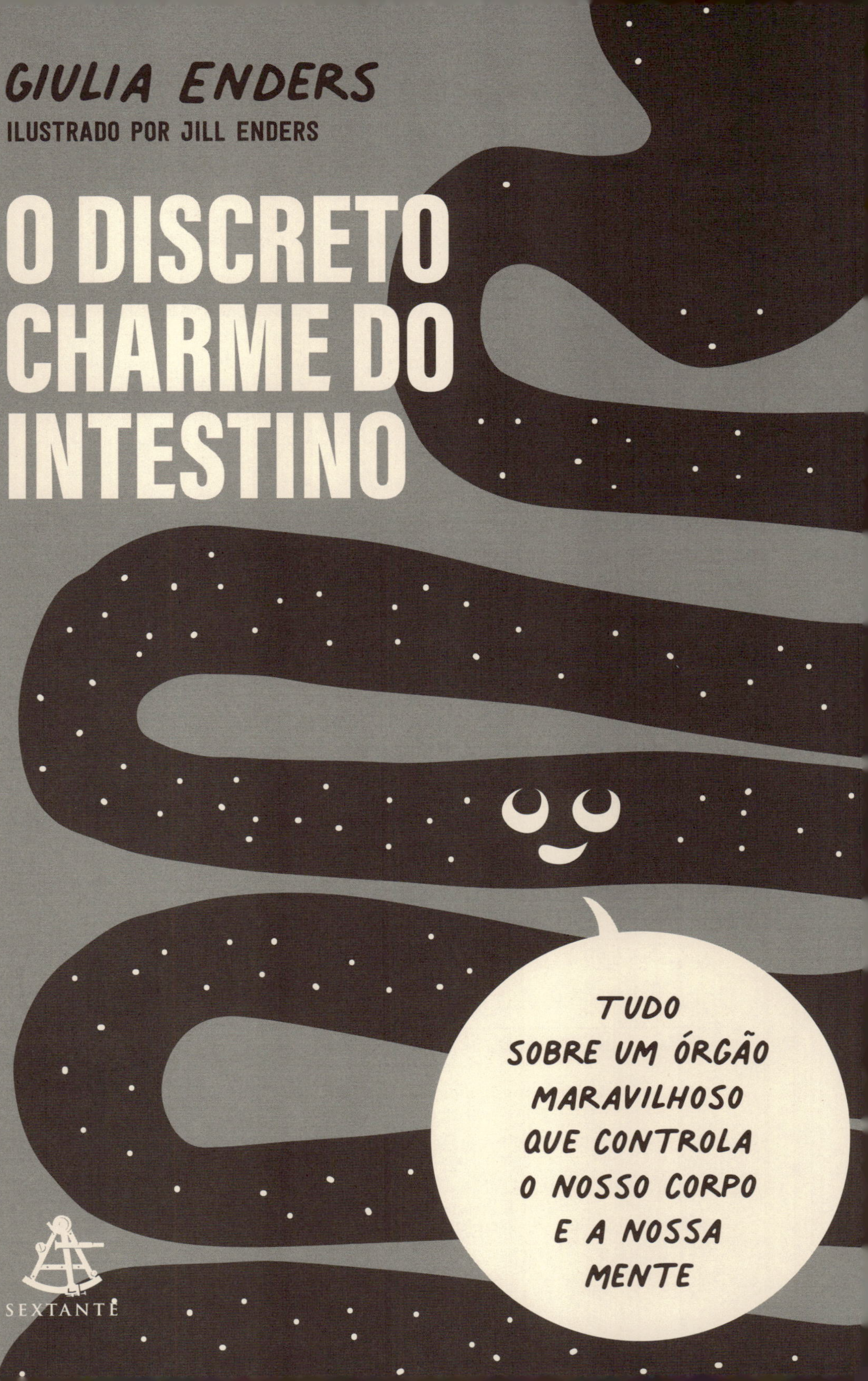
TUDO SOBRE UM ÓRGÃO MARAVILHOSO QUE CONTROLA O NOSSO CORPO E A NOSSA MENTE

SEXTANTE

Este livro é uma obra de referência, e não um manual médico. As informações nele contidas têm o objetivo de ajudar o leitor a tomar decisões conscientes sobre sua saúde. O propósito desta publicação não é substituir tratamentos nem orientações de profissionais da área médica. Caso você suspeite que tem um problema de saúde, nós o aconselhamos a consultar um médico. Além disso, busque a orientação desse profissional antes de tomar qualquer medicamento. A autora e a editora não se responsabilizam por quaisquer efeitos colaterais que possam resultar do uso ou da aplicação das informações aqui apresentadas.

tradução: Karina Jannini
preparo de originais: Sheila Louzada
revisão: Luis Américo Costa e Midori Hatai
revisão técnica: Nathália Azevedo
projeto gráfico e diagramação: Ana Paula Daudt Brandão
capa: Filipa Pinto
imagem de capa: Jill Enders
impressão e acabamento: Bartira Gráfica

CIP-BRASIL. CATALOGAÇÃO NA PUBLICAÇÃO
SINDICATO NACIONAL DOS EDITORES DE LIVROS, RJ

E46d
Enders, Giulia, 1990-
O discreto charme do intestino / Giulia Enders ; ilustração Jill Enders ; tradução Karina Jannini. - 1. ed. - Rio de Janeiro : Sextante, 2023.
256 p. : il. ; 23 cm.

Tradução de: Darm mit charme
ISBN 978-65-5564-557-6

1. Intestinos - Obras populares. 2. Intestinos - Doenças - Obras populares. 3. Aparelho digestivo - Obras populares. I. Enders, Jill. II. Jannini, Karina. III. Título.

22-81180
CDD: 612.33
CDU: 612.33

Meri Gleice Rodrigues de Souza - Bibliotecária - CRB-7/6439

GMT Editores Ltda.
Rua Voluntários da Pátria, 45 – Gr. 1.404 – Botafogo
22270-000 – Rio de Janeiro – RJ
Tel.: (21) 2538-4100 – Fax: (21) 2286-9244
E-mail: atendimento@sextante.com.br
www.sextante.com.br

Para todas as pessoas que criam sozinhas seus filhos, dedicando tanta energia e tanto amor quanto minha mãe dedicou à minha irmã e a mim.

E para Hedi.

Sumário

Prefácio

Há alguns anos, eu estava em meu quarto de 16 metros quadrados, num apartamento compartilhado, escrevendo um livro sobre o intestino. Naquela época, eu prestava a máxima atenção ao atravessar a rua para não morrer atropelada, pensando: "Aconteça o que acontecer, esse livro precisa existir!" Isso pode soar meio engraçado, pois o primeiro capítulo começa apresentando os dois esfíncteres do ânus. Para mim, no entanto, era mais do que isso.

Conhecer nosso próprio corpo nos dá poder. Um poder amigável. Isso me fascina desde os meus 17 anos, quando tive uma estranha erupção cutânea na perna que não sarava de jeito nenhum. Não demorou para que as feridas tomassem minhas pernas e meus braços. Em vez de cobrir minha pele toda noite com pomada de cortisona e emplastros, comecei a ler mais sobre o corpo humano. Tudo o que eu encontrava sobre pele, sistema imunitário e alimentação me interessava. Quando cheguei ao intestino, fiquei completamente maravilhada. Ele não apenas digere alimentos, mas também treina o sistema imunitário, produz mais de 20 hormônios próprios e abriga trilhões de micróbios (ou microrganismos)! Como eu nunca tinha sabido disso?

Passamos a vida inteira em um corpo que mal conhecemos. Até então, muitas vezes eu chegara a sentir vergonha do intestino. Mas isso mudou: a cada informação nova que aprendia sobre esse órgão, eu ficava impressionada e até grata. Graças a esse conhecimento, finalmente consegui resolver o problema na minha pele. Por experiência própria percebi como é útil compreender melhor cada parte nossa, mesmo as mais inusitadas.

A curiosidade e a compreensão dissolvem a vergonha. Mais do que isso: permitem que tratemos a nós mesmos de forma diferente. De forma mais inteligente, mais bondosa. Quando entendemos que estômago roncando não significa fome, que quando vamos ao banheiro existe uma posição melhor para o funcionamento dos esfíncteres, que o vômito é meticulosamente preparado ou que a depressão surge não apenas na cabeça, de repente todas essas coisas deixam de parecer tão arbitrárias. Tornam-se comportamentos. Nossos órgãos se tornam seres. E se realmente os observarmos com mais atenção, serão nossos aliados.

Depois que comecei a estudar Medicina, passei a contar fatos interessantes sobre o intestino a qualquer um que aparecesse na minha frente. Quando me dei conta, estava escrevendo um livro. Se eu era capaz de escrever um livro? Não fazia a menor ideia! Minha irmã tinha acabado de terminar a graduação e estava empolgada com seu primeiro emprego, mas mesmo assim lia tudo que eu lhe enviava do meu manuscrito e me dava dicas sobre o que sabia de trabalhos criativos. Juntas, mergulhamos nesse mundo – uma escrevendo, a outra ilustrando. Nós nos sentíamos jovens e ingênuas, mas fascinadas com um projeto.

Hoje vejo que essa ingenuidade era não uma fraqueza, mas nossa grande força. Em nossa cabeça, não havia fronteiras nem pesquisa de mercado, tampouco planejamento financeiro ou a ideia de que "o grande público não vai entender isso". Havia apenas um objetivo: o que estávamos fazendo deveria ser útil. Quando o livro fez sucesso, vimos esse propósito se confirmar.

Então lá estava eu falando sobre o intestino em programas de televisão alemães, franceses, escandinavos e canadenses. Um humorista austríaco me deu cocô de alpaca de presente e uma jornalista portuguesa me confessou que, em 30 anos de vida, nunca tinha ousado olhar para o vaso sanitário. Nas festas, as pessoas me procuravam pedindo dicas para lidar com a constipação. Um professor de química conseguiu controlar a síndrome do intestino irritável testando o consumo de bactérias por conta própria. Uma jovem mãe reconheceu os sinais de apendicite em seu filho. Minha irmã e eu recebemos tantas mensagens de gratidão, apoio e carinho, tantos grãos de *kefir* e utensílios de banheiro inovadores que já não conseguíamos processar tudo.

Este livro não existiria sem pesquisa. A pesquisa científica é algo singular e grandioso. Uma boa pesquisa pode ser de imensa ajuda quando tomamos conhecimento dela, porém há sempre temas que são tratados a portas fechadas em congressos ou que aparecem apenas em artigos acadêmicos, enquanto há tantas pessoas em busca de respostas. Além disso, atualmente novos conhecimentos brotam do chão como arranha-céus em metrópoles – ninguém consegue ler e menos ainda memorizar tudo que é descoberto diariamente. Desde o lançamento de *O discreto charme do intestino*, somente no campo das bactérias intestinais foram publicados mais de 100 mil novos artigos científicos. No entanto, para nossa surpresa, permanece atual uma correta compreensão de base – um olhar atento para a questão. Desse modo, em meio a panaceias duvidosas e prescrições extenuantes para o bem-estar, é possível distinguir o que realmente nos faz bem. Por isso, apesar do grande volume de novos artigos científicos, não foi preciso mudar muita coisa neste livro desde seu lançamento original. Fizemos apenas um pequeno acréscimo a respeito do eixo intestino-cérebro e incluímos algumas dicas práticas sobre vegetais fermentados a partir da página 238.

Sempre pensei que fosse possível tratar doenças *e* ajudar as pessoas a ter uma noção de como funciona o próprio corpo. Agora que sou médica, porém, me surpreende que isso nem sempre seja possível. Não ao mesmo tempo. São atividades distintas, que demandam muito tempo, concentração e atenção.

Eu diria que, por essa razão, apenas hoje entendo o verdadeiro valor deste livro: ele é uma pequena bússola que podemos ter à mão, capaz de nos fornecer um pouco de orientação e, talvez, promover um poder amigável que nos proteja quando atravessamos a rua.

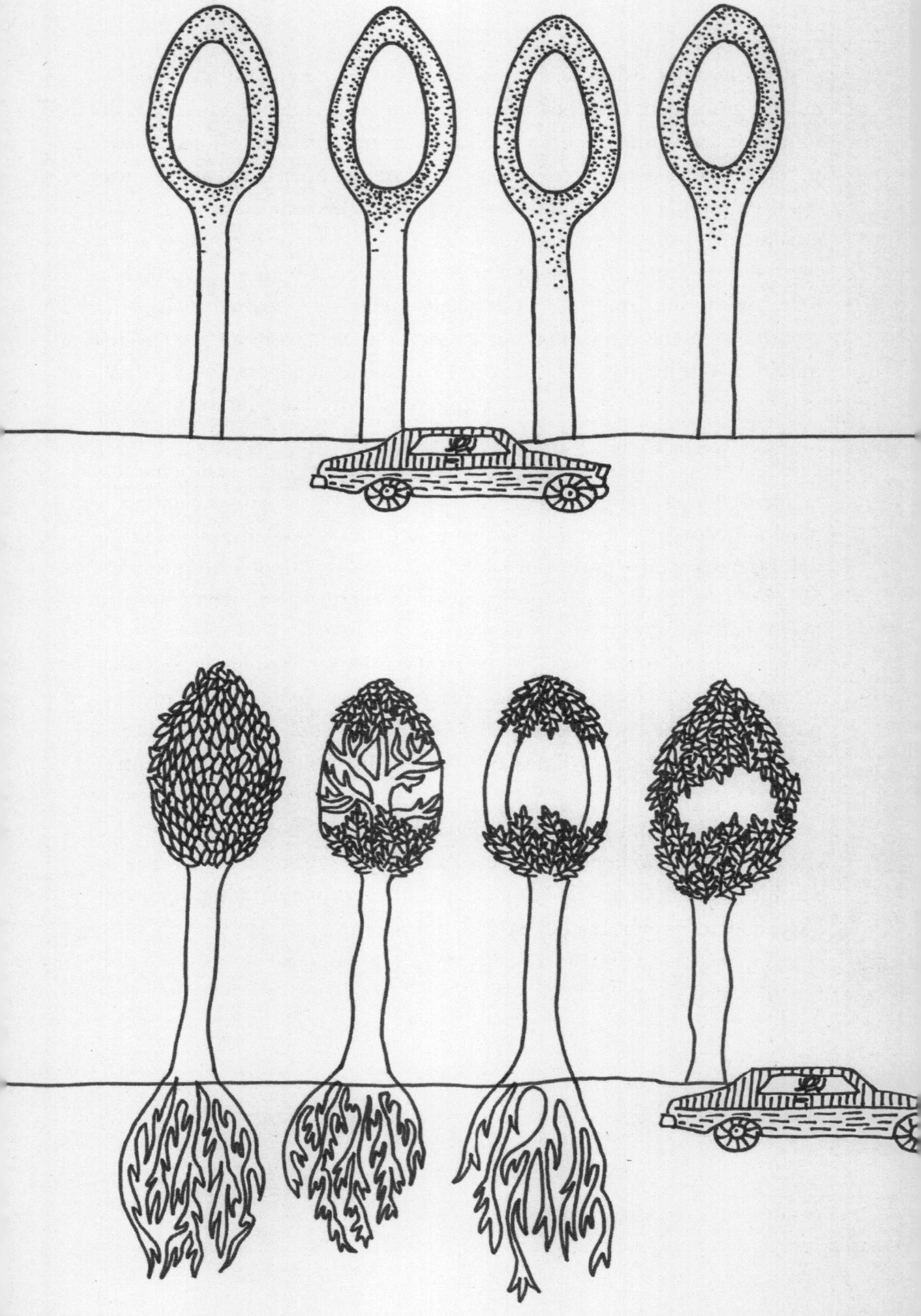

1

POR DENTRO DO INTESTINO

O mundo é muito mais interessante quando olhamos além do que é visível a olho nu – há muito mais a ser visto. Se observarmos com atenção, uma árvore pode ser mais do que algo em forma de colher. Em uma simplificação grosseira, "colher" é a forma geral que captamos quando olhamos uma árvore: um tronco comprido com uma copa redonda no alto. Ao enxergar essa forma, nossos olhos dizem "coisa em forma de colher". Mas há as raízes debaixo da terra, que são tão numerosas quanto os galhos. Nosso cérebro deveria estar dizendo algo como haltere, mas não. Grande parte dos dados que o cérebro recebe vem dos nossos olhos, e não é toda hora que esses dados são a ilustração de uma árvore completa em um livro. Assim, ele não está errado em interpretar a paisagem de uma floresta como "colher, colher, colher, colher".

Ao passarmos "às colheradas" pela vida, deixamos de ver coisas incríveis. Sob nossa pele mesmo tem sempre alguma coisa acontecendo – algo sendo bombeado, absorvido, comprimido ou se rompendo, se reconstituindo, se refazendo. Toda uma equipe de órgãos sofisticados trabalha com tanta perfeição e eficiência que uma pessoa adulta precisa, por hora, de quase tanta energia quanto uma lâmpada de 100 watts. Nossos rins passam cada segundo filtrando nosso sangue meticulosamente – com mais precisão que um filtro de café – e, na maioria das vezes, duram a vida toda. Nossos pulmões foram projetados de maneira tão inteligente que só consumimos energia quando inspiramos – a expiração é totalmente "gratuita". Se nosso corpo fosse transparente, poderíamos ver como esse mecanismo interno é belo: uma engrenagem como a de carrinhos de fricção, só que em estruturas flexíveis e infláveis. Quanto ao nosso coração, enquanto você está aí pensando *Ninguém se importa comigo!*, ele está cumprindo o enésimo plantão de 24 horas ininterruptas e teria toda razão em se sentir indignado com esse tipo de pensamento.

Se víssemos mais do que é visível a olho nu, também poderíamos assistir a aglomerados de células no abdome de uma gestante originarem um ser humano. Entenderíamos então que, em termos simplificados, nos desenvolvemos a partir de três "tubos". O primeiro corta nosso corpo longitudinalmente e tem uma dilatação no meio – é nosso sistema cardiovascular, a dilatação sendo o que dá origem ao coração. O segundo tubo se forma na região dorsal, mais ou menos paralelo ao primeiro, e forma uma bolha que migra para a extremidade superior do corpo, onde permanece – é nosso sistema nervoso, com a medula espinal incluindo o cérebro e uma miríade de nervos que se ramificam por todo o corpo. O terceiro tubo nos percorre de cima a baixo. É o tubo digestório, ou trato gastrintestinal.

O tecido embrionário que dá origem ao tubo digestório é responsável por mobiliar grande parte do nosso interior. A partir dele brotam duas saliências, que vão crescendo e se arqueando para a direita e para a esquerda, até por fim formarem nossos pulmões. Um pouquinho mais para baixo esse tecido forma outra saliência, que vai formar nosso fígado. Esse terceiro tubo também gera a vesícula biliar e o pâncreas. E ele vai se envolvendo em projetos cada vez mais complexos, participando da construção elaborada da boca, formando o esôfago (nosso dançarino de *break*) e a pequena bolsa que é o estômago, que armazena a comida por algumas horas. Por fim, o tubo digestório cria sua obra-prima: o intestino.

As obras-primas dos outros tubos – coração e cérebro – gozam de muito prestígio. O coração é considerado fundamental para a vida, pois bombeia o sangue pelo corpo inteiro, e o cérebro é admirado por processar incríveis estruturas de pensamento a cada segundo. Enquanto isso, o intestino, aos olhos da maioria, só serve para nos permitir ir ao banheiro. Fora isso, ele fica lá parado inutilmente na barriga, soltando uns gases vez ou outra. Não se sabe quais são suas capacidades especiais. Sim, nós o subestimamos – mais do que isso, nos envergonhamos dele. Só nos causa constrangimento!

Este livro pretende mudar isso. Vamos tentar fazer aquilo que os livros nos permitem realizar de modo tão extraordinário: enxergar além do que é visível. Árvores não são colheres! E o intestino é puro charme!

O que acontece quando fazemos cocô? – e por que é importante fazer essa pergunta

Meu colega um dia entrou na cozinha e perguntou: "Giulia, você, que está estudando Medicina, me diga o que acontece quando fazemos cocô." Certamente eu não começaria minha autobiografia com essa frase, mas posso dizer que essa interpelação mudou minha vida. Fui para o meu quarto, me sentei no chão e comecei a investigar três livros em busca da resposta. Quando a encontrei, fiquei bastante surpresa. Esse ato tão cotidiano era muito mais inteligente e impressionante do que eu poderia imaginar.

O mecanismo de evacuação é uma verdadeira proeza: duas divisões do sistema nervoso trabalham escrupulosamente juntos para descartar nosso lixo da maneira mais discreta e higiênica possível. Quase nenhum outro animal cumpre essa tarefa de modo tão exemplar e ordenado quanto os humanos. Para tanto, nosso corpo apresenta toda sorte de mecanismos e truques. A começar pela sutileza dos nossos mecanismos de fechamento. Todo mundo conhece apenas o esfíncter externo, que conseguimos abrir e fechar intencionalmente, mas existe outro muito semelhante, a poucos centímetros de distância, que não controlamos de maneira voluntária.

Esses dois esfíncteres representam os interesses de duas divisões do sistema nervoso diferentes. O esfíncter externo é o fiel colaborador de nossa consciência. Quando nosso cérebro acha inadequado ir ao banheiro em determinado momento, o esfíncter externo ouve a consciência e se aperta o máximo que consegue. Já o esfíncter interno representa o nosso mundo interno, inconsciente. Ele não está nem aí se a tia Maria gosta de peidos ou não. A única coisa que lhe interessa é nosso bem-estar interno. Os gases estão nos comprimindo? O esfíncter interno quer manter longe de nós tudo que é desagradável. Por ele, a tia Maria peidaria mais vezes. O importante é que a vida dentro do corpo seja confortável, que nada a incomode.

Esses dois esfíncteres precisam trabalhar juntos. Quando os restos da nossa digestão chegam ao esfíncter interno, ele se abre como que por reflexo. Mas não manda tudo de uma vez para o colega de fora se virar; primeiro, só uma amostra. No espaço entre o esfíncter interno e o externo encontram-se várias células sensoriais, que analisam o produto fornecido para definir se é sólido ou gasoso e enviam o resultado da análise lá para cima, para o cérebro. Nesse momento, o cérebro conclui: *Preciso ir ao banheiro! Ou talvez só soltar um pum.* Então ele faz aquilo em que é melhor: adapta a resposta ao ambiente em que estamos. Para tanto, recebe informações dos olhos e dos ouvidos e consulta seu repertório de experiências. Em questão de segundos surge a primeira avaliação, que o cérebro transmite de volta ao esfíncter externo: *Dei uma sondada e estamos na sala da tia Berta. Talvez até dê para soltar alguma coisa, mas só se você conseguir não fazer barulho. Resíduo sólido, melhor não.*

O esfíncter externo compreende a mensagem e se fecha obedientemente, mais apertado ainda. O esfíncter interno também recebe esse sinal e respeita a decisão do colega. Unidos, os dois músculos conduzem a "amostra" à fila de espera. Em algum momento ela terá que sair, mas não aqui e agora. Algum tempo depois, o esfíncter interno vai tentar de novo,

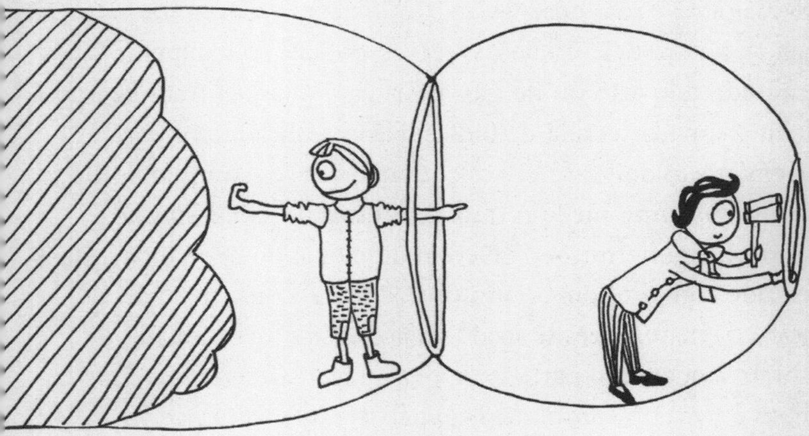

com mais uma amostra. Se nesse meio-tempo já estivermos bem instalados no sofá de casa, o caminho estará livre!

Nosso esfíncter interno é um cara prático. Seu lema é: o que tem que sair tem que sair. E não há muito o que interpretar nesse lema. Já o esfíncter externo tem sempre que cuidar da parte complicada: teoricamente, até poderíamos usar o banheiro alheio, ou melhor não? Será que meu namorado e eu já temos intimidade suficiente para peidarmos na frente um do outro? Cabe a mim dar esse passo? Se eu não for agora ao banheiro, só vou poder ir à noite, e segurar isso o dia todo pode ser complicado!

Talvez os pensamentos dos esfíncteres não pareçam merecedores do Prêmio Nobel, mas, no fundo, são questões fundamentais da nossa humanidade: qual é a importância do nosso mundo interno para nós e que acordos fazemos para nos entendermos bem com o mundo externo? Um reprime até não poder mais o peido mais desagradável até chegar em casa morrendo de dor de barriga, enquanto o segundo pouco se importa com os outros seres humanos no elevador e se entrega à flatulência sem o menor pudor. A longo prazo, o melhor acordo talvez esteja entre os dois extremos.

Se nos impedimos de ir ao banheiro por muito tempo ou muitas vezes, o esfíncter interno se intimida. Com isso, podemos até alterar seu comportamento. A musculatura ao seu redor e ele próprio são tão disciplinados pelo esfíncter externo que acabam desmoralizados. Se a comunicação entre os esfíncteres se torna glacial, pode acontecer até constipação.

Algo similar pode acontecer às mulheres quando dão à luz, sem que elas exerçam nenhuma repressão intencional à evacuação. Nesse caso, delicadas fibras nervosas através das quais os dois esfíncteres se comunicam podem se romper. A boa notícia é que os nervos podem se recuperar. Seja uma lesão causada no parto ou de outra forma, é possível tratá-la. Uma boa opção é a chamada terapia de biofeedback, realizada por gastroenterologistas, em que os dois esfíncteres que andaram se estranhando fazem as pazes. Uma máquina mede o trabalho realizado em conjunto pelos esfíncteres externo e interno. Se estiverem funcionando bem, o paciente é recompensado com um som ou um sinal verde. É como naqueles programas de televisão em que luzes se acendem no palco e toca uma musiquinha comemorativa quando o participante dá a resposta certa – com a diferença de que acontece no consultório e o participante é um paciente com um eletrodo munido de sensor enfiado no traseiro. Pode parecer esquisito, mas vale a pena: quando os esfíncteres voltam a se entender, a experiência de ir ao banheiro fica bem mais fácil.

Esfíncteres, células sensoriais, consciência e eletrodos no traseiro... meu colega não estava esperando tantos detalhes em resposta. Nem as respeitáveis estudantes de Administração, que nesse meio-tempo tinham chegado à cozinha para comemorar o aniversário dele. Mas a noite foi divertida, e ficou claro para mim que, no fundo, o intestino é um tema que interessa a muita gente. Foram levantadas boas perguntas naquela noite, como por exemplo: É verdade que sentamos errado na privada? Como fazer o arroto sair? Como transformamos bife, maçã e batata frita em energia, enquanto um automóvel só tolera um ou outro combustível? Para que serve o apêndice e por que as fezes têm sempre a mesma cor?

A essa altura, apenas pela minha expressão meus colegas já sabem que estou correndo cozinha adentro para contar as últimas curiosidades sobre o intestino – por exemplo, sobre um banheiro turco minúsculo e de evacuações luminescentes.

Estou me sentando corretamente na privada?

De tempos em tempos, é recomendável questionar certos hábitos. Estou fazendo o caminho mais agradável e mais curto até o ponto de ônibus? Será que cobrir o cocoruto careca com o que me resta de cabelo é um penteado legal? Ou, justamente, estou me sentando na privada da forma correta?

Nem sempre há respostas claras, mas fazer experiências pode trazer novas perspectivas. Foi o que, suponho, pensou o médico israelense Dov Sikirov. Para um de seus estudos, ele pediu a 28 participantes que evacuassem em três posições diferentes: sentados normalmente em um vaso sanitário comum; semiagachados em um vaso bem pequeno; ou agachados como se estivessem ao ar livre, sem um vaso embaixo. Enquanto isso, ele cronometrava o tempo que levavam e, em seguida, entregava-lhes um questionário para saber como se sentiam. O resultado não deixou dúvida: quando agachados, os participantes levaram em média 50 segundos e se sentiram plenamente esvaziados; quando sentados, levaram em média 130 segundos e a experiência não se mostrou tão bem-sucedida (quanto aos vasos muito pequenos, são sempre muito bonitinhos, não importa o uso que se faça deles).

Como explicar esse resultado? Nosso aparato de oclusão intestinal não foi feito para abrir por completo sua escotilha quando estamos sentados. Existe um músculo que, na posição sentada ou também em pé, cinge o intestino como se o enlaçasse, formando uma prega ao puxá-lo. Esse mecanismo é, por assim dizer, um serviço auxiliar aos nossos amigos esfíncteres. Você talvez conheça esse mecanismo de oclusão em forma de prega por causa da mangueira do jardim: você pede ao seu irmão que vá verificar por que a água parou de sair e, quando ele olha a extremidade da mangueira, você desfaz a prega rapidamente – um minuto depois, seus pais o colocam de castigo.

Voltando à oclusão da extremidade retal em forma de prega: ao chegar ali, o excremento freia, tal como um carro ao virar uma curva. Assim, se estivermos em pé ou sentados, os esfíncteres precisam fazer menos esforço para segurar tudo lá dentro. Se o músculo se soltar, a prega desaparece. O caminho é reto, e fica fácil acelerar.

Desde os primórdios da humanidade, nossa posição natural ao evacuar é de cócoras – essa história de ficar sentado passou a existir apenas com a popularização do vaso sanitário doméstico, no final do século XVIII. No entanto, sei que explicações do tipo "Ah, porque o homem das cavernas..." têm uma imagem um pouco problemática entre os estudantes de Medicina. Quem disse que se agachar relaxa mais o músculo, deixando reta a via de evacuação? Por essa razão, pesquisadores japoneses deram aos participantes de um teste substâncias luminescentes e os radiografaram fazendo suas necessidades em diversas posições. As conclusões foram interessantes. A primeira delas: é verdade, quando nos agachamos, o trato gastrintestinal fica bem reto e tudo sai rapidinho. A segunda: em prol da pesquisa, pessoas legais aceitaram ingerir substâncias luminescentes e ser radiografadas enquanto faziam cocô. Acho as duas coisas muito impressionantes.

Hemorroidas, doenças intestinais (como diverticulite) e até mesmo constipação são problemas comuns apenas em países em que se evacua em uma espécie de cadeira. A razão para isso não é, digamos, a flacidez do músculo, ainda mais se considerarmos que muitos jovens sofrem desses problemas, e sim o fato de que a pressão na extremidade do intestino é muito grande. Algumas pessoas tendem a tensionar toda a musculatura do ventre ao longo do dia quando estão estressadas, muitas vezes sem nem perceber. Para se livrar da pressão no interior, as hemorroidas se projetam para fora do ânus. No caso dos divertículos, quando a pressão interna empurra o tecido do colo para fora, surgem minúsculas saliências em forma de lâmpada na parede do intestino.

Com certeza, nosso jeitinho de evacuar não é a única causa para o surgimento de hemorroidas e diverticulite. Porém é preciso dizer que as populações que evacuam agachadas – mais de 1,2 bilhão de pessoas no mundo – quase não apresentam divertículos e sofrem bem menos de hemorroidas. Já nós ocidentais comprimimos o tecido do reto a ponto de fazê-lo escapar do bumbum e precisamos removê-lo no hospital – tudo isso porque se sentar como um nobre no trono é muito mais "civilizado" do que se acocorar como um bobo? Além disso, a comunidade médica acredita que fazer força demais ou com muita frequência no vaso sanitário eleva sensivelmente o risco de se desenvolver varizes, ter derrames e até desmaiar após a evacuação.

Certa vez recebi a seguinte mensagem de um amigo que passava férias na França: "Esses franceses são loucos! Alguém aqui andou roubando a privada de banheiros de postos de estrada! Paramos em três que não tinham mais vaso." Não pude deixar de rir, primeiro porque suspeitei que meu amigo estivesse falando sério e depois porque me lembrei da minha reação ao ver pela primeira vez um banheiro turco na França. *Por que estou sendo obrigada a me agachar quando poderiam mandar instalar um vaso sanitário?*, pensei, choramingando um pouco enquanto me recuperava do choque com o grande vazio na minha frente. Em grande parte da Ásia, da África e do sul da Europa usa-se o banheiro turco, em que se adota a posição de esporte de combate ou de partida no esqui, mas é coisa rápida. Nós, ao contrário, passamos um tempão sentados na privada até concluirmos o que fomos fazer lá. Enquanto isso, lemos jornal, fazemos meticulosas dobras no papel higiênico, observamos quais cantos do banheiro precisam ser limpos ou encaramos pacientemente a parede.

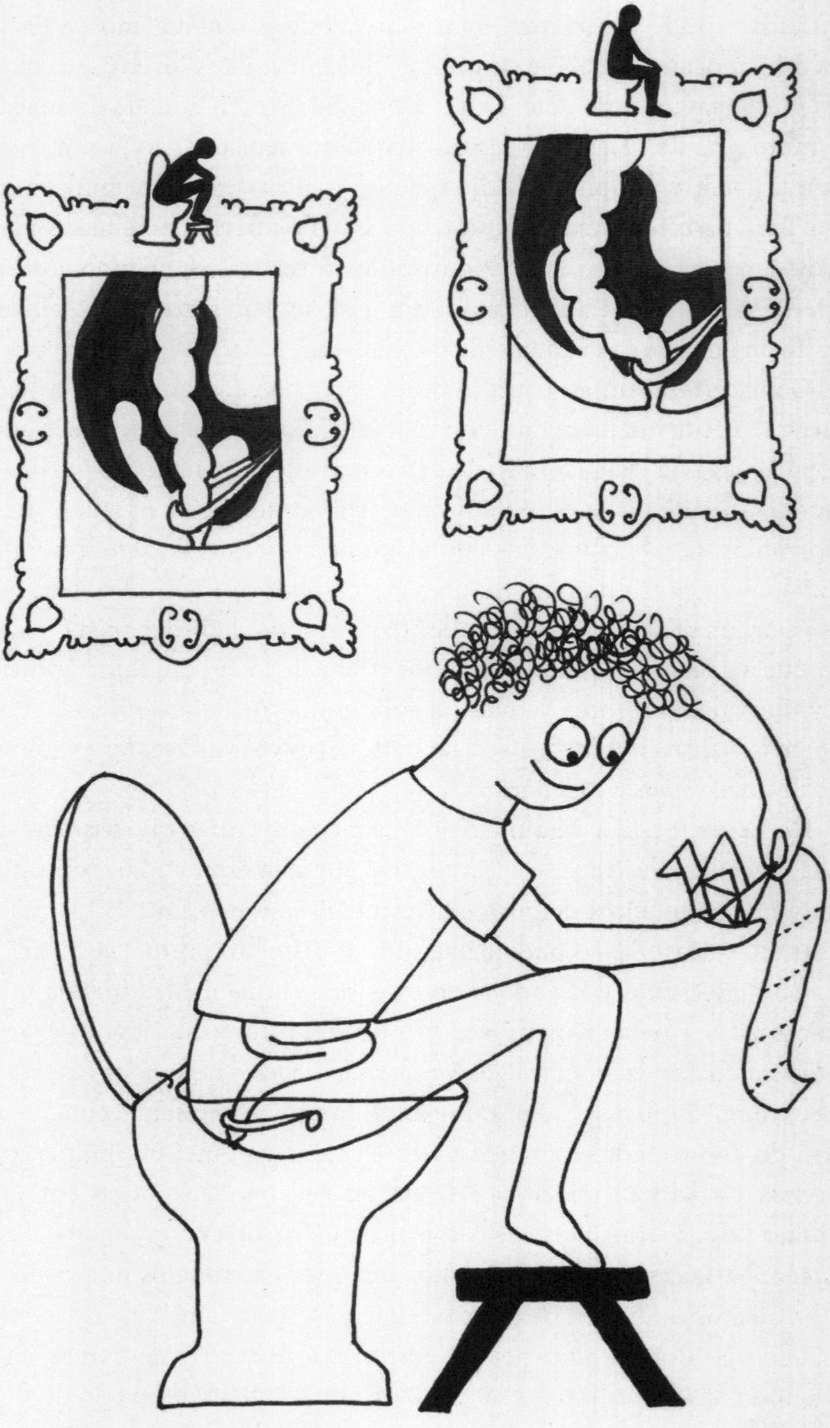

Quando li este trecho para minha família reunida na sala, a reação geral foi de confusão. *Quer dizer então que agora vamos ter que descer do nosso trono de porcelana e cagar de cócoras num buraco, numa posição instável com a qual não temos nenhuma prática?* A resposta é: claro que não, com ou sem hemorroidas! Eu até acho que seria divertido subir na privada, se agachar e cumprir o que se tem a fazer. Mas isso não é necessário, afinal também é possível ficar de cócoras estando sentado. É uma posição conveniente sobretudo quando as coisas não saem do jeito que queremos, se é que me entende: basta inclinar o tronco para a frente e apoiar os pés num banquinho. *Voilà*: com tudo no ângulo certo, dá para ler, fazer dobraduras e encarar a parede com a consciência tranquila.

O hall de entrada para o tubo digestório

Você pode estar pensando que a extremidade final do tubo digestório tem tantas surpresas assim porque quase não damos atenção a ela. Eu não diria que é só por causa disso. Afinal, o hall de entrada do nosso tubo digestório também tem suas cartas na manga – embora olhemos para ele todos os dias quando escovamos os dentes.

O segredo número um pode ser encontrado pela língua. São quatro pontinhos dentro da boca, dois deles na parte interna da bochecha, perto dos molares superiores. Se passar a língua por ali, você vai sentir uma pequena elevação à direita e à esquerda. Se você já notou essas saliências, talvez tenha achado que mordeu a bochecha, mas não foi isso – são as glândulas parótidas, que se encontram exatamente no mesmo lugar da boca de todo mundo. Os outros dois pontinhos ficam embaixo da língua, logo à

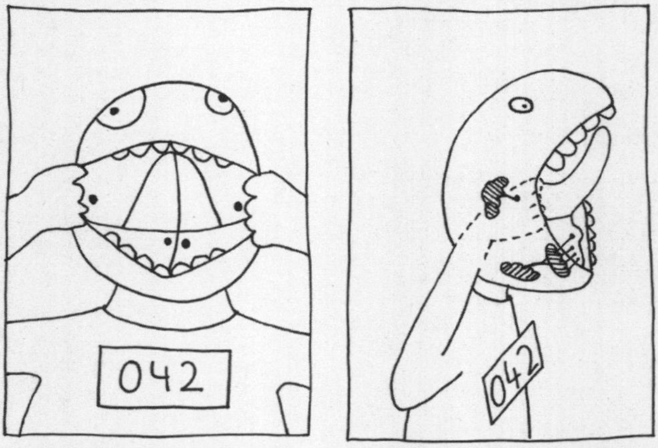

• = pequenos pontos de salivação

= glândulas salivares

direita e à esquerda do frênulo lingual, que é a membrana que liga a parte inferior da língua à base da boca. A saliva vem desses quatro pontinhos.

Esses pontos secretam saliva apenas quando há uma motivação, como a presença de comida. Dos pontos sob a língua, porém, ela flui o tempo todo. Se mergulhássemos nessas aberturas e nadássemos contra a corrente, chegaríamos às glândulas salivares principais, que produzem a maior parte da saliva – entre 0,7 e 1 litro por dia. Se você tocar as laterais do pescoço e subir na direção das bochechas, vai sentir duas elevações arredondadas e macias. Permita-me apresentá-las: são as chefes.

A presença dos dois pontinhos debaixo da língua – responsáveis pela salivação constante – logo atrás dos dentes incisivos inferiores faz com que esse local seja bastante suscetível à formação de tártaro. Isso porque a saliva contém substâncias calcárias, cuja função é apenas endurecer os dentes. Só que, estando sob esse bombardeio constante, o dente acaba recebendo cálcio demais. Assim, moléculas que estejam circulando inocentemente nas proximidades são capturadas e, sem muita demora, acabam petrificadas. Aliás, o problema não é o tártaro em si, mas o fato de ele ser muito áspero, permitindo que bactérias causadoras da gengivite ou da cárie também se fixem com muito mais facilidade do que no esmalte liso dos dentes.

Mas o que essas substâncias calcificantes estão fazendo na nossa saliva? A saliva é, basicamente, sangue filtrado. As glândulas salivares filtram o sangue, retendo os glóbulos vermelhos, pois precisamos deles nas veias, e não na boca. Por outro lado, cálcio, hormônios e alguns anticorpos do sistema imunitário chegam à saliva através do sangue. Eis por que a composição da saliva varia um pouquinho de pessoa para pessoa. Pode-se até mesmo investigar a presença de doenças autoimunes ou de determinados hormônios a partir de uma amostra de saliva. Além disso, as glândulas salivares podem somar à composição outras substâncias, entre elas as já mencionadas substâncias calcárias e até analgésicos naturais.

Em nossa saliva há um analgésico mais forte que a morfina. Chama-se opiorfina, e só foi descoberto em 2006. Obviamente, nós o produzimos em pequenas quantidades, senão ficaríamos doidões de saliva o tempo todo. Mas mesmo em pequenas quantidades essa substância tem efeito, pois nossa boca é cheia de melindres! Nela há mais extremidades nervosas do que em quase qualquer outra parte do corpo – a menor semente de morango pode nos irritar profundamente se ficar presa entre os dentes, e somos capazes de detectar um grão de areia na salada. Uma ferida minúscula que nem notaríamos se fosse no cotovelo causaria uma dor infernal na boca e pareceria gigantesca.

Sem os analgésicos próprios da nossa saliva, isso seria ainda pior! Quando mastigamos, liberamos mais saliva e, consequentemente, mais dessas substâncias analgésicas. Por isso é que depois de comer a dor de garganta alivia e que feridas no interior da boca doem menos. Nem é necessário de fato comer alguma coisa: mascar chiclete também funciona para liberar esses analgésicos. Com o tempo, surgiram alguns estudos mostrando que a opiorfina possui também efeitos antidepressivos. Será que a saliva tem alguma participação no conforto que a comida nos proporciona quando estamos tristes ou ansiosos? Talvez, nos próximos anos, pesquisas sobre dor e depressão consigam responder a essa pergunta.

A saliva protege a sensível cavidade bucal não apenas da dor em excesso, mas também de muitas bactérias nocivas. Para tanto, existem, por exemplo, as mucinas, proteínas que compõem o muco, tornando-o viscoso – e que proporcionam algumas horas de diversão na infância quando descobrimos que conseguimos fazer bolhas com o cuspe. Uma função mais nobre das mucinas é que elas envolvem nossos dentes e nossa gengiva em uma rede protetora (nós as esguichamos de nossos pontinhos de salivação mais ou menos como o Homem-Aranha lança teias dos punhos). As bactérias ficam presas nessa rede antes que possam nos atacar, e, enquanto estão ali, substâncias antibacterianas da saliva podem exterminar aquelas que nos fariam mal.

Tal como acontece com o analgésico, as substâncias antibacterianas estão presentes na saliva em baixa concentração. Nosso cuspe não vai nos desinfetar da cabeça aos pés. Até porque precisamos de uma boa equipe de pequenos seres na boca. Bactérias bucais inofensivas não são completamente eliminadas pela saliva, pois ocupam o lugar que, do contrário, poderia ser povoado por germes perigosos.

Quando dormimos, quase não produzimos saliva – o que é ótimo para quem baba no travesseiro, pois, se à noite produzíssemos também cerca de 1 litro de saliva, a coisa sairia um pouco do controle. A consequência disso é que muitas pessoas acordam com mau hálito ou dor de garganta. Para os micróbios bucais, oito horas de salivação reduzida significam uma coisa: festa! Bactérias impertinentes já não são propriamente barradas. As mucosas da nossa boca e da nossa faringe, porém, sentem falta do seu irrigador automático.

Essa é uma das razões para escovarmos os dentes antes de dormir e ao acordar. Esse hábito diminui o número de bactérias na boca, de modo que a festa noturna dos micróbios se inicia com um número menor de participantes e, pela manhã, limpa-se a sujeira deixada pela balada. Isso porque, por sorte, nossas glândulas salivares despertam junto conosco e logo se põem a trabalhar! No mais tardar, o primeiro pãozinho ou a escova de dentes estimulam o fluxo de saliva com muita competência, eliminando os micróbios ou transportando-os para o estômago, onde o ácido gástrico se incumbe de terminar o serviço.

Quem sofre de mau hálito durante o dia talvez não consiga eliminar suficientemente as bactérias causadoras do mau cheiro. Essas espertinhas gostam de se esconder sob a rede recém-formada de mucina, onde as substâncias antibacterianas da saliva não as alcançam com tanta facilidade. Limpadores de língua podem ajudar com isso, bem como mascar chiclete, o que ativa o fluxo da saliva e dá uma boa lavada nos esconderijos de mucina. Se nada disso adiantar, há outro lugar onde procurar os causadores do mau hálito. Em breve chegaremos a ele, depois de apresentarmos o segredo número dois da nossa boca.

Sabe quando você pensa que conhece alguém, mas acaba se surpreendendo ao descobrir que essa pessoa tem um lado totalmente diferente? O executivo elegante que à noite faz shows de stand-up comedy ou o guitarrista de uma banda de heavy metal que é visto comprando lã porque fazer tricô é relaxante e exercita os dedos? As melhores surpresas vêm depois da primeira impressão, e com a língua acontece a mesma coisa. Colocando-a para fora e olhando-a no espelho, não a vemos em toda a sua glória. Você talvez se pergunte como ela é lá atrás, já que nitidamente não termina ali. E é justamente na raiz da língua que as coisas começam a ficar interessantes.

Nesse local há uma paisagem diferente, cheia de cúpulas cor-de-rosa. Quem não tem um reflexo de vômito exacerbado pode, com cuidado, passar o dedo na língua até lá atrás para sentir umas saliências. A função desses nódulos, chamados tonsilas linguais, é examinar tudo que engolimos. Elas apanham a menor partícula da comida, da bebida ou do ar respirado e a puxam para seu interior, onde um exército de células imunocompetentes está à espera para aprender a lidar com essas substâncias estranhas vindas do mundo externo. Elas aprendem a deixar passar pedacinhos de maçã, mas patógenos da dor de garganta precisam ser imediatamente capturados. Portanto, se você for fazer esse tour com o dedo, saiba que estará avaliando e ao mesmo tempo sendo avaliado, pois essa área contém algo muito curioso do nosso corpo: o conjunto de células imunitárias.

Vários lugares curiosos têm esse conjunto, na verdade. A rigor, nossa garganta é toda revestida de células imunitárias. É uma área chamada de anel de Waldeyer, que inclui, além das já citadas tonsilas linguais, as tonsilas palatinas (antes conhecidas como amígdalas), uma de cada lado, e mais um pouco desse conjunto no "teto" da faringe, formando as tonsilas faríngeas (antes conhecidas como adenoides, que às vezes incham e inflamam, algo bem comum em crianças). Se você fez cirurgia de remoção e pensa que não tem mais tonsilas palatinas, está enganado. Todas as partes do anel de Waldeyer também são tonsilas. Seja na língua, na faringe ou nas laterais, todas elas fazem a mesma coisa: investigam toda e qualquer substância que vem de fora e, com as informações que coletam, treinam as células imunocompetentes para nos defenderem.

Só que as tonsilas, que muitas vezes são extraídas, nem sempre realizam essa tarefa de maneira muito inteligente: em vez de cúpulas, formam cavidades profundas (para ampliar a superfície), conhecidas pelo estranho nome de "criptas". Às vezes, algum corpo estranho fica preso nas criptas e dificilmente consegue sair, o que com frequência acaba causando inflamações. Esse é, por assim dizer, um efeito colateral de tonsilas muito curiosas. Portanto, excluídas as possibilidades de que seu mau hálito venha da língua ou dos dentes, dê uma olhada nessas tonsilas (se ainda as tiver).

Às vezes se escondem nas criptas umas pedrinhas brancas que têm um cheiro horrível! Sem saber a verdadeira causa, muitas pessoas passam

---

PÁGINA AO LADO: *O conjunto de células imunitárias na base da língua, também chamado de tonsilas linguais.*

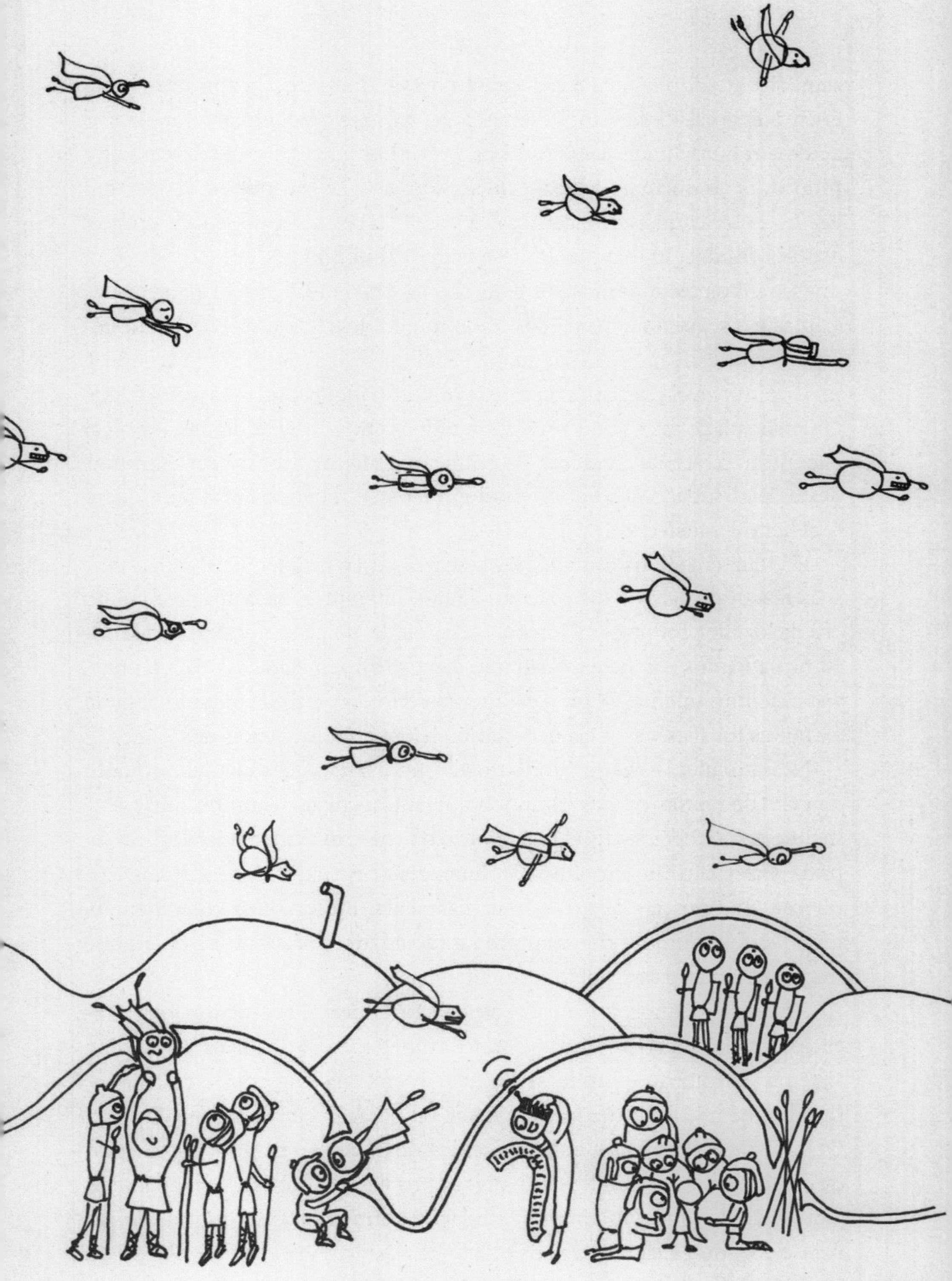

semanas lutando contra o mau hálito ou sentindo um gosto estranho na boca. Nesse caso, escovar os dentes, fazer gargarejo ou limpar a língua não ajuda em quase nada. Uma hora as pedrinhas acabam saindo sozinhas e tudo volta ao normal – mas, se quiser tomar as rédeas do seu destino em vez de esperar que isso aconteça, é possível, com um pouco de prática, expulsá-las dali. O mau hálito desaparece rapidinho.

O melhor teste para saber se o cheiro desagradável vem mesmo das criptas é o seguinte: passar o dedo ou um cotonete nas tonsilas palatinas. Se o cheiro estiver ruim, é hora de procurar as pedrinhas. Na verdade, é mais confortável e seguro deixar que um otorrinolaringologista as extraia. Quem gosta de assistir no YouTube a vídeos que beiram a repugnância vai encontrar diferentes técnicas de extração e alguns exemplares extremos dessas pedrinhas. Mas fique avisado que não é recomendável para quem tem nervos sensíveis.

Há também supostos remédios caseiros para o problema. Algumas pessoas fazem gargarejos diários com água e sal; outras apostam no repolho cru da loja de produtos orgânicos; outras ainda afirmam que deixar de consumir laticínios combate a formação das pedrinhas. Nada disso é comprovado cientificamente. O que sabemos ao certo é a partir de quando se pode extrair as tonsilas, caso seja necessário: de preferência, depois dos 7 anos.

Nessa idade, já fizemos tudo que é importante, pelo menos do ponto de vista de nossas células imunocompetentes: chegar a um mundo totalmente desconhecido, receber beijocas da mãe, brincar no jardim ou na praia, fazer carinho em animais, ter vários resfriados consecutivos, conhecer uma porção de gente nova na escola. Pronto. A partir de então, nosso sistema imunitário terminou a faculdade, por assim dizer, e pode trabalhar a nosso favor pelo resto da vida.

Antes dos 7 anos, as tonsilas ainda são importantes instituições educacionais para nossas células imunocompetentes. A formação do nosso sistema imunitário é fundamental não apenas na luta contra resfriados, mas também na manutenção da saúde do coração e no controle do peso. Quem extrai as tonsilas palatinas antes dos 7 anos tem um risco maior de desenvolver obesidade, entre outros problemas. Por que isso acontece, ainda não se sabe. No entanto, a relação entre o sistema imunitário e a massa corporal é cada vez mais objeto de estudo. Para crianças abaixo do peso, o "efeito engorda" das tonsilas pode ser ótimo, pois assim chegam a patamares maiores. Em todos os outros casos, recomenda-se aos pais que cuidem com ainda mais atenção para que os filhos recebam uma alimentação equilibrada.

Portanto, quem opta por abrir mão das tonsilas de crianças menores de 7 anos deve ter bons motivos para isso. Se elas forem grandes a ponto de dificultar o sono e a respiração, por exemplo, o "efeito engorda" se torna secundário. É até comovente que o conjunto de células imunitárias esteja tão empenhado em nos defender, mas ele pode nos prejudicar mais do que ajudar. É possível também retirar, com laser, apenas a parte problemática das tonsilas em vez de extraí-las por completo. Situação diferente ocorre quando há inflamações frequentes. Nesse caso, nossas células imunocompetentes nunca têm descanso, o que a longo prazo não é bom para elas. Seja aos 4, 7 ou 50 anos, sistemas imunitários ultrassensíveis podem sair ganhando com a extração das tonsilas.

Pessoas com psoríase são bons exemplos dessa situação. Elas sofrem de inflamações pruriginosas na pele (que geralmente começam na cabeça) e dores nas articulações por causa de um sistema imunitário excessivamente alerta. Muitas têm também maior vulnerabilidade a dores de garganta. Um possível fator que leva a essa doença são as bactérias que se escondem por muito tempo nas tonsilas, onde irritam o sistema imunitário. Há mais de 30 anos vemos relatos médicos de pacientes que tiveram grande melhora e até se curaram da psoríase após a retirada das tonsilas. Por isso, em 2012, pesquisadores da Islândia e dos Estados Unidos realizaram um estudo para analisar essa relação mais a fundo. Os 29 participantes, todos com psoríase e dores de garganta frequentes, foram divididos em dois grupos e apenas um retirou as tonsilas. Dos 15 operados, 13 apresentaram melhora visível e duradoura, enquanto os outros apresentaram pouquíssima ou nenhuma alteração nos sintomas. Atualmente, também se recomenda extrair as tonsilas quando há forte suspeita de que elas sejam as culpadas por doenças reumáticas.

Tirar ou não as tonsilas palatinas: para ambos os casos há argumentos. E não precisa se preocupar com as crianças que necessitam extraí-las logo cedo. O sistema imunitário delas não vai perder todas as lições importantes sobre a boca, pois ainda existem as linguais e as faríngeas, que, aliás, raramente são esconderijos para bactérias, pois sua constituição é diferente: elas possuem glândulas com as quais se limpam regularmente. Por outro lado, quem ainda tiver as tonsilas palatinas não precisa ter medo das bactérias escondidas: muitas pessoas não têm sulcos tão profundos nessas áreas, por isso não causam problemas.

A cada segundo tem algo acontecendo na nossa boca: os pequenos pontos de salivação lançam redes de mucina, cuidam dos nossos dentes e nos protegem da sensibilidade excessiva, enquanto o anel de tonsilas vigia partículas estranhas e prepara seu exército imunitário. No entanto, não precisaríamos de nada disso se não houvesse uma continuação atrás da boca. A boca é apenas o hall de entrada para um mundo que se apropria de tudo que vem de fora.

A estrutura do trato gastrintestinal

Há coisas que decepcionam quando as conhecemos melhor. O suco de laranja das propagandas não é feito com amor por camponeses felizes e contentes, mas em uma fábrica com lâmpadas tubulares e esteiras rolantes. A escola não é tão divertida quanto parece no primeiro dia de aula. Nos bastidores da vida, todos estão sem maquiagem. De longe, muita coisa parece bem melhor do que de perto.

Não é o caso do intestino. De longe, nosso tubo digestório tem uma aparência esquisita. Atrás da boca, um esôfago de 2 centímetros de diâmetro desce pela garganta e vai desembocar no estômago não pelo topo, mas por algum ponto na lateral. O lado direito é bem menor que o esquerdo – por isso ele se curva em forma de meia-lua, como um saquinho torto. O intestino delgado, por sua vez, serpenteia meio sem rumo com seus cerca de 3 metros de comprimento, ora para a direita, ora para a esquerda, até finalmente dar no intestino grosso, ao qual se prende um apêndice que aparentemente só serve para inflamar. Para completar, o intestino grosso tem uma porção de saliências, como se em uma patética tentativa de imitar um colar de pérolas. Visto de longe, o tubo digestório é uma mangueira feia, sem graça e assimétrica.

Por isso, vamos olhá-lo mais de perto. Não há praticamente nenhum outro órgão que fique cada vez mais fascinante à medida que nos aproximamos. Quanto mais se sabe sobre o intestino, mais belo ele se torna. Para começar, vamos conhecer melhor essas esquisitas estruturas principais.

O desengonçado esôfago

A primeira coisa que chama a atenção no esôfago é o fato de ele ser ruim de mira. Em vez de pegar o caminho mais curto até o estômago e se dirigir direto à parte superior, ele o alcança pelo lado direito. É o que os cirurgiões chamariam de "anastomose término-lateral". Mas esse pequeno desvio vale a pena. O mero ato de caminhar faz a pressão no ventre dobrar, pois contraímos os músculos abdominais. Quando rimos ou tossimos, a pressão chega a ser várias vezes mais forte. Como o abdome comprime o estômago de baixo para cima, não seria nada bom se o esôfago se acoplasse logo na extremidade superior. Deslocado para a lateral, ele recebe apenas parte da pressão. Assim, quando nos movimentamos depois de comer, não sentimos necessidade de arrotar a cada passo. Graças a essa curva bem bolada e seu mecanismo de fechamento, quando caímos na risada soltamos, no máximo, um punzinho de alegria – dificilmente se ouve falar de alguém que tenha vomitado de tanto rir.

Porém há efeitos colaterais dessa entrada pela lateral, um deles sendo a bolha gástrica. Essa pequena bolha é vista no alto do estômago em todas as radiografias. O motivo é que o ar sobe na vertical, então não encontra logo a saída lateral. Por isso é que muitas pessoas precisam primeiro engolir um pouco de ar para conseguir arrotar. Ao deglutirem, acabam movendo a abertura do esôfago um pouco mais para perto da bolha e, *vupt*!, caminho livre para o arroto subir. Deitada, a pessoa consegue arrotar com muito mais facilidade se estiver virada para o lado esquerdo. Se você estiver deitado pelo lado direito e incomodado com gases presos no estômago, basta mudar de lado.

O aspecto "espiralado" do esôfago também é mais bonito do que parece à primeira vista. Examinando-o por dentro, vê-se que algumas fibras musculares em forma espiralada correm ao redor dele. Elas são a base dos movimentos de ondulação. Se as puxamos longitudinalmente, elas não

---

PÁGINA AO LADO: *Para melhor representar a bolha gástrica, optamos por usar os pretos e brancos diferente de como aparecem nas imagens radiográficas. Na realidade, materiais densos, como dentes e ossos, aparecem claros, e as áreas menos densas, como a bolha gástrica ou o ar nos pulmões, escuras.*

Valera Ekimotchev

Horário do exame: 23:13:11

Data de nascimento: 16/01/1983

ID: 3782953

Registro: 7722536

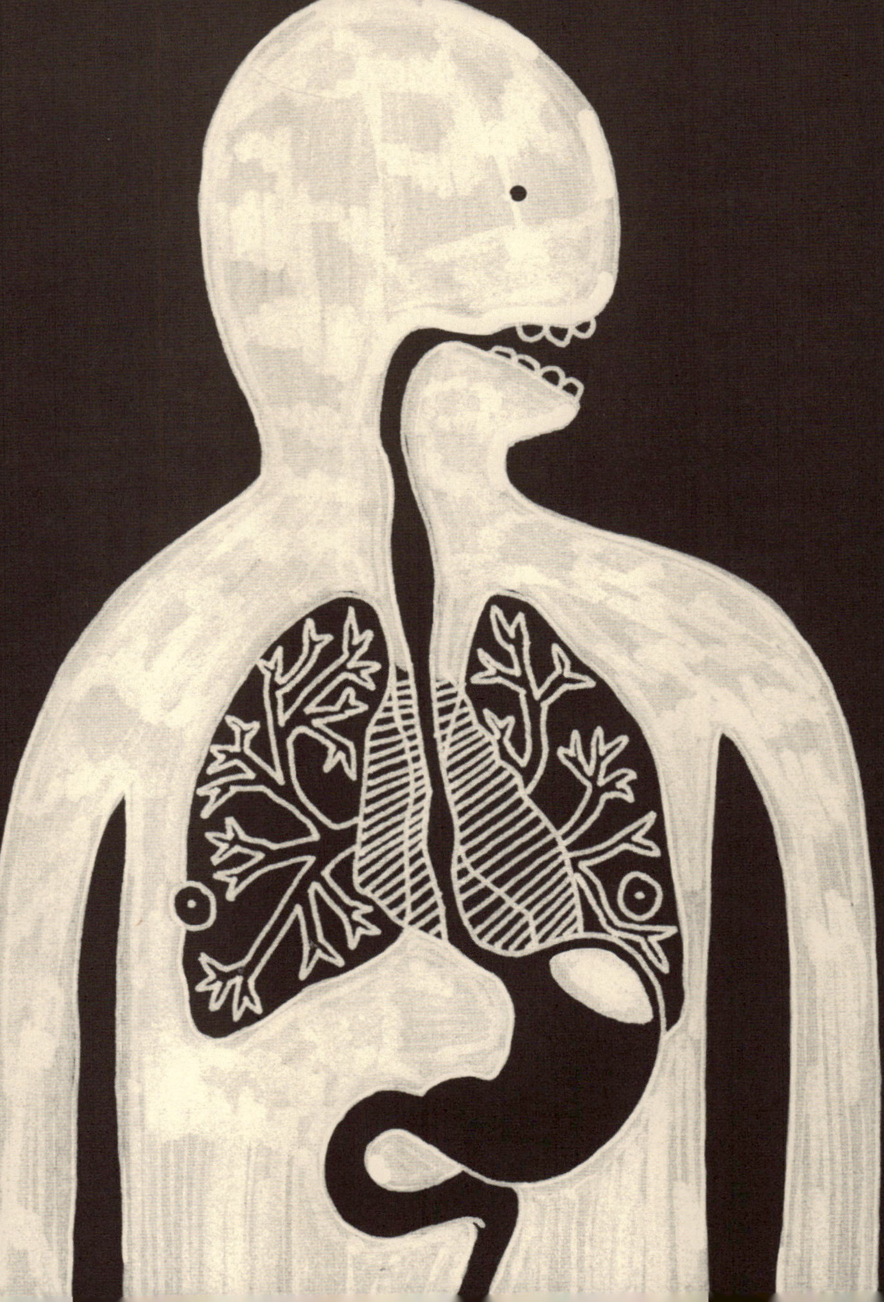

se rompem, mas se encolhem em espiral como um fio de telefone. Nosso esôfago está unido à coluna vertebral por feixes de fibras. Quando nos sentamos com a coluna reta e olhamos para cima, puxamos nosso esôfago no sentido longitudinal, de modo que ele se estreita e consegue se fechar com mais facilidade nas extremidades. Por isso é que se recomenda não se inclinar nem se deitar depois de uma refeição farta, para evitar o refluxo.

O torto saco gástrico

Nosso estômago se encontra muito mais acima do que imaginamos. Ele começa logo depois do mamilo esquerdo e termina à direita logo depois da caixa torácica. Qualquer dor abaixo desse saquinho torto não diz respeito ao estômago. Muitas pessoas acham que estão com algum problema no estômago quando na verdade é no intestino. Acima do estômago localizam-se os pulmões e o coração. Por isso é que fica mais difícil respirar fundo quando comemos muito.

Um problema de saúde comumente ignorado pelos médicos é a síndrome de Roemheld, em que um grande volume de ar acumulado no estômago acaba comprimindo o coração por baixo e o nervo vago, que inerva muitos órgãos internos. Os sintomas variam bastante, mas costumam incluir tontura ou mal-estar. Algumas pessoas chegam a sentir ansiedade ou falta de ar e outras sentem uma dor forte na região do tórax, como se estivessem tendo um infarto. É comum que os médicos não identifiquem a síndrome e atribuam essas dores e desconfortos a ansiedade ou mesmo pura invenção. Nesse caso, seria muito mais útil perguntar: "Já tentou arrotar ou peidar?" A longo prazo, é recomendável restaurar a flora gastrintestinal, evitar alimentos que causam flatulência ou inchaço e não beber muito álcool, que pode aumentar em até mil vezes o número de bactérias que liberam gases. Algumas bactérias inclusive se alimentam do álcool (pode-se sentir o gosto alcoólico, por exemplo, em frutas que já passaram do ponto). Quando nosso intestino tem muitos produtores de gases empenhados, a discoteca noturna se transforma num concerto de trompetes matutino. Ou seja, o álcool pode até servir para limpeza da casa, mas nada de tentar reproduzir o método dentro do seu corpo!

Tratemos agora da forma peculiar do estômago. Um dos lados é muito mais comprido do que o outro, obrigando todo o órgão a se curvar e gerando, assim, grandes dobras em seu interior. Poderíamos dizer que o estômago é o Quasímodo dos órgãos digestórios. No entanto, sua aparência disforme tem um significado mais profundo. Quando bebemos um gole de água, o líquido pode correr pelo lado direito, o mais curto, indo parar às portas do intestino delgado, enquanto a comida, mais pesada, cai pelo lado mais longo. Assim, com muita habilidade, nosso saco digestório separa o que precisa ser digerido e o que pode ser passado adiante logo. Nosso estômago não é simplesmente *torto*, ele tem lados com especialidades específicas: um se entende melhor com líquidos e o outro com sólidos. São dois em um, por assim dizer.

O sinuoso intestino delgado

O intestino delgado serpenteia dentro do nosso abdome, totalmente solto, em uma sequência de voltas que totaliza cerca de 3 metros. Quando pulamos, ele pula junto conosco. Quando estamos num avião prestes a decolar, ele também é comprimido contra o encosto da poltrona. Quando dançamos, ele sacoleja animadamente. E quando estamos com dor de barriga e fazemos careta, ele tensiona seus músculos de forma bem parecida.

São poucas as pessoas que já viram o próprio intestino delgado. Mesmo os médicos, na colonoscopia, veem apenas o intestino grosso. Quem já teve a rara oportunidade de percorrer o intestino delgado através de uma microcâmera que é ingerida costuma ficar surpreso, pois, em vez de uma mangueira escura, deparamos com um ser de natureza diferente: brilhante como veludo, molhado, rosado e, de certo modo, de aspecto delicado. Quase ninguém sabe que apenas o último metro (aproximadamente) do intestino grosso lida com fezes. Os segmentos anteriores são incrivelmente limpos (também não cheiram mal, aliás) e se ocupam com diligência e apetite de tudo que mandamos para eles.

À primeira vista, o intestino delgado talvez pareça ter sido desenhado com um pouco de descuido, em comparação com os outros órgãos. Nosso coração tem quatro câmaras; nosso fígado, lobos; as veias possuem válvulas. E o intestino delgado dá voltas pra lá e pra cá pela nossa barriga. Sua verdadeira configuração só é percebida ao microscópio. Estamos falando de uma criatura que personifica como nenhuma outra o conceito de "minuciosa".

Nosso intestino quer nos oferecer o máximo de superfície possível. Por isso suas muitas dobras. Antes de mais nada, temos as dobras visíveis – sem elas, precisaríamos de um intestino delgado de 18 metros de comprimento para ter superfície de digestão suficiente. Um brinde às dobras! Mas um perfeccionista como o intestino delgado não poderia parar por aí. Em um único milímetro quadrado de revestimento intestinal há cerca de 30 minúsculas vilosidades que se projetam no *quimo* (como o bolo alimentar passa a se chamar após receber os processos digestivos do estômago). Essas vilosidades são tão pequenas que não dá para enxergá-las a olho nu. Conseguimos reconhecer apenas uma estrutura que parece aveludada. Ao microscópio, no entanto, as vilosidades parecem grandes ondas feitas de células (o próprio veludo tem uma aparência muito semelhante). A um microscópio mais potente, vemos que cada uma dessas células também possui saliências vilosas, as microvilosidades, que, por sua vez, possuem uma malha aveludada, formada por inúmeras estruturas de açúcar, que na forma se assemelham à galhada do veado. São os glicocálices. Se tudo isso fosse esticado – dobras, vilosidades e microvilosidades –, nosso intestino teria cerca de 7 quilômetros de comprimento.

Por que ele precisa ser tão gigantesco? Nossa digestão é realizada em uma área de superfície total cerca de 100 vezes maior que a de nossa pele. Isso parece exagerado para uma porção de batata frita ou uma maçã, mas, dentro da nossa barriga, a ideia é justamente aumentar a nós mesmos e diminuir tudo que vem de fora, tornando o objeto externo minúsculo a ponto de conseguirmos absorvê-lo e torná-lo parte de nós.

Esse processo começa na boca. Uma maçã só parece suculenta porque, quando a mordemos com nossos dentes, estouramos muitos milhares de células da fruta como se fossem balões. Quanto mais fresca estiver a maçã, mais células estarão intactas, e por isso as mordidas mais sonoras nos parecem um bom indicativo de qualidade.

PÁGINA AO LADO: *Vilosidades intestinais, microvilosidades e glicocálices.*

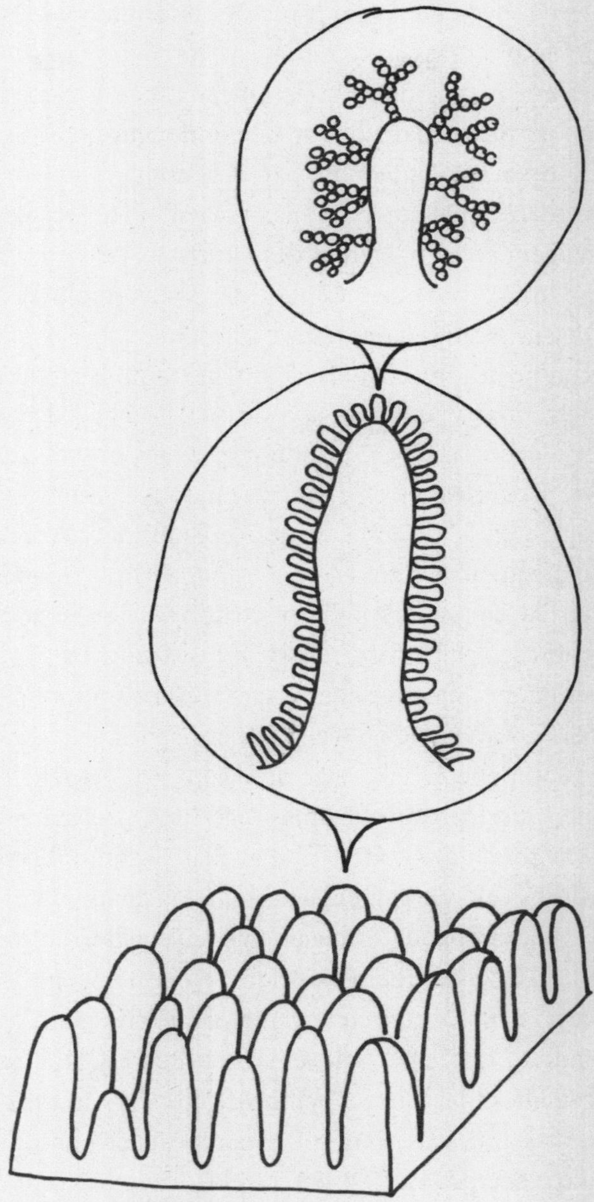
1mm

Além de frutas frescas e firmes, gostamos de alimentos quentes e ricos em proteína. Bife, ovo mexido e tofu assado nos parecem mais apetitosos do que carne crua, ovos moles ou tofu frio. Isso também está ligado ao nosso entendimento intuitivo. No estômago, um ovo cru sofre as mesmas transformações que na frigideira: a clara fica branca, a gema adquire um tom pastel e ambas ficam mais sólidas. Se vomitarmos o ovo cru após determinado tempo, vai sair algo muito parecido com um ovo mexido, e isso sem nenhum aquecimento. As proteínas reagem ao ácido gástrico exatamente como reagem ao fogo: sofrem desnaturação. Isso significa que perdem a estrutura inteligente que lhes permite, por exemplo, se dissolver na clara; em vez de enroscadas e retorcidas, formam "coágulos" brancos, que podem ser decompostos muito mais facilmente tanto no estômago quanto no intestino delgado. Cozinhar poupa nosso estômago de gastar toda a energia que seria necessária para "desdobrar" as rocambolescas proteínas. É uma forma de terceirizar essa primeira etapa da digestão.

A última fragmentação do alimento que consumimos ocorre no intestino delgado. Há um pequeno orifício na parede do intestino, a papila duodenal, bem na entrada. Ela lembra os pontinhos de salivação da boca, mas é maior. Através dessa minúscula abertura, nossos sucos digestivos são esguichados no quimo. Assim que comemos alguma coisa, eles são produzidos no fígado e no pâncreas e, em seguida, fornecidos às papilas. Sua composição inclui os mesmos componentes do sabão de lavar roupa e dos detergentes que encontramos no supermercado: enzimas digestivas e solventes de gordura. O sabão de lavar roupa age contra as manchas porque "digere" qualquer substância gordurosa ou que contenha proteínas ou açúcar, permitindo que sejam levadas embora quando esfregamos e enxaguamos o tecido. O que ocorre no intestino delgado é bem parecido. Só que, em comparação com o sabão, nosso corpo dissolve pedaços gigantescos de proteína, gordura (ou lipídio) ou carboidrato, que, em vez de serem enxaguados, alcançam o sangue através da parede intestinal. Um pedacinho de maçã já não é mais um pedacinho de maçã, mas uma solução nutritiva composta de bilhões e bilhões de moléculas ricas em energia. Para absorver todas, é necessária uma superfície extensa – 7 quilômetros de comprimento é pouco mais que suficiente. Ainda sobra uma reserva de segurança para o caso de uma inflamação ou infecção deixar alguma parte do intestino temporariamente incapacitada.

Em cada vilosidade do intestino delgado encontra-se um capilar (um minúsculo vaso sanguíneo), que é alimentado com as moléculas absorvidas. Todos os vasos do intestino delgado confluem para o fígado, que examina os nutrientes e aniquila quaisquer substâncias nocivas antes que cheguem à corrente sanguínea. Se comemos demais, é nele que se deposita a primeira reserva de energia. Do fígado, o sangue rico em nutrientes parte direto para o coração e, do coração, é bombeado para as inúmeras células do corpo. Uma molécula de açúcar desembarca, por exemplo, em uma célula de pele no mamilo direito, onde é absorvida e queimada (consumida) junto com oxigênio. Isso libera energia, que a célula utiliza para se manter viva, além de calor e uma minúscula quantidade de água como subprodutos. Isso acontece dentro de tantas células ao mesmo tempo que nosso corpo se mantém a uma temperatura constante, entre 36°C e 37°C.

O princípio fundamental do nosso metabolismo energético é simples: para que uma maçã amadureça na árvore, a natureza consome energia. Os seres humanos fragmentam a maçã e a decompõem até o nível de moléculas, que metabolizam, e então utilizam a energia liberada para se manter vivos. Todos os órgãos que se desenvolvem a partir do tubo digestório do período embrionário estão relacionados ao fornecimento de combustível para as nossas células. A função dos nossos pulmões, por exemplo, é absorver moléculas a cada respiração. Na prática, portanto, "respirar" significa "absorver alimento gasoso". Boa parte do nosso peso corporal resulta dos átomos respirados, e não apenas de pizzas. As plantas, inclusive, obtêm a maior parte do seu peso do ar, e não da terra. Só espero que essa informação não sirva de ideia para a próxima dieta da moda.

Todos os nossos órgãos gastam energia, mas é somente no intestino delgado que começamos a receber algo para suprir essa demanda. Por isso comer é uma atividade tão agradável. Mas não vá esperando que sua energia vá lá para o alto logo após a última garfada do almoço. O mais comum, na verdade, é nos sentirmos letárgicos e sonolentos. Isso porque a comida ainda não chegou ao intestino delgado; está nos preparativos da digestão. A fome já foi embora, pois o estômago se expandiu ao receber a comida, mas estamos tão moles quanto antes de comer e agora, ainda por cima, precisamos de mais energia para misturar e quebrar tudo. Então um grande volume de sangue flui para nossos órgãos do sistema digestório. Muitos cientistas acreditam que essa menor circulação de sangue para o cérebro é um dos motivos que explicam a letargia que sentimos após comer.

A esse respeito, um professor meu argumenta: "Se todo o sangue da cabeça fosse para o abdome, morreríamos ou desmaiaríamos." De fato, há outras causas possíveis para o cansaço pós-refeição. Determinados mensageiros químicos que liberamos quando estamos satisfeitos também podem estimular áreas do cérebro responsáveis pela sensação de cansaço. Essa lentidão, aliás, pode até ser inconveniente quando estamos no trabalho, mas nosso intestino delgado acha ótimo. Ele pode trabalhar com máxima eficiência quando estamos relaxados, pois há bastante energia à disposição e o sangue não está repleto de hormônios do estresse. Em matéria de digestão, o sujeito que tira um cochilinho depois do almoço é bem mais eficiente do que o executivo que vai direto para uma reunião.

O desnecessário apêndice e o rechonchudo intestino grosso

Imagine estar deitado em um consultório médico com um termômetro na boca e outro no traseiro. Antigamente esse era um dos exames feitos quando havia a suspeita de apendicite. Um forte indício era se a temperatura do traseiro fosse muito mais elevada que a da boca. Hoje já não é preciso confiar na diferença apontada pelos termômetros. Fortes sintomas de apendicite são febre e dor do lado direito e abaixo do umbigo (é onde se encontra o apêndice na maioria das pessoas).

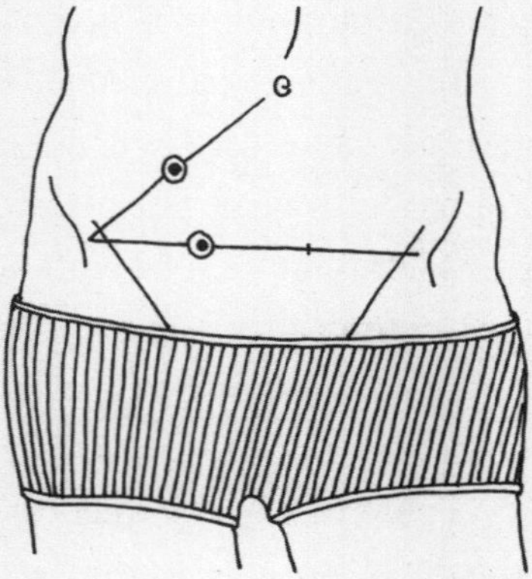

Na maioria das vezes, apertar o local causa dor, enquanto apertar à esquerda do umbigo, curiosamente, provoca alívio. Mas assim que se retira o dedo do lado esquerdo... ai! Isso porque nossos órgãos abdominais ficam imersos em um líquido protetor. Quando se aperta o lado esquerdo, o apêndice inflamado do lado direito flutua em um travesseiro de líquido, o que traz alívio. Outros indícios de apendicite são dor ao levantar a perna direita contra uma resistência (alguém precisa fazer força na direção contrária), falta de apetite ou enjoo.

Nosso apêndice (seu nome oficial é apêndice vermiforme ou vermicular, isto é, em formato de verme, e antes era chamado de apêndice cecal, pois se liga ao ceco) tem a reputação de ser um órgão inútil. Ele nem parece um pedaço do intestino, e sim uma bexiga comprida vazia, daquelas que os animadores de festa infantil usam para moldar em forma de animais. O apêndice vermiforme não apenas é minúsculo demais para se ocupar do quimo, como também está preso a um local aonde quase não chega comida. O intestino delgado desemboca um pouco mais acima, na lateral do intestino grosso, e, por isso, simplesmente o ignora. Trata-se de um ser que praticamente só vê de baixo o mundo seguir a vida por cima dele. Não é de admirar que ninguém o leve a sério.

Quem ainda se lembra da paisagem de cúpulas da boca talvez já imagine qual competência se encontra adormecida nesse incrível observador. Embora esteja bem distante de seus colegas, o apêndice vermiforme apresenta células imunitárias assim como as tonsilas.

Nosso intestino grosso se ocupa das coisas que não podem ser absorvidas pelo intestino delgado, daí a falta da mesma aparência aveludada. Seria um esforço inútil muni-lo de vilosidades prontas para a absorção. Em vez disso, ele constitui o lar da maior parte das bactérias intestinais, que fragmentam os últimos restos de comida. Nosso sistema imunitário também se interessa muito por essas bactérias.

Portanto, o apêndice vermiforme se situa num lugar privilegiado: distante o suficiente para não ser incomodado por toda a tralha alimentícia, mas perto o suficiente para observar todos os micróbios estranhos. Enquanto nas paredes do intestino grosso há grandes depósitos de células imunocompetentes, o apêndice vermiforme constitui-se quase exclusivamente de um conjunto de células imunitárias. Se um patógeno passa por ele, é logo cercado. Contudo, isso também significa que tudo ao seu redor pode inflamar – um panorama inflamatório de 360 graus. Se o pequeno apêndice vermiforme inchar muito, terá ainda mais dificuldade para expulsar os patógenos de dentro de si. Por isso, só na Alemanha, assim como no Brasil, são realizadas mais de 100 mil cirurgias de retirada do apêndice todos os anos.

Mas esse não é o único papel do apêndice vermiforme. Se apenas os bons sobrevivem e tudo que é perigoso é atacado, isso significa que um apêndice vermiforme saudável abriga uma seleta coleção das mais refinadas e úteis bactérias. Essa foi a descoberta dos pesquisadores americanos Randal Bollinger e William Parker, em 2007. A utilidade prática do apêndice vermiforme fica evidente, por exemplo, após uma forte diarreia, quando muitos dos moradores típicos do intestino são expulsos, deixando a área livre para novos micróbios formarem colônias. Não é nada recomendável deixar esse trabalho ao acaso. E é justamente nesse momento que, segundo Bollinger e Parker, a equipe do apêndice vermiforme entra em ação e, saindo dali debaixo, se espalha por todo o intestino grosso para protegê-lo.

No caso da Alemanha, não existem muitos patógenos da diarreia. Mesmo quando alguém pega uma infecção intestinal, o ambiente conta com micróbios muito menos perigosos do que na Índia ou na Espanha, por exemplo. Portanto, pode-se dizer que lá eles não precisam tanto do apêndice vermiforme quanto os habitantes desses outros países. Também não precisam se preocupar se já retiraram ou vão retirar o apêndice, pois, embora as células imunocompetentes do restante do intestino grosso não estejam muito próximas umas das outras, no total são muito mais numerosas que as do apêndice e têm competência para assumir o trabalho.

Até aqui, já não deve restar nenhuma dúvida quanto à finalidade do apêndice, ou melhor, do apêndice vermiforme. E quanto ao intestino grosso, ao qual o apêndice está preso: qual a função dele? O alimento já foi absorvido, não há vilosidades por ali, e o que a flora intestinal tem a ver com restos não digeridos?

Ao contrário do seu parceiro delgado, o intestino grosso não serpenteia por todos os lados. Ele é como uma moldura rechonchuda ao redor do intestino delgado. E ser chamado de "rechonchudo" não é nenhuma ofensa, pois o órgão precisa mesmo de mais espaço para executar suas tarefas.

O lema do nosso intestino grosso é "Desperdício zero!". Ele se dedica a aproveitar o máximo das sobras que chegam até ele, digerindo-as bem. Enquanto isso, o intestino delgado pode absorver mais uma ou duas refeições e o intestino grosso não se deixa afetar. Restos de comida levam cerca de 16 horas para serem diligentemente trabalhados. Nesse processo, são absorvidas substâncias que perderíamos caso o intestino grosso fosse do tipo apressadinho – entre elas, minerais importantes, como o cálcio, que só ali podem ser realmente absorvidos. Com a cuidadosa colaboração do intestino grosso e da flora intestinal, ainda recebemos uma dose extra de ácidos graxos ricos em energia, vitaminas K e B_{12}, tiamina (vitamina B_1) e riboflavina (vitamina B_2). Tudo isso serve para muita coisa, por exemplo: ajuda no mecanismo de coagulação sanguínea, fortalece os nervos, protege contra enxaquecas. No último metro do intestino grosso, o nível de água e sal em nosso organismo também é equilibrado. Não que se recomende experimentar, mas nossas fezes sempre têm o mesmo teor de sal. Com essa calibragem refinada, pode-se economizar um litro inteiro de líquido, o que nos poupa de ter que ingerir esse litro a mais todos os dias.

Assim como ocorre no intestino delgado, todos os tesouros absorvidos pelo intestino grosso são levados pelo sangue ao fígado, onde são novamente verificados e lançados na corrente sanguínea para serem distribuídos pelo corpo. Contudo, os vasos sanguíneos presentes nos últimos centímetros do tubo intestinal não passam pelo crivo desintoxicante do fígado, indo direto para a circulação. Nada mais é absorvido pela circulação nesse ponto, pois a missão já foi cumprida. Com uma exceção: supositórios. Embora contenham muito menos medicamento do que os comprimidos, eles agem muito mais rápido. Em geral, é necessária uma dose elevada do princípio ativo do medicamento quando tomado em comprimidos ou gotas, porque boa parte é eliminada pelo fígado antes mesmo de chegar ao local onde deve agir. Ora, mas queremos justamente receber os efeitos dessas substâncias "tóxicas"! Quem não quiser sobrecarregar o fígado com antipiréticos e companhia, basta pegar o caminho mais curto – o reto – e utilizar supositórios. É uma excelente ideia sobretudo quando se trata de crianças e idosos.

O que realmente comemos

A fase mais importante da nossa digestão ocorre no intestino delgado, em que a superfície mais extensa depara com o menor fragmento de alimento. Nesse local é decidido se toleramos lactose, se um alimento é saudável e qual tipo de alimento provoca alergia. Nessa última etapa de quebra do alimento, nossas enzimas digestivas trabalham como minúsculas tesouras: picam a comida até ela chegar ao mínimo denominador comum às células do nosso corpo. O truque da sábia natureza é que todos os seres vivos são compostos pelos mesmos ingredientes fundamentais: moléculas de açúcar, aminoácidos e gorduras. Tudo que comemos vem de seres vivos – que, pela definição biológica, incluem tanto uma maçã quanto uma vaca.

Moléculas de açúcar podem formar cadeias complexas. Nesse caso, já não têm gosto doce e se chamam carboidratos, presentes em alimentos como pão, macarrão e arroz. Quem digere uma torrada recebe, após o trabalho de fragmentação realizado pelas enzimas, o seguinte produto final: a mesma quantidade de moléculas de açúcar encontrada em algumas colheres de açúcar refinado. A diferença é que o açúcar comum não necessita de um grande processamento por parte das enzimas, chegando tão fragmentado ao intestino delgado que pode ser absorvido diretamente pelo sangue. Muito açúcar puro de uma só vez de fato adoça nosso sangue por um curto período.

O açúcar do pão branco é digerido pelas enzimas com relativa rapidez. Já o do pão integral leva bem mais tempo, pois consiste em cadeias muito complexas, que têm de ser desmontadas pedaço por pedaço. Por isso, em vez de ser uma bomba de açúcar, o pão integral é um depósito benéfico dessa substância. Em comparação, o corpo precisa reagir de maneira muito mais intensa a uma edulcoração repentina para restabelecer um equilíbrio saudável. Ele libera grandes quantidades de hormônios, sobretudo insulina, fazendo com que, passada a operação especial, logo voltemos a nos sentir cansados. Quando não é absorvido rápido demais, o açúcar é um importante recurso. Podemos utilizá-lo como combustível para nossas células, bem como para produzir estruturas de açúcar – como os glicocálices em forma de chifres de veado das nossas células intestinais.

Porém, apesar dos problemas que causam, nosso corpo adora doces açucarados, pois assim economiza trabalho. É um tipo de açúcar de absorção mais rápida, tal como proteínas aquecidas, sem contar que o açúcar é convertido em energia muito depressa. Em troca desse rápido fornecimento de energia, nosso cérebro nos recompensa com boas sensações. A armadilha é a seguinte: nunca na história da humanidade tivemos uma oferta tão grande de açúcar. Nos supermercados americanos, cerca de 80% dos produtos industrializados têm adição de açúcar. Em termos evolutivos, nosso corpo acabou de encontrar o pote escondido de doces no armário e toda hora vai lá para se empanturrar antes de desmoronar no sofá com dor de barriga.

Racionalmente, sabemos que não faz bem ficar beliscando muitos doces, mas não podemos condenar nossos instintos se eles nos incitam a aproveitar a ocasião com entusiasmo. Se ingerimos açúcar demais, simplesmente o armazenamos para períodos de vacas magras. É um procedimento bem esperto. Fazemos isso remodelando-o em cadeias de açúcar muito longas e complexas chamadas glicogênio, que armazenamos no fígado, ou o transformamos em gordura e o guardamos no tecido adiposo. O açúcar é a única substância que nosso corpo consegue utilizar para produzir gordura com pouco gasto de energia.

As reservas de glicogênio são rapidamente consumidas – bem no momento da corrida em que você pensa: *Nossa, de repente ficou mais difícil.* Por isso especialistas aconselham que se pratique no mínimo uma hora diária de atividade física quando se quer perder gordura. No mais tardar, após a primeira diminuição do desempenho, as nobres reservas são acionadas. Talvez fiquemos irritados com o fato de a gordura abdominal não ir embora logo, mas nosso corpo não está nem aí. As células humanas veneram a gordura.

De todas as partículas alimentares, a gordura (ou lipídio) é a mais eficiente e valiosa. Seus átomos são agrupados de maneira tão inteligente que a gordura – em comparação com os carboidratos ou as proteínas – consegue reunir o dobro de energia por grama. Nós a utilizamos para revestir os nervos, tal como fitas isolantes nos cabos elétricos, e graças a esse revestimento pensamos com mais rapidez. Além disso, alguns hormônios importantes do nosso corpo são feitos de lipídio, e cada uma de nossas células é envolvida em uma membrana composta basicamente por lipídio. Uma substância tão importante quanto essa é protegida, e não dissipada logo nos primeiros 100 metros. Caso nos sobrevenha mais um período de fome – e foram muitos nos últimos milênios –, cada grama de gordura abdominal é uma apólice de seguro de vida.

Para nosso intestino delgado, a gordura também é algo muito especial. Tal como os outros nutrientes, ela não pode simplesmente sair do intestino para o sangue. Por não se dissolver em água, a gordura poderia obstruir os minúsculos vasos sanguíneos nas vilosidades do intestino delgado e ficar boiando nas veias como óleo na água de cozimento do macarrão. Por isso, a absorção da gordura ocorre de maneira diferente: através do sistema linfático.

Os vasos linfáticos são para os vasos sanguíneos mais ou menos o que o Robin é para o Batman. Todo vaso sanguíneo no interior do corpo é acompanhado por um vaso linfático, mesmo os minúsculos capilares do intestino delgado. Enquanto os vasos sanguíneos são relativamente espessos e vermelhos e bombeiam heroicamente os nutrientes para nossos tecidos, os vasos linfáticos são mais finos e esbranquiçados, quase transparentes. Eles coletam fluidos secretados pelos tecidos do nosso corpo e transportam células imunocompetentes para prover a segurança de todas as partes.

Os vasos linfáticos são muito frágeis porque não possuem paredes musculosas como as veias e artérias. Em geral, eles trabalham apenas com a força da gravidade. É por isso que acordamos com os olhos inchados. Quando estamos deitados, a gravidade não consegue fazer muita coisa, e, embora os pequenos vasos linfáticos do rosto fiquem abertos de bom grado, só quando nos colocamos de pé é que o fluido transportado até ali durante a noite pode voltar a descer. (Após uma longa caminhada, nossas pernas não se enchem de líquido, pois a cada passo os músculos dos membros inferiores comprimem os vasos linfáticos, enviando para cima a água dos tecidos, chamada de "linfa".) Em todo o corpo, a linfa é subestimada – mas não no intestino delgado. Ali ela brilha! Todos os vasos linfáticos confluem para um vaso consideravelmente mais largo, onde podem reunir toda a gordura acumulada sem o risco de obstrução.

Esse vaso tem um nome imponente: ducto torácico! Em latim, *Ductus thoracicus*. Poderíamos apresentá-lo da seguinte forma: "Ave, *Ductus*! Que ele nos ensine a importância da gordura nobre e a perfidez da gordura ruim!" Logo após uma refeição rica em gordura, há tantas gotículas de gordura no ducto torácico que a linfa deixa de ser transparente e adquire um aspecto leitoso, que recebe o nome de *quilo*. Tanto homens quanto mulheres o possuem. Depois que se acumula no ducto, a gordura faz uma curva no abdome, atravessa o diafragma e vai direto para o coração (toda a linfa drenada das pernas, das pálpebras e do intestino tem como destino o coração). Seja o nobre azeite de oliva, seja o óleo velho de uma fritura, tudo é despejado no coração. Não há nenhum desvio pelo fígado – como acontece com todas as outras coisas que digerimos.

A desintoxicação da gordura ruim só ocorre depois que o coração já bombeou tudo com força e que as gotas de gordura chegaram, por acaso, a um vaso sanguíneo do fígado. Esse órgão abriga muito sangue, por isso é alta a probabilidade de esse encontro acontecer logo – mas antes o coração e os vasos sanguíneos ficam entregues, sem nenhuma proteção, aos lanches do McDonald's.

Assim como a gordura ruim pode fazer mal, a boa pode ter efeitos maravilhosos. Quem gastar um pouco mais com um verdadeiro azeite de oliva (extravirgem) prensado a frio molhará sua baguete em um bálsamo benéfico para o coração e os vasos sanguíneos. Muitos estudos sugerem que o azeite de oliva é capaz de nos proteger da arteriosclerose, do estresse celular, do Alzheimer e de doenças oculares (como a degeneração da mácula). Veem-se efeitos positivos também em casos de doenças inflamatórias, como a artrite reumatoide, e na prevenção a determinados tipos de câncer. Especialmente emocionante para aqueles que temem a gordura é o seguinte: o azeite tem o potencial de combater os indesejados pneuzinhos. Ele bloqueia uma enzima no tecido adiposo, a sintase de ácido graxo, que produz gordura a partir de carboidratos excedentes.

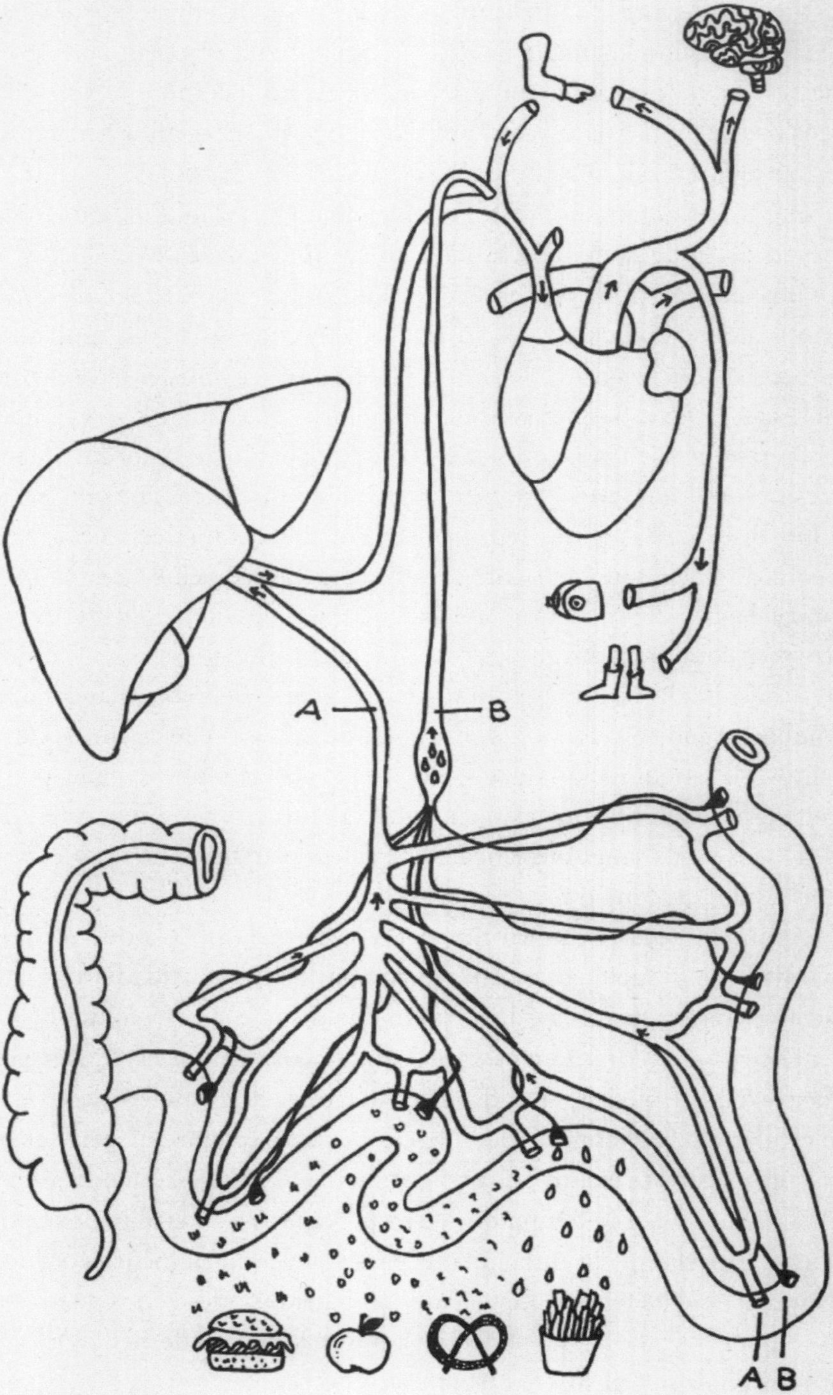
A
B
A B

Não somos os únicos a nos beneficiar do azeite. Nossas bactérias intestinais também gostam desse pequeno cuidado.

Um bom azeite de oliva pode até custar um pouco mais, mas não tem gosto rançoso – em vez disso, é fresco e frutado – e, ao ser engolido, pode causar uma sensação de aspereza, devido ao tanino. Se essa descrição for abstrata demais para você, experimente diferentes tipos de azeite, guiando-se pelos selos de qualidade que encontramos nas boas garrafas.

Vale lembrar, porém, que não é uma boa ideia jogar azeite na frigideira para fazer frituras. O bife e o ovo ficam uma maravilha, mas os ácidos graxos oleicos podem ser quimicamente alterados pelo calor. Para fritar, é melhor usar óleo de cozinha, manteiga ou óleo de coco, que, embora contenham uma boa quantidade dos condenáveis ácidos graxos saturados, são mais estáveis quando expostos ao calor.

Os azeites nobres não apenas são sensíveis ao calor como também apanham radicais livres no ar. Os radicais livres são muitos prejudiciais ao nosso corpo, porque, na verdade, não gostam nem um pouco de ser livres. Crentes que são, eles se ligam a tudo que é possível – vasos sanguíneos, pele do rosto ou células nervosas –, causando inflamação de vasos (vasculite), envelhecimento da pele e doenças nervosas. Por isso, é importante fechar bem a garrafa depois do uso.

A gordura animal presente na carne, no leite e nos ovos, por exemplo, contém muito mais ácidos araquidônicos do que os óleos vegetais. A partir desses ácidos, nosso corpo produz sinais químicos hiperalgésicos. Já óleos como os de canola, linhaça ou girassol contêm uma quantidade maior de ácidos alfalinoleicos, que são anti-inflamatórios – no azeite de oliva encontra-se uma substância com efeito parecido, conhecida como *oleocanthal*. Essas gorduras agem de modo semelhante ao ibuprofeno ou ao ácido acetilsalicílico, só que em doses muito menores. Portanto, não ajudam em caso de dor de cabeça, mas o consumo regular delas pode ajudar quando se tem uma doença inflamatória ou se sofre de dores de cabeça frequentes ou dores menstruais. Às vezes as dores se atenuam quando se passa a consumir mais gordura vegetal do que gordura animal.

PÁGINA AO LADO: *A = os vasos sanguíneos passam pelo fígado antes de chegar ao coração. B = os vasos linfáticos vão direto para o coração.*

No entanto, quando se trata de problemas na pele e no cabelo, o azeite de oliva não é a panaceia que muitos imaginam. Estudos chegaram a demonstrar que o azeite puro irrita levemente a pele e que usá-lo para tratar os cabelos deixa os fios tão oleosos que as muitas lavagens necessárias depois anulam qualquer efeito do tratamento.

Nosso corpo também tem seu limite para gordura, e, quando esse limite é ultrapassado, não importa se é gordura boa ou ruim. É como passar creme demais no rosto. Especialistas recomendam suprir de 25% a 30% da necessidade diária de energia com gordura. Isso equivale, em média, a uma quantidade entre 55 e 66 gramas por dia. Pessoas de grande porte e que praticam atividade física regularmente podem consumir um pouco mais, enquanto as de constituição física menor e as mais sedentárias devem consumir menos. Um Big Mac contém quase metade da nossa necessidade diária de gordura – só resta saber qual tipo. O sanduíche de frango ao molho teriyaki do Subway tem cerca de 2 gramas... O consumidor fica livre para escolher como obter os 53 gramas restantes.

Agora que já examinamos os carboidratos e a gordura, falta apenas a terceira e talvez menos conhecida pedra fundamental da nossa alimentação: os aminoácidos. É estranho pensar que a carne é formada por meros ácidos minúsculos. Tal como os carboidratos, os tijolinhos dos aminoácidos são alinhados em cadeia. Assim, os ácidos adquirem um sabor diferente e recebem outro nome: proteína. No intestino delgado, as enzimas digestivas desmontam a estrutura das proteínas, obtendo valiosos fragmentos que são apanhados pela parede do intestino. Existem 20 tipos desses aminoácidos e infinitas possibilidades de combiná-los, obtendo-se as mais diferentes proteínas. Entre muitas outras coisas que nós, humanos, fazemos com as proteínas está nosso DNA, nosso material genético que é construído a cada nova célula que produzimos diariamente. É o mesmo que fazem todos os seres vivos, sejam plantas ou animais. Isso explica por que tudo que é comestível na natureza contém proteína.

Seguir uma alimentação sem carne sem sofrer deficiências nutricionais é mais complicado do que se imagina. Plantas e animais constroem proteínas diferentes, e muitas das proteínas vegetais utilizam uma quantidade tão pequena de determinados aminoácidos que são consideradas "incompletas". Podemos até usá-las para formar nossas próprias proteínas, mas elas não serão finalizadas se não chegar um carregamento do aminoácido que falta. Essas nossas proteínas inacabadas são destruídas, e eliminamos os pequenos ácidos pela urina ou os reciclamos de alguma forma. Ao feijão falta o aminoácido *metionina*; ao arroz e ao trigo falta a *lisina*; ao milho chegam a faltar dois: a *lisina* e o *triptofano*! Mas isso não é um triunfo para os amantes da carne: vegetarianos e veganos só precisam ter o cuidado de manter uma alimentação variada.

Embora o feijão não tenha metionina, tem uma enorme quantidade de lisina, de modo que um burrito mexicano com pasta de feijão e um belo recheio fornece todos os aminoácidos necessários para produzirmos nossas proteínas. O ovo e o queijo também compensam as proteínas incompletas para aqueles que os consomem. Em muitos países, há séculos as pessoas fazem refeições que incluem alimentos complementares, e de maneira totalmente intuitiva: arroz com feijão, macarrão com queijo, pão pita com homus ou torrada com manteiga de amendoim. Antigamente, partia-se do princípio de que era preciso combinar diversos alimentos na mesma refeição. Hoje sabemos que isso não é necessário. Contanto que ao longo do dia você consuma elementos diferentes, seu corpo é capaz de administrá-los bem, mesmo sem carne. Há também vegetais que contêm todos os aminoácidos essenciais em quantidades suficientes: soja, quinoa, amaranto, espirulina, trigo-sarraceno e semente de chia.

Alergias e intolerâncias

Existe uma teoria de que as alergias têm início nos processos digestivos do intestino delgado. Quando não conseguimos quebrar uma proteína em aminoácidos, podem restar minúsculos fragmentos. Esses resíduos normalmente acabam sendo absorvidos pelo sangue, porém o poder inesperado está nos componentes mais discretos – nesse caso, a linfa. Encerradas em uma gotícula de gordura, essas pequenas partículas de resíduos de proteínas podem chegar à linfa e, nela, ser apanhadas pelas atentas células imunocompetentes, que, ao encontrarem, digamos, uma partícula de amendoim no fluido linfático, atacam o corpo estranho.

Na próxima vez em que veem uma partícula de amendoim, essas células já estão mais bem preparadas e conseguem atacá-la com mais agressividade – e isso segue progressivamente, até que, em determinado momento, basta colocar um amendoim na boca para nossas células imunocompetentes sacarem a pistola. A consequência são reações alérgicas cada vez mais fortes, como um inchaço extremo do rosto e da língua. Essa explicação vale para alergias desencadeadas por alimentos ricos tanto em gordura quanto em proteínas, tais como leite, ovos e – o mais comum – amendoim. Quanto ao gorduroso e proteico bacon, é difícil que ele provoque alergia em seres humanos, e a explicação para isso é simples: como nós mesmos somos feitos de carne, em geral a digerimos bem.

Doença celíaca e sensibilidade ao glúten

As alergias que surgem no intestino delgado não se limitam a gorduras. Existem vários outros alérgenos (camarão, pólen, glúten, etc.) que não são bombas de gordura, e uma alimentação rica em gorduras não necessariamente causa mais alergias que o normal. Outra teoria para o surgimento de alergias é a de que a parede do nosso intestino pode ser mais permeável por um curto período, permitindo que resquícios de alimento alcancem o tecido intestinal e a corrente sanguínea. Essa é a teoria que vem recebendo mais atenção dos cientistas interessados em investigar o glúten, uma combinação de proteínas encontrada no trigo e em outros cereais.

Os cereais não curtem ser comidos por nós. O sonho de todo vegetal é se reproduzir e deixar herdeiros – aí chegamos nós, humanos, e devoramos seus descendentes. Em vez de fazerem um escândalo, eles se vingam intoxicando um pouco suas sementes. Na verdade, isso é bem menos dramático do que parece num primeiro momento: ingerir alguns grãos de trigo não chega a tirar o sono de nenhuma das partes, portanto seres humanos e pés de trigo podem conviver numa boa. Porém, quanto mais ameaçado se sente um vegetal, mais dessas substâncias ele libera em suas sementes. O trigo em especial está sempre alerta, porque suas sementes crescem e se multiplicam em um período bem curto. Com um cronograma apertado como esse, ele precisa garantir que nada dê errado. Nos insetos, o glúten bloqueia uma importante enzima digestiva, de modo que, se um gafanhoto atrevido beliscar demais a gramínea do trigo, pode ficar com o estômago pesado. Assim, será melhor para ambos que ele não exagere na refeição.

No nosso intestino, o glúten pode entrar nas células sem ter sido totalmente digerido e afrouxar a ligação entre as células. Desse modo, as proteínas do trigo chegam a áreas em que não costumam ser encontradas, o que não agrada muito o sistema imunitário. Uma em cada 100 pessoas tem intolerância genética ao glúten (doença celíaca) e um número ainda maior apresenta sensibilidade a ele.

Em pessoas com doença celíaca, o consumo de trigo pode desencadear inflamações severas e destruir as vilosidades intestinais, por exemplo, mas também pode enfraquecer o sistema nervoso. As pessoas afetadas geralmente sofrem com cólicas e diarreia, têm o desenvolvimento prejudicado quando crianças ou, em países de clima temperado, ficam muito pálidas no inverno. O complicado nessa doença é que sua intensidade varia de pessoa para pessoa. Em casos mais leves, muitas vezes não se percebe nada durante anos. De vez em quando a pessoa sente uma dor de barriga ou em algum momento se detecta anemia em exames de rotina. Atualmente, o melhor tratamento em caso de doença celíaca é renunciar ao trigo e a seus derivados.

Já a pessoa que tem apenas sensibilidade ao glúten não está condenada a uma vida sem glúten, podendo ingerir trigo sem sofrer grandes danos ao intestino delgado, desde que sem exageros, como no exemplo do nosso amigo gafanhoto guloso. É comum que a pessoa só perceba que tem essa sensibilidade quando, após uma a duas semanas sem ingerir glúten, sente uma melhora em seu bem-estar. De repente, ela passa a ter menos problemas digestivos ou gases, menos dor de cabeça, menos dores nas articulações. Pode ocorrer também uma melhora na capacidade de concentração ou um alívio da sensação de cansaço. A sensibilidade ao glúten começou a ser pesquisada com mais profundidade há pouco tempo. Por enquanto, o diagnóstico pode ser resumido da seguinte forma: as dores diminuem com uma alimentação sem glúten, mesmo que os testes de doença celíaca deem negativos. Embora as vilosidades intestinais não inflamem nem se danifiquem, é provável que o sistema imunitário seja afetado.

A permeabilidade do intestino também pode aumentar apenas por pouco tempo, por exemplo, após a ingestão de antibióticos, após o consumo elevado de álcool ou devido ao estresse. Esse tipo de reação pode até se mostrar tão grave quanto se fosse intolerância, o que gera confusão. Nesse caso, recomenda-se renunciar ao glúten por um tempo. E, para se ter um diagnóstico final, é importante fazer um exame aprofundado e investigar se há a presença de determinadas moléculas na superfície dos glóbulos sanguíneos. Além das proteínas relacionadas aos conhecidos grupos sanguíneos A, B, AB e O, há muitos outros indicadores para categorizar nosso sangue, como os chamados alelos DQ. Quem não pertence aos grupos DQ2 ou DQ8 dificilmente tem a doença celíaca.

Intolerância à lactose e à frutose

A intolerância à lactose não é alergia nem intolerância, e sim uma deficiência, mas também envolve a incapacidade de decompor por completo determinado nutriente. A lactose é um componente do leite e consiste em duas moléculas de açúcar quimicamente interligadas. É preciso uma enzima digestiva para separá-las, mas, ao contrário de outras enzimas, essa não vem da papila duodenal. As próprias células do intestino delgado a sintetizam, na ponta de suas vilosidades. A lactose é quebrada ao tocar a parede do intestino – isto é, ao entrar em contato com a enzima ali presente –, disponibilizando as duas moléculas de açúcar separadas, que só então podem ser absorvidas. Na falta dessa enzima, podem surgir dificuldades bem semelhantes àquelas verificadas no caso de intolerância ou sensibilidade ao glúten: cólicas, diarreia, gases. No entanto, ao contrário do que ocorre na doença celíaca, as partículas não digeridas de lactose não atravessam a parede do intestino, apenas passam do intestino delgado para o grosso, onde alimentam bactérias produtoras de gases. A flatulência e outros incômodos são, por assim dizer, a forma que esses micróbios empanturrados encontram para expressar seu agradecimento pelo banquete. Embora seja muito desagradável, a intolerância à lactose não é nem de longe tão nociva quanto a doença celíaca.

Todo mundo possui os genes para a digestão da lactose. São raros os casos em que esses genes apresentam problemas desde o nascimento, fazendo com que os bebês tenham fortes diarreias após beber o leite materno. O que acontece é que esses genes vão deixando de funcionar à medida que se cresce – e isso ocorre com 75% da população mundial. Afinal, ao crescer, deixamos de mamar no peito ou tomar mamadeira. Fora da Europa Ocidental, da Austrália e dos Estados Unidos, o mais comum é que as pessoas não consigam processar produtos lácteos, mas mesmo nesses lugares já se acumulam produtos sem lactose nos supermercados. Quanto mais velha é a pessoa, maior a probabilidade de ela não conseguir quebrar o açúcar do leite – muitas vezes, porém, nem passa pela cabeça de alguém com 60 anos que a culpa pela barriga inchada ou pelo desarranjo intestinal seja do seu habitual copo de leite ou do delicioso queijo.

Porém, é um erro pensar que nessa idade já não se pode consumir leite.

Normalmente, ainda há no intestino enzimas que quebram a lactose, só que sua atividade está reduzida. Digamos que essa redução seja de 10% a 15% de sua capacidade anterior. Quando se constata que deixar de tomar um copo de leite proporciona uma sensação mais agradável no abdome, pode-se descobrir tranquilamente a quantidade que ainda pode ser consumida e a partir de que momento os problemas começam a surgir. Um pedaço de queijo ou um pouco de leite no café costumam ser inofensivos.

Algo muito semelhante ocorre nos casos de intolerância à frutose, o açúcar das frutas. Também com a frutose a intolerância pode ser forte e congênita, e nesse caso as pessoas afetadas já reagem com problemas digestivos às menores quantidades, e grande parte dos indivíduos apresenta algum problema com excesso de frutose. A maioria sabe pouco a respeito e, ao fazer compras, a expressão "adoçado com frutose" soa mais saudável do que "com adição de açúcar". Por isso, os fabricantes de doces preferem adoçar seus produtos com frutose pura, contribuindo, assim, para que nossos alimentos contenham doses nunca antes vistas dessa substância.

Para a maioria das pessoas com intolerância à frutose, uma maçã por dia não é problema – ou não seria se o ketchup usado na batata frita, o iogurte de frutas do café da manhã e a sopa industrializada da noite também já não contivessem frutose. Há inclusive alguns tipos de tomate que são cultivados de modo a concentrar grandes quantidades de frutose. Além disso, temos hoje uma oferta de frutas que sem a globalização e o transporte aéreo não existiria em lugar nenhum. Abacaxis de regiões tropicais dividem espaço com morangos frescos de estufas holandesas e figos secos do Marrocos. Portanto, o que classificamos como intolerância alimentar talvez seja apenas a reação de corpos perfeitamente normais que, no período de uma geração, precisaram se adaptar a uma alimentação que por milênios não foi possível existir.

O mecanismo da intolerância à frutose é diferente daquele relacionado ao glúten ou à lactose. Pessoas com intolerância congênita têm poucas enzimas para processar a frutose, de modo que ela pode se acumular aos poucos dentro das células e dificultar outros processos celulares. Se a intolerância só aparece mais tarde na vida, supõe-se que o problema esteja na absorção da frutose no intestino, geralmente por haver poucos canais de transporte (os chamados transportadores GLUT-5) na parede do intestino delgado. Por conta dessa insuficiência, esses canais ficam sobrecarregados quando a pessoa ingere certa quantidade de frutose (digamos, uma pera), e, como no caso da intolerância à lactose, o açúcar da fruta acaba chegando até a flora do intestino grosso. Atualmente, porém, alguns pesquisadores vêm discutindo se o número mais escasso de transportadores é realmente a origem do problema, pois, mesmo em pessoas sem essa insuficiência, parte da frutose não digerida chega ao intestino grosso (sobretudo quando a quantidade consumida é grande). Pode ser, então, que a flora intestinal da pessoa tenha uma composição inadequada. Nesse caso, ao comer uma pera, seu corpo envia a frutose restante a uma equipe de bactérias intestinais que causa dores bastante desagradáveis. Obviamente, essas dores aumentam quanto mais frutose já tiver sido ingerida.

Uma intolerância à frutose nesse grau pode acabar com nosso humor, já que o açúcar ajuda na absorção de muitos outros nutrientes. Por exemplo, o aminoácido *triptofano* se une de bom grado à frutose durante a digestão, mas, quando ingerimos tanta frutose que boa parte dela não pode ser absorvida, perdemos também o triptofano ligado a ela. O triptofano, por sua vez, é necessário para a produção de *serotonina*, um neurotransmissor conhecido como hormônio da felicidade, pois a falta dele pode levar à depressão. Desse modo, uma intolerância à frutose que permanece muito tempo sem ser descoberta também pode causar estados depressivos. Apenas recentemente os médicos tiveram conhecimento desse fato.

Dito isso, há que se perguntar se uma alimentação com excesso de frutose prejudica o humor mesmo de quem não tem intolerância. A partir de 50 gramas de frutose por dia (o equivalente a cinco peras ou oito bananas ou ainda cerca de seis maçãs), os transportadores naturais de mais da metade das pessoas ficam sobrecarregados. Comer mais do que isso pode ter consequências como diarreia, dor abdominal, gases e, a longo prazo, transtornos depressivos. Atualmente, nos Estados Unidos, o consumo médio diário de frutose já chegou a 80 gramas. Em comparação, a geração anterior, usando mel para adoçar o chá, ingerindo poucos alimentos industrializados e mantendo um consumo normal de frutas, alcançavam de 16 a 24 gramas por dia.

A serotonina é responsável não apenas pelo bom humor, mas também pela sensação de saciedade após as refeições. Fome súbita e vontade constante de beliscar podem ser indícios de intolerância à frutose, sobretudo quando surgirem paralelamente outros sintomas, como dor abdominal. Para quem costuma comer muita salada, uma dica interessante é que muitos molhos prontos vendidos atualmente em supermercados ou servidos em redes de fast food contêm xarope de glicose-frutose. Estudos comprovaram que esse xarope pode suprimir certos hormônios responsáveis pela sensação de saciedade (o principal deles sendo a *leptina*) mesmo em pessoas sem intolerância à frutose. Uma salada com as mesmas calorias, porém temperada com azeite e vinagre ou molho de iogurte caseiro, provavelmente vai manter você saciado por mais tempo do que se acrescentar esses molhos prontos.

Como tudo na vida, a produção de alimentos também está em constante mudança. Às vezes as inovações são positivas, às vezes não. Antigamente, salgar pesadamente os alimentos era um método avançado para evitar a intoxicação por carne estragada. Durante séculos se salgaram carne e linguiça com muitos sais de nitrito para conservação, o que dava a esses produtos um tom bem vermelhão. Por isso é que o presunto, o salame, os embutidos de carne bovina e suína e as bistecas não ficam marrom-acinzentados quando passam rapidamente pela frigideira, tal como um bife não curtido. Na década de 1980, o uso de nitrito foi rigorosamente restringido na Alemanha, em razão de potenciais riscos à saúde, e hoje em dia as salsichas não contêm mais do que 100 miligramas de sal de nitrito por quilograma de carne (no Brasil, o limite é de 150 miligramas por quilo). Desde então, muito menos pessoas adoecem de câncer no estômago. A correção de uma inovação que no passado fazia muito sentido foi mais do que adequada. Hoje, açougueiros inteligentes misturam muita vitamina C a pouco nitrito para que a carne dure mais tempo e de maneira segura.

Talvez seja válido fazer uma reavaliação desse tipo no que se refere ao consumo de trigo, leite e frutose. É bom tê-los em nossa alimentação, pois contêm substâncias importantes, mas talvez devêssemos reconsiderar a quantidade. Enquanto nossos antepassados caçadores e coletores chegavam a comer, todo ano, até 500 tipos diferentes de raízes, folhas e outras partes de vegetais autóctones, a maior parte da nossa dieta hoje vem de 17 vegetais consumíveis. Não é de surpreender que nosso intestino encontre dificuldade com tamanha redução da variedade.

Problemas digestivos dividem nossa sociedade em dois grupos: o que se preocupa com a própria saúde e segue uma alimentação extremamente cuidadosa e o que se irrita porque mal consegue sair para jantar com os amigos sem acabar na farmácia depois. Ambos têm razão. Muitas pessoas adotam um rigor excessivo quando são informadas pelo médico de que apresentam alguma intolerância alimentar e quando percebem na prática que de fato se sentem melhor quando deixam de consumir aquilo. Então param de comer frutas, cereais ou laticínios e fogem deles como se contivessem veneno. Só que, na verdade, a maior parte das pessoas apresenta sensibilidade a grandes quantidades desses alimentos, e não por razões de intolerância genética. Elas costumam ter enzimas suficientes para um pouco de molho branco e podem se permitir um ocasional croissant ou uma banana de vez em quando.

Isso não significa que devemos ignorar casos de intolerância nem que precisamos engolir de olhos fechados toda inovação em nossa cultura alimentar. Trigo no café da manhã, no almoço e no lanche, frutose em todo produto industrializado, leite por muitos anos após o período de amamentação – não é loucura se nosso corpo não gostar de nada disso. Dores abdominais constantes não surgem do nada, tampouco diarreias recorrentes ou fadiga intensa, e ninguém deve aceitar isso como normal. Mesmo que exames médicos excluam a possibilidade de a causa ser doença celíaca ou uma forte intolerância à frutose, se você perceber que se sente melhor ao deixar de comer alguma coisa, está certo em continuar evitando comê-la.

Além desses excessos, antibióticos, estresse e infecções gastrintestinais são gatilhos típicos para que o corpo reaja com sensibilidade a determinados alimentos por um período. Porém, tão logo a pessoa se recupere, é possível colocar o intestino sensível novamente em ordem. Nesse caso, a solução não é uma renúncia para a vida toda, e sim se permitir voltar a comer aquilo que por certo tempo o corpo não tolerou, desde que em quantidades toleráveis.

Uma breve análise das fezes:

COMPONENTES, COR E CONSISTÊNCIA

Caro leitor, é chegada a hora de nos ocuparmos do trabalho sujo. Ajuste seus suspensórios, dê a última ajeitada nos óculos e tome um belo gole de chá! A uma distância segura, nos aproximaremos de montículos misteriosos.

COMPONENTES

Muitas pessoas acham que as nossas fezes são compostas apenas por coisas que comemos, mas isso não é verdade.

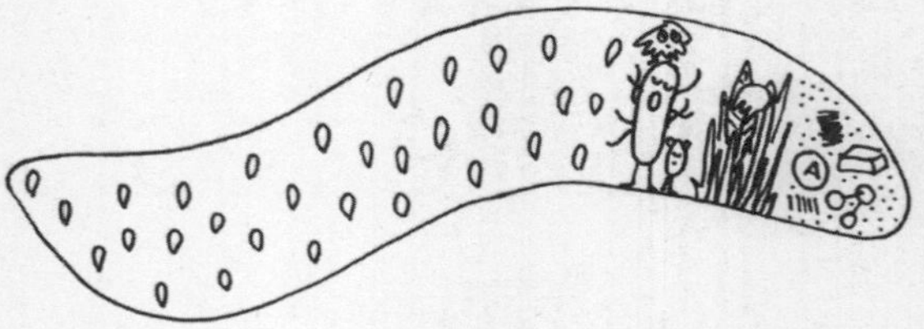

Três quartos das fezes humanas consistem em água. Diariamente, perdemos cerca de 100 mililitros de líquido. No fluxo digestivo, cerca de 8,9 litros já são reabsorvidos pelo intestino. O que vemos no vaso sanitário é, portanto, resultado da máxima eficiência: o líquido ali contido vem bem a calhar. Graças ao teor de água preciso, o excremento é macio o suficiente para transportar de maneira segura os restos de nosso metabolismo.

Dos componentes sólidos, um terço é de bactérias que atuaram como flora intestinal e agora se desligam do trabalho.

Outro terço da parte sólida das fezes é de fibras vegetais não digeridas. Quanto mais verduras, legumes e frutas consumimos, maiores são os montículos produzidos. Assim, se em média produzimos entre 100 e 200 gramas de excremento, com muitas fibras podemos chegar a 500 gramas.

O último terço é uma mistura de substâncias das quais o corpo quer se livrar – resíduos de medicamentos, corantes alimentícios, colesterol, etc.

COR

A cor natural das fezes humanas varia do marrom ao marrom-amarelado, independendo da tonalidade do que comemos. O mesmo se pode dizer da nossa urina, que sempre tende ao amarelo. Isso se deve a um produto muito importante que fabricamos todos os dias: o sangue. Nosso corpo produz 2,4 milhões de novos glóbulos vermelhos por segundo. Mas a mesma quantidade é eliminada todos os dias. A coloração vermelha do sangue é primeiro convertida em verde, depois em amarelo – vemos esse mesmo processo nos hematomas da nossa pele. Através da urina, uma pequena parte do amarelo é eliminada.

A maior parte, porém, passa pelo fígado e chega ao intestino, onde as bactérias mudam sua cor novamente, dessa vez para marrom. Pode ser de extrema utilidade avaliar as nuances de cor das nossas fezes:

De marrom-claro a amarelo: *fezes nesse tom podem ser resultado da síndrome de Gilbert (ou doença de Meulengracht), que é inofensiva. Nessa condição, uma enzima da desintegração das células sanguíneas trabalha com apenas 30% de sua capacidade, o que faz chegar menos pigmentos ao intestino. Afetando 8% da população, essa síndrome é relativamente comum. Esse defeito na enzima quase não causa problemas a seu portador, o único efeito colateral sendo a baixa tolerância ao paracetamol.*

Outra possível causa para fezes amareladas são problemas com as bactérias intestinais, que, quando não trabalham direito – por causa de antibióticos ou diarreias, por exemplo –, não produzem o familiar tom marrom.

De marrom-claro a cinza: *se a conexão entre fígado e intestino for interrompida ou comprimida em algum ponto do caminho (geralmente após a vesícula biliar), o pigmento sanguíneo já não consegue chegar ao excremento. Passagens interrompidas nunca são bom sinal; por isso, se você perceber a coloração acinzentada, consulte um médico.*

Preto ou vermelho: *sangue coagulado é preto, sangue fresco é vermelho. Nesses casos, a cor não vem apenas do pigmento que normalmente teria sido convertido em marrom pelas bactérias, e sim de glóbulos vermelhos inteiros presentes nas fezes. Caso a pessoa tenha hemorroidas, o vermelho-claro não é preocupante, mas tons mais escuros devem ser examinados por um médico – a não ser que a pessoa tenha comido muita beterraba.*

CONSISTÊNCIA

A escala fecal de Bristol foi publicada pela primeira vez em 1997. Não é muito antiga, se pensarmos que a evacuação em si existe há milênios. Essa escala classifica a consistência das fezes em sete tipos. A grande utilidade dessa categorização é que a maioria das pessoas não gosta de falar da aparência de seus excrementos. Não há razão para condenarmos essa relutância, afinal ninguém é obrigado a falar de tudo, mas o problema é que, por causa disso, muita gente deixa de saber que não tem uma evacuação saudável. Uma digestão saudável, cujas fezes, ao final, contêm um bom teor de água, conduz ao Tipo 3 ou 4. As outras formas não são bom sinal. Se você detectar algum desses tipos não saudáveis, consulte um médico para saber se sofre de intolerância a algum alimento, por exemplo. A escala fecal foi desenvolvida pelo Dr. Ken Heaton, da Universidade de Bristol, na Inglaterra.

O tipo a que correspondem as fezes de uma pessoa pode indicar quanto tempo componentes não digeríveis levam para passar pelo intestino. De acordo com a escala de Bristol, no Tipo 1, os restos da digestão levam cerca de 100 horas para atravessar todo o sistema digestório (pessoa com constipação). No Tipo 7, os restos levam apenas 10 horas (pessoa com diarreia). O Tipo 4 é considerado o ideal, tendo a proporção adequada de líquido e componentes sólidos. No entanto, mesmo se você encontrar no seu vaso sanitário os Tipos 3 ou 4, observe se eles afundam muito rápido na água. O ideal é que não vão direto para o fundo do vaso, o que seria indício de que ainda contêm nutrientes não totalmente digeridos. Fezes que demoram a afundar contêm pequenas bolhas de gás, produzidas por bactérias intestinais em geral benéficas. Ou seja, é um bom sinal, desde que não seja acompanhado por flatulência intensa.

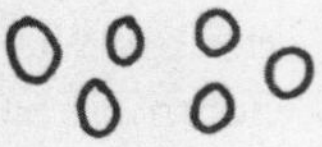

Tipo 1: *grumos separados e duros como avelãs (difíceis de serem eliminados)*

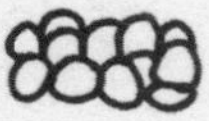

Tipo 2: *em formato comprido, mas em grumos duros, compactados*

Tipo 3: *comprido, mas com rachaduras na superfície*

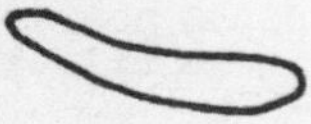

Tipo 4: *comprido e contínuo, de superfície lisa e textura aparentemente macia (como de pasta de dente)*

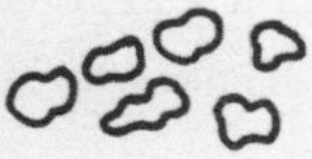

Tipo 5: *pedaços pequenos e moles, mas que não se desmancham (fáceis de serem eliminados)*

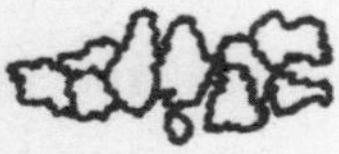

Tipo 6: *pedaços pequenos que se desmancham e se misturam ligeiramente, fezes moles*

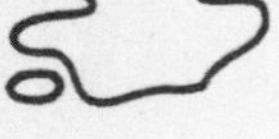

Tipo 7: *fezes aguadas, sem componentes sólidos, totalmente líquidas*

Caro leitor, essa foi nossa breve leitura sobre as fezes. Agora os suspensórios podem ser afrouxados de novo, os óculos podem escorregar para seu lugar preferido na ponta do nariz. Aqui encerramos o primeiro capítulo da história dos nossos intestinos e seus afazeres. Passaremos agora para a parte eletrizante da vida: os nervos.

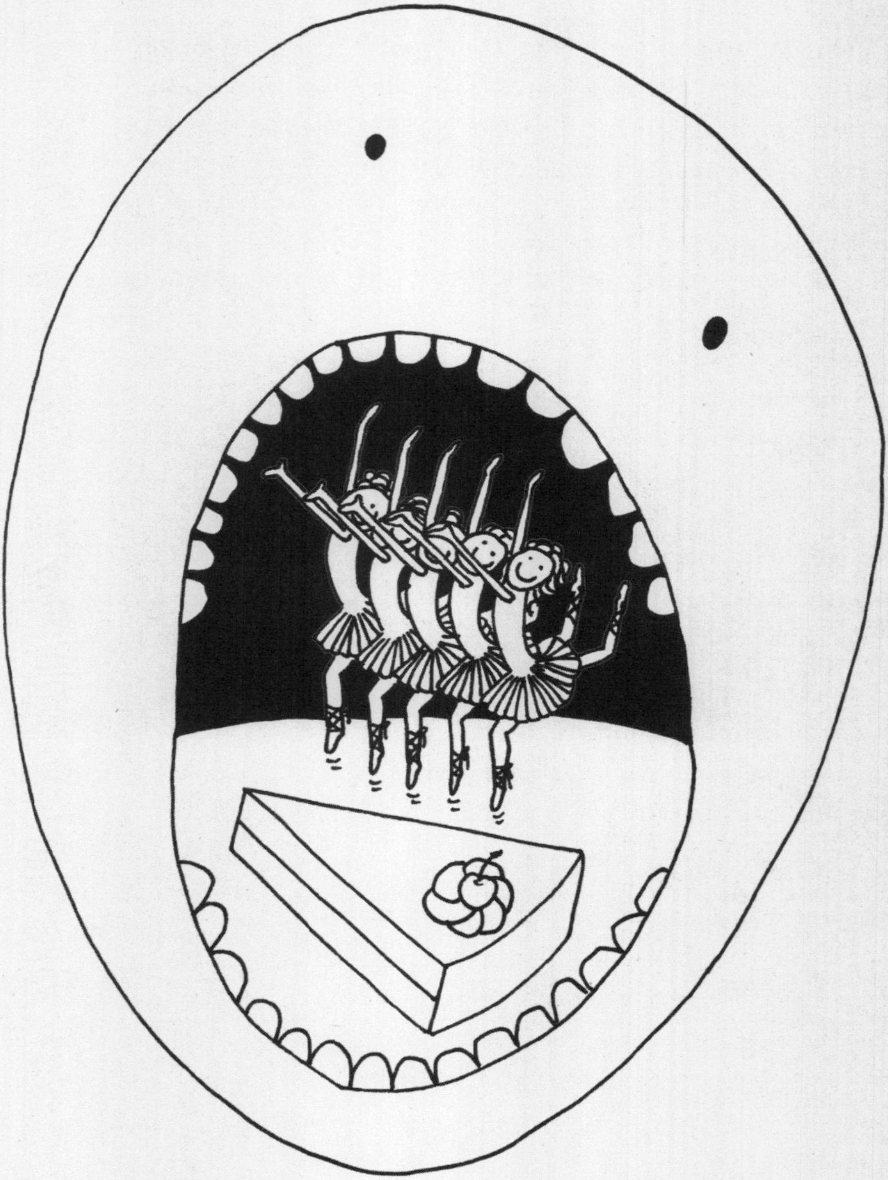

2

O SISTEMA NERVOSO DO INTESTINO

Há locais em que o inconsciente beira o consciente. Estamos sentados na sala, almoçando, e não percebemos que a alguns metros de distância, no apartamento ao lado, há outra pessoa também almoçando. Talvez, ao ouvirmos um rangido estranho no piso de madeira, nossa mente enfim perceba algo além de nossas quatro paredes. Também em nosso corpo há áreas cujo funcionamento simplesmente segue sem que percebamos nada. Não sentimos o que nossos órgãos fazem o dia inteiro. Comemos um pedaço de torta: na boca ainda sentimos seu gosto e percebemos os primeiros centímetros de deglutição, mas então, pluft!, a comida vai embora. A partir daí, tudo desaparece de vista ao adentrar a área do chamado tecido muscular não estriado (ou liso, ou ainda visceral).

Os músculos lisos não são controlados pela nossa consciência. Ao microscópio, não se parecem com os músculos que somos capazes de controlar voluntariamente, como o bíceps. Podemos tensionar e relaxar os músculos dos braços quando quisermos. Nos músculos desse tipo, as menores fibras são estruturadas de maneira muito ordenada, como se tivessem sido desenhadas com uma régua.

A estrutura microscópica dos músculos lisos forma redes que se movimentam em ondas harmônicas. Nossos vasos sanguíneos são revestidos por esse tipo de musculatura, e por isso muitas pessoas enrubescem quando ficam sem graça – músculos lisos se descontraem em reação a emoções como a vergonha, de modo que os capilares do rosto se expandem. Já o estresse tem efeito contrário em muita gente: a capa de músculo dos vasos se contrai, restringindo o fluxo de sangue, o que pode ocasionar pressão alta.

O intestino é revestido por três camadas de musculatura lisa, o que lhe permite se movimentar com incrível flexibilidade e realizar diferentes coreografias em seus diferentes segmentos. O coreógrafo desses músculos é uma divisão do sistema nervoso própria do intestino (sistema nervoso entérico), que controla todos os procedimentos realizados no tubo digestório e é totalmente autônomo – mesmo que sua conexão com o cérebro fosse cortada, tudo continuaria a avançar com disposição. Isso não existe em nenhuma outra parte do nosso corpo. Sem o comando do cérebro, as pernas ficariam imóveis e os pulmões não seriam capazes de respirar. É uma pena que não possamos perceber conscientemente o trabalho dessas fibras nervosas independentes. Um arroto ou um pum podem até ser engraçados e feios, mas os movimentos por trás deles são tão delicados e complexos quanto os de uma bailarina.

Como nossos órgãos transportam a comida

Convido agora o leitor ou a leitora a acompanhar o trajeto daquela fatia de torta antes e depois de penetrar no reino dos músculos lisos.

Olhos

Partículas de luz que ricocheteiam na fatia de torta alcançam os nervos ópticos, atrás dos olhos, gerando um impulso nervoso. Essa "primeira impressão" é enviada por todo o cérebro para o córtex visual, que fica na parte de trás da cabeça (um pouco abaixo de onde haveria um rabo de cavalo alto). Ali, o cérebro interpreta uma imagem a partir dos sinais nervosos, e só agora vemos de fato a fatia de torta. Essa saborosa informação é passada adiante, chegando à central do fluxo de saliva, que já nos deixa com água na boca. Ao ver algo tão gostoso, nosso estômago também despeja um pouco de suco gástrico, em alegria antecipada.

Nariz

Quando se enfia o dedo no nariz, percebe-se que ele está longe de conseguir alcançar o fundo da cavidade. Nesse local ficam os nervos olfatórios, que são cobertos por uma camada protetora, feita de muco. Todos os odores que sentimos precisam primeiro ser dissolvidos no muco – do contrário, não chegam aos nervos.

Os nervos olfatórios são especialistas – para cada um dos inúmeros odores há receptores próprios. Às vezes, eles passam anos no nariz até finalmente entrarem em ação. É quando, por exemplo, uma única molécula de odor de lírio-do-vale se acopla ao receptor que está à sua espera e, orgulhoso, comunica ao cérebro: "Lírio-do-vale!" Então ele volta a ficar mais uns anos sem ter o que fazer. Aliás, os cães têm uma quantidade inconcebivelmente maior de células olfatórias do que os humanos, e olha que já temos muitas.

Para sentir algum cheiro da fatia da torta, algumas das moléculas da torta precisam se deslocar no ar e ser inaladas por nossas narinas quando respiramos. Podem ser substâncias aromáticas de baunilha, moléculas minúsculas do garfo descartável ou ainda odores abafados de álcool, presente no recheio de rum. Nosso órgão olfatório é um provador de alimentos com larga experiência química. Quanto mais aproximarmos da boca a primeira garfada de torta, mais moléculas soltas do doce afluirão ao nariz. Se nos últimos centímetros percebermos pequenos vestígios de álcool, o braço pode voltar ao ponto de partida, os olhos podem fazer uma nova verificação e a boca perguntar se essa torta contém uma dose maior de álcool ou se deve estar estragada. A última aprovação é um ok: a boca se abre, o garfo é inserido nela e o balé se inicia.

Boca

A boca é uma região de superlativos. Os músculos mais fortes do nosso corpo são os dos maxilares e o mais flexível entre os estriados (tipo diferente dos lisos) é a língua. Juntos, eles conseguem não apenas triturar com uma força incrível como também realizar manobras ágeis. Outro importante ator no reino dos superlativos é o esmalte dos nossos dentes – feito do material mais duro que nosso corpo é capaz de produzir. Isso também é necessário porque, com nossos maxilares, podemos exercer uma pressão de até 80 quilos em um dente molar. É o peso médio de um homem adulto! Quando nossa comida contém algo muito duro, é como se mandássemos um time de futebol inteiro saltitar ritmadamente sobre ela antes de a engolirmos. Para uma garfada na fatia de torta, porém, não precisamos da força máxima – nesse caso, bastam algumas meninas de saia de tule e sapatilha.

Durante a mastigação, a língua desempenha um papel importante, atuando como um treinador: quando pedacinhos da torta se escondem do tumulto da mastigação, ela os empurra de volta ao centro das atividades. Quando tudo estiver bem molhadinho e triturado, poderá ser engolido. A língua então apanha uma porção de cerca de 20 mililitros de massa de torta (o bolo alimentar) e a empurra contra o céu da boca, que é como uma cortina de palco para o esôfago. O processo funciona como um interruptor de luz: quando a língua comprime esse ponto, é acionado o reflexo de deglutição. A boca é fechada, pois não se pode respirar e engolir ao mesmo tempo, e o bolo alimentar é empurrado faringe abaixo – hora de as dançarinas entrarem em cena para começar o espetáculo.

Faringe

O palato mole e o músculo constritor superior da faringe são responsáveis por fechar solenemente as conexões com o nariz. Esse movimento é tão forte que podemos ouvi-lo: é o famoso "gulp" de quando engolimos em seco. As pregas vocais são silenciadas e se fecham. A epiglote eleva-se majestosamente como um maestro (podemos senti-la fazer isso ao tocarmos o pescoço), toda a base da boca se abaixa e uma forte onda empurra o bolo alimentar para o esôfago sob estrondosos aplausos de saliva.

Esôfago

O bolo alimentar contendo a garfada de torta leva de 5 a 10 segundos para chegar até aqui. Durante a deglutição, o esôfago se movimenta como uma torcida fazendo ola no estádio: abre-se para a pasta passar e logo depois volta a se fechar. Assim nada pode deslizar de volta.

O processo funciona de forma tão automática que conseguimos engolir até plantando bananeira. Ignorando a força da gravidade, nossa torta serpenteia graciosamente pela parte superior do corpo. Dançarinos de *break* chamariam esse movimento de "a cobra" ou "a minhoca", enquanto os médicos preferem chamar de peristáltica propulsora. O primeiro terço

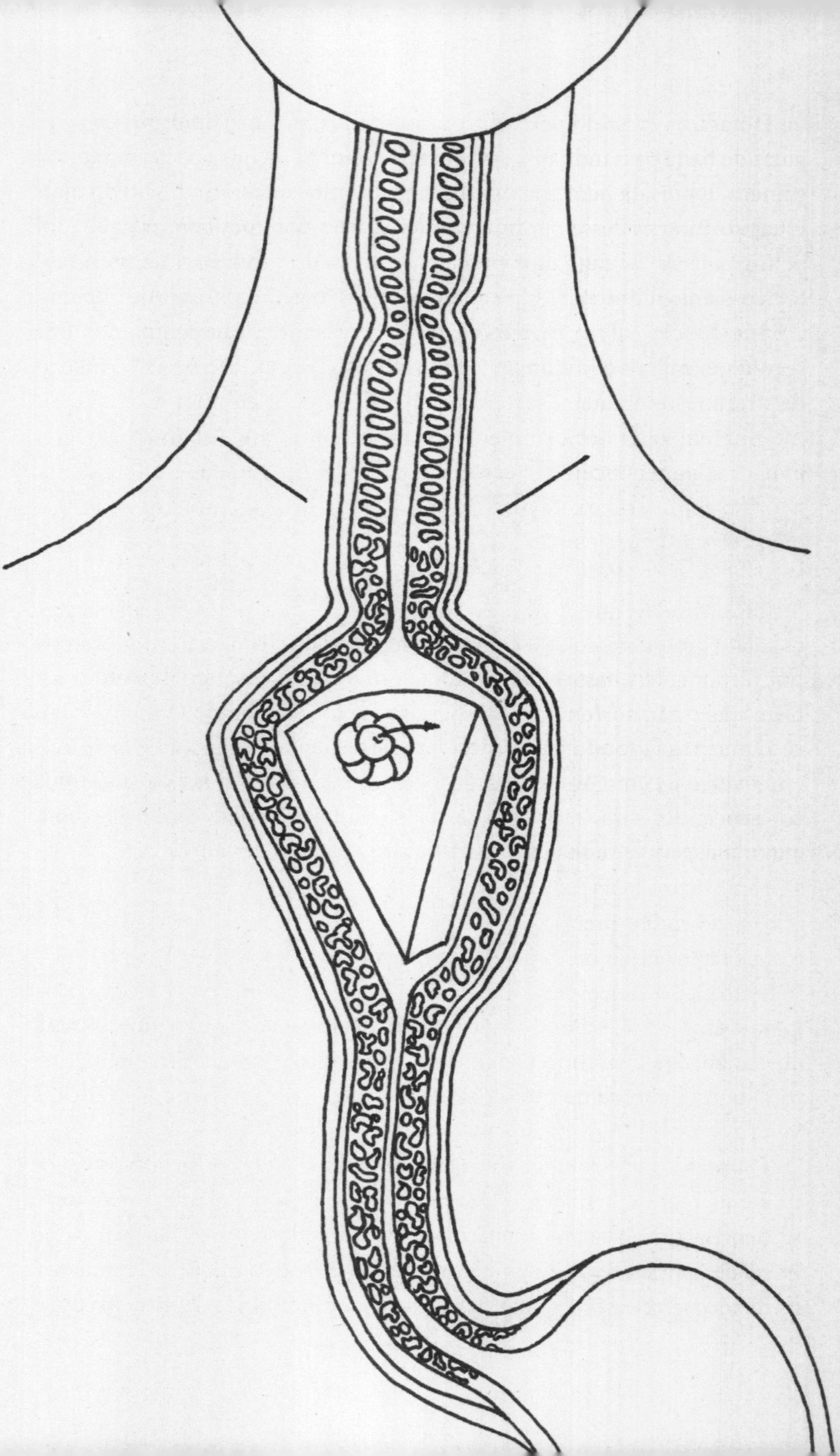

do esôfago é revestido por músculos estriados, por isso ainda sentimos a pasta de torta passando por essa parte. O mundo inconsciente do interior começa depois da pequena cavidade que sentimos bem no início do osso esterno. A partir desse ponto, o esôfago é feito de musculatura lisa.

Na base do esôfago, um esfíncter é acionado pelo movimento peristáltico da deglutição e se abre por oito alegres segundos, permitindo que a pasta de torta desça para o estômago sem nenhum impedimento. Em seguida, o músculo volta a se fechar, enquanto lá em cima, na faringe, a respiração é retomada.

O percurso da boca para o estômago é o primeiro ato do espetáculo. Exige máxima concentração e um bom trabalho em equipe. O sistema nervoso voluntário e somático e o sistema nervoso involuntário e autônomo precisam atuar em perfeita harmonia. Essa colaboração tem que ser bem ensaiada. Começamos a treinar a deglutição ainda bebês, no ventre materno, fase em que engolimos até meio litro de líquido amniótico todos os dias. Se alguma coisa der errado, não tem problema. Como estamos completamente imersos em líquido e nossos pulmões também estão repletos dele, não corremos o risco de engasgar no sentido clássico.

Durante a vida adulta, fazemos o movimento de deglutição entre 600 e 2 mil vezes por dia. Para tanto, colocamos mais de 20 pares de músculos em funcionamento, e, apesar de ser algo tão frequente e complexo, na maioria das vezes tudo ocorre sem nenhuma complicação. Na velhice, engasgamos com mais frequência. Os músculos que coordenam o processo já não são muito precisos, o músculo constritor superior da faringe não é mais tão pontual ou a maestrina epiglote precisa de uma bengala para se levantar. Nesses momentos, dar tapinhas nas costas pode até ter boas intenções, mas só faz assustar desnecessariamente a faringe idosa. Antes que os engasgos se tornem frequentes, é melhor ir a um fonoaudiólogo para manter a tropa da deglutição em boa forma.

Estômago

O estômago gosta muito mais de movimento do que se imagina. Pouco antes de receber a pasta de torta, ele relaxa para acomodá-la melhor – e segue relaxando e se expandindo à medida que chega mais comida. Sempre cabe mais um. Você pode comer 1 quilo de torta que vai caber confortavelmente. No entanto, emoções como medo ou estresse podem dificultar a expansão da musculatura lisa do estômago, o que pode provocar enjoo ou sensação de empanturramento mesmo com pequenas porções.

Quando a pasta de torta é entregue pelo esôfago, as paredes do estômago aceleram os movimentos, como pernas dando uma corrida, e – bam! – empurram a comida. Em um belo arco, a torta vai bater na parede estomacal e, dali, desaba. Isso se chama retropulsão. Juntos, a corridinha, o empurrão e a queda produzem aquele gorgolejo típico que ouvimos quando encostamos a orelha na barriga de alguém (naquele pequeno triângulo em que os arcos costais se encontram). Quando o estômago começa a se balançar com muita animação, sua energia acaba contagiando todo o tubo digestório. Então o intestino também faz seu conteúdo avançar, abrindo espaço para coisas novas. Por isso muitas vezes precisamos ir logo ao banheiro depois de comermos muito.

No mundo abdominal, uma fatia de torta passa por muitas coisas. O estômago vai revirá-la por cerca de duas horas, triturando cada bocado em partículas minúsculas – a maior parte acaba tendo menos que 0,2 milímetro. Quando estão reduzidas a esse tamanho, as partículas, em vez de baterem na parede, escorregam por um pequeno orifício na extremidade do estômago. Esse é o esfíncter pilórico – o porteiro que vigia a saída do estômago e a entrada do intestino delgado.

Carboidratos simples, como pão de ló, arroz ou macarrão, são rapidamente encaminhados ao intestino delgado, onde são digeridos e logo fazem o açúcar no sangue subir. Mas o porteiro retém as proteínas e a gordura no estômago por mais tempo. Um bife fica sacudindo ali por umas boas seis horas antes de passar para o intestino delgado. Por isso, depois que comemos carne ou fritura queremos muito uma sobremesa: o açúcar em nosso sangue não quer esperar tanto tempo para subir, e a sobremesa dá uma antecipada. Refeições ricas em carboidratos nos deixam ativos mais rápido, mas não mantêm a sensação de saciedade por muito tempo como fazem as proteínas e a gordura.

Intestino delgado

Quando os primeiros minipedaços de torta chegam ao intestino delgado, começa a digestão propriamente dita. Ao término de seu trajeto pelo tubo do intestino delgado, a maçaroca de torta terá desaparecido quase por completo nas suas paredes – quase como Harry Potter na plataforma 9¾. O intestino delgado avança sobre a torta com vontade. Esmaga, aperta de todos os lados, esfrega suas vilosidades no antigo bolo alimentar, agora renomeado quimo. Feito tudo isso, ele empurra a mistura adiante. Ao microscópio, vemos que mesmo as minúsculas vilosidades colaboram, subindo e descendo como micropezinhos batendo. Tudo está em movimento.

Faça o que fizer, nosso intestino delgado segue uma regra fundamental: sempre avante! Para isso existe o peristaltismo. Esse mecanismo foi descoberto quando alguém isolou um pedaço de intestino e soprou ar para dentro dele através de um pequeno tubo – o sociável intestino soprou de volta. Por isso, muitos médicos recomendam alimentos ricos em fibras para estimular a digestão: fibras não digeridas comprimem a parede do intestino, que, intrigada, comprime de volta. Essa ginástica intestinal faz com que a comida avance com mais rapidez e garante que ele permaneça flexível.

Se a pasta de torta prestasse atenção, talvez até conseguisse ouvir um "Anda!". Em nosso intestino delgado há muitas células marca-passo, que liberam pequenos impulsos de corrente bioelétrica. Para nossos músculos intestinais, é como se alguém lhes gritasse "Vai!"... e depois "Vai!" de novo. Desse modo, o músculo não se desvia, mas se desloca de volta, como se dançasse ao som da batida na boate. Assim a torta, ou melhor, o que restou dela, é empurrada adiante.

O intestino delgado é o trecho mais esforçado do nosso tubo digestório e muito consciencioso em seu trabalho. Apenas em casos inequivocamente excepcionais ele impede que um processo digestivo avance: quando vomitamos. Nesses momentos, o intestino delgado é muito pragmático. Não investe trabalho em algo que não vá nos fazer bem. Coisas assim ele simplesmente manda de volta.

Exceto por alguns resquícios, a essa altura a torta já sumiu no sangue. Poderíamos, a partir de agora, acompanhar esses resquícios em seu percurso pelo intestino grosso – mas perderíamos de vista uma criatura misteriosa e muitas vezes mal compreendida, que podemos ouvir mas não enxergar. Seria um pecado! Por isso, vamos nos deter mais um pouco aqui.

Após a digestão, permanecem apenas restos grosseiros no estômago e no intestino delgado – um grão de milho não mastigado, comprimidos resistentes ao suco gástrico, bactérias sobreviventes de algum alimento ou um chiclete engolido por descuido. Nosso intestino delgado adora limpeza. Ele é do tipo que gosta de arrumar a cozinha logo depois da refeição. Se chegarmos para uma visita duas horas após a digestão, o intestino delgado estará um brinco, quase sem vestígios do que passou por ali.

Uma hora depois de digerir alguma coisa, o intestino delgado começa a se limpar. Nesse processo, chamado na medicina de "complexo motor migratório", o porteiro do estômago participa abrindo os portões e varrendo seus restos para o intestino delgado, que, com uma forte onda muscular, empurra tudo para a frente. Ao observarmos o processo através de uma câmera, a comoção é tão inevitável que mesmo os cientistas mais insensíveis apelidam o complexo motor migratório de "pequena arrumadeira".

Todo mundo já ouviu a própria arrumadeira em ação alguma vez na vida: é o ronco que, ao contrário do que se pensa, não se resume ao estômago, vindo sobretudo do intestino delgado. Nossa barriga ronca não porque estamos com fome, mas porque só há tempo para a faxina quando fazemos uma longa pausa entre as refeições! Com o estômago e o intestino delgado vazios, o caminho está livre para a arrumadeira fazer seu trabalho. Quando a digestão envolve um bife, que fica chacoalhando sem pressa, a arrumadeira precisa esperar muito – somente após seis horas no estômago e cerca de cinco no intestino delgado.

Nem sempre ouvimos o barulho da faxina. Dependendo de quanto ar tiver chegado ao estômago e ao intestino, às vezes ela é barulhenta, outras é silenciosa. Se comemos alguma coisa nesse meio-tempo, a ação de limpeza é imediatamente interrompida. Afinal, a digestão deve ser feita com tranquilidade, sem pressa. Ou seja, quem está sempre beliscando deixa pouco tempo para a faxina. Essa observação contribui para que muitos nutricionistas recomendem cinco horas de intervalo entre refeições, mas não está comprovado que o tempo adequado seja exatamente esse. Mastigar muito bem a comida deixa menos trabalho para sua arrumadeira e permite ouvir a própria barriga avisando que é hora da refeição seguinte.

Intestino grosso

Ao final do intestino delgado encontra-se o óstio ileal, que o separa do intestino grosso, pois ambos têm estilos de trabalho bastante diferentes. O intestino grosso é um sujeito bem mais sossegado. Em vez do "Sempre avante!" do intestino delgado, ele às vezes também move os restos de comida para trás, depois de novo para a frente, caso julgue necessário. Outra diferença é que ele não tem arrumadeira. O intestino grosso é o tranquilo lar de nossa flora intestinal, que se ocupa de tudo que chega ali.

Nosso intestino grosso trabalha sem pressa, pois tem que prestar atenção em vários atores envolvidos no processo: nosso cérebro não quer nos levar toda hora ao banheiro; nossa flora bacteriana quer ter tempo suficiente para processar os resquícios não digeridos; o restante do corpo quer de volta os fluidos que emprestou ao sistema digestório.

O que chega ao intestino grosso já nem lembra uma fatia de torta – e nem deveria. Da deliciosa sobremesa talvez tenham restado algumas fi-

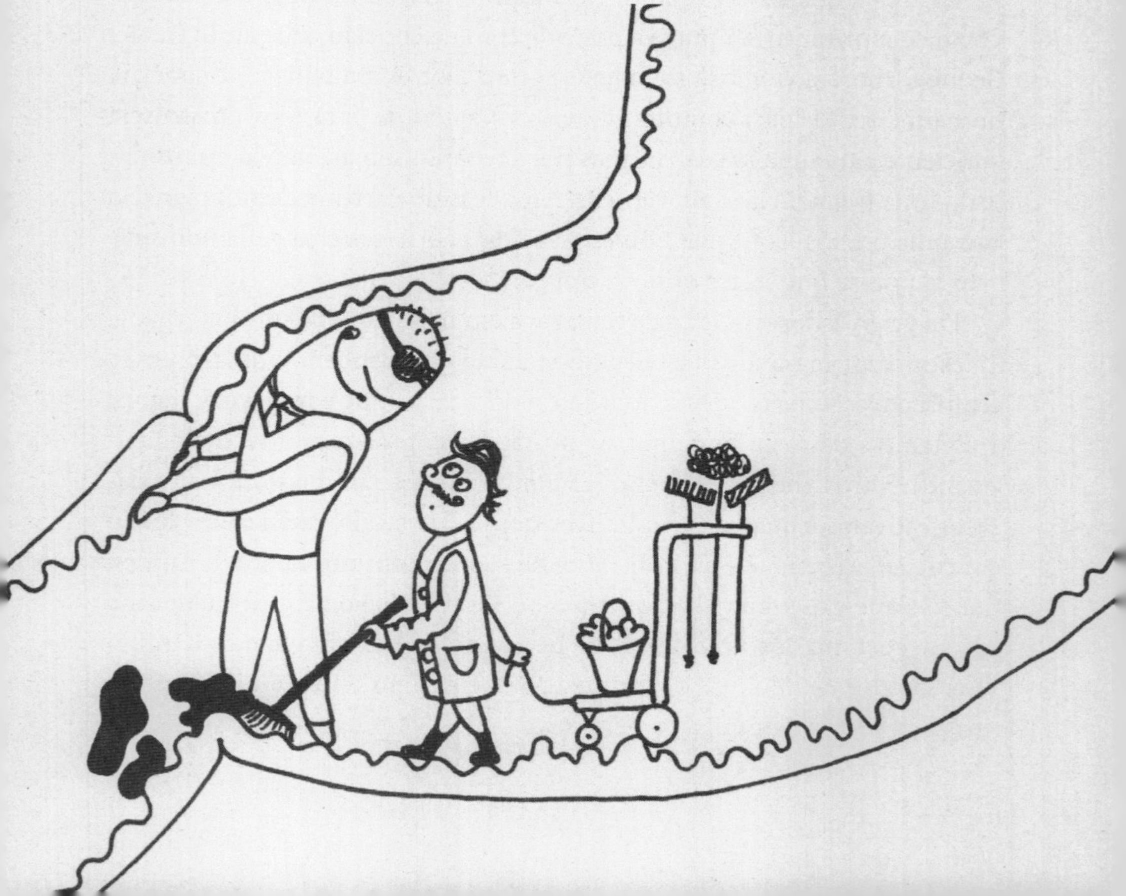

bras da cereja em cima do chantili; o restante são sucos digestivos que serão reabsorvidos no local. Quando sentimos muito medo, nosso cérebro assusta o intestino grosso, que se apressa e acaba não reabsorvendo direito os fluidos. O resultado é a diarreia.

Embora o intestino grosso (tal como o delgado) seja um tubo liso, em ilustrações ele sempre é representado como uma espécie de colar de contas. De onde vem isso? De fato, é como o vemos quando o abdome é aberto, mas isso só acontece porque ele faz uma dança em câmera lenta. Exatamente como o intestino delgado, o intestino grosso se incha em vários pontos ao processar o quimo, para segurá-lo melhor. Só que ele permanece um bom tempo nessa pose, sem se mexer – como aqueles artistas de rua que ficam imóveis como uma estátua. De tempos em tempos, o intestino grosso relaxa, desfaz as saliências e as forma em outros pontos, voltando a ficar imóvel por mais um tempo. Por isso os livros de anatomia o retratam dessa forma – como a criança que pisca na hora da foto e acaba ficando assim para sempre no anuário escolar.

De três a quatro vezes ao dia, o intestino grosso dá uma acelerada e, cheio de motivação, empurra a pasta de comida concentrada para a frente. Se lhe fornecemos massa suficiente, vamos de três a quatro vezes por dia ao banheiro. O mais comum é que o conteúdo do intestino grosso seja suficiente para uma ida diária, mas três vezes por semana ainda é considerado uma frequência saudável. Mulheres costumam ter o intestino grosso um pouco mais lento que homens. Ainda não se sabe ao certo por quê, mas supõe-se que sejam os hormônios.

Do garfo às fezes, a fatia de torta leva em média um dia nessa jornada. Intestinos mais rápidos fazem o serviço em cerca de oito horas; os mais lentos, em três dias e meio. Considerando o tanto que é remexida, alguns fragmentos da torta podem ficar no intestino grosso por 12 horas, enquanto outros chegam a passar 42 horas ali. Enquanto a frequência das fezes estiver adequada e não houver dor, a pessoa de digestão lenta não precisa se preocupar. Pelo contrário: de acordo com um estudo holandês, aqueles que vão uma vez ao dia ou mais raramente ao banheiro e mesmo os que costumam sofrer de prisão de ventre de vez em quando têm um risco menor de adquirir determinadas doenças no reto. Para o intestino grosso, a pressa é inimiga da perfeição.

Refluxo

Os músculos lisos do estômago também dão umas tropeçadas de vez em quando – tanto quanto os músculos estriados das pernas. Quando o ácido gástrico alcança lugares que não estão preparados para recebê-lo, sentimos queimação. O refluxo é quando ácido gástrico e enzimas digestivas sobem para o esôfago. A sensação de queimação que muitas vezes temos em decorrência dessa subida é a azia.

O que causa o refluxo não é diferente do que causa o tropeço: os nervos. Eles controlam nossos músculos. Quando os nervos ópticos não veem um degrau, os nervos da perna orientam errado nossas pernas, que se movimentam como se não houvesse nenhum obstáculo. Resultado: tropeçamos. Da mesma forma, nossos nervos digestivos às vezes recebem informações erradas e não retêm o ácido gástrico, permitindo que ele faça o percurso no sentido contrário.

A passagem do esôfago para o estômago é um local especialmente suscetível a esse tipo de tropeço. Apesar das medidas de precaução – que incluem o tamanho estreito do esôfago, sua posição fixa no diafragma e a curva na entrada do estômago –, às vezes as coisas saem errado. Na Alemanha, cerca de um quarto da população relata sentir dor no local. No Brasil, nas regiões Nordeste e Sudeste, mais de 70% das pessoas relatam ter refluxo ou azia. Mas não se trata de um fenômeno moderno: povos nômades que mantêm o mesmo estilo de vida de séculos atrás também têm altas taxas de azia e refluxo.

O ponto crucial é que duas divisões diferentes do sistema nervoso precisam trabalhar em estreita colaboração na região do esôfago e do estômago: a relacionada ao encéfalo e a relacionada ao sistema digestório. Os nervos do cérebro regulam o esfíncter entre o esôfago e o estômago. Além disso, o cérebro exerce influência sobre a formação do ácido gástrico. Os nervos que se comunicam com o tubo digestório, por sua vez, cuidam para que o esôfago mova para baixo, em ondas harmônicas, tudo que passa por ali, e para que fique sempre limpinho com os milhares de deglutições de saliva por dia.

Dicas práticas contra a azia e o refluxo envolvem fazer com que essas duas divisões do sistema nervoso retornem ao caminho correto. Mascar chiclete ou beber chá podem auxiliar o tubo digestório na medida em que as pequenas e repetidas deglutições indicam aos nervos a direção correta a ser tomada: sentido estômago, para baixo, não o inverso! E técnicas de relaxamento podem fazer com que o cérebro envie os comandos nervosos com menos agitação. Caso funcione, o resultado é que o esfíncter se fecha, levando à formação de menos ácido.

O cigarro ativa áreas do cérebro que também são estimuladas pelo ato de comer. Assim, a pessoa relaxa ao fumar, mas acaba produzindo mais ácido gástrico sem real necessidade e relaxando também o esfíncter do esôfago. Por isso, parar de fumar costuma aliviar sintomas de refluxo e azia.

Os hormônios da gravidez também podem desencadear alguma confusão. Sua função é manter o útero relaxado e confortável para o bebê, mas também produzem esse efeito no esfíncter do esôfago. A consequência é um fechamento mais frouxo do estômago, que, com a pressão exercida no baixo-ventre protuberante, faz o ácido subir. Quem faz uso de contraceptivo com hormônios femininos pode sofrer com mais frequência de refluxo como efeito colateral.

Seja por causa do cigarro, seja pelos hormônios da gestação, nossos nervos não são cabos elétricos isolados. São organicamente entremeados nos tecidos do corpo e reagem às substâncias ao seu redor. Por isso, recomenda-se evitar diversos alimentos que podem enfraquecer o esfíncter: chocolates, temperos apimentados, álcool, alimentos com alto teor de açúcar, café, etc.

Todas essas substâncias influem em nossos nervos, mas não necessariamente desencadeiam refluxo. Pesquisadores da área recomendam que cada pessoa avalie quais alimentos fazem seus nervos reagir com excessiva sensibilidade. Assim não é preciso renunciar desnecessariamente a tudo.

Há uma interessante relação, descoberta através de um medicamento que, por causa de seus efeitos colaterais, nunca teve seu uso autorizado. Esse medicamento bloqueia os nervos em um ponto em que, em geral, o glutamato se liga a eles. A maioria das pessoas conhece o glutamato como um realçador de sabor, mas ele também é liberado por nossos nervos. Nos nervos da língua, o glutamato provoca uma intensificação dos sinais de gosto. No estômago, pode causar confusão, pois os nervos não sabem se o glutamato vem de seus colegas distribuídos pelo corpo ou do restaurante chinês. Por isso, de acordo com a ideia de avaliar os alimentos, é melhor renunciar aos ricos em glutamato por um tempo. Para tanto, é preciso levar os óculos de leitura ao supermercado e dar uma olhada nas letrinhas miúdas da lista de ingredientes dos produtos. Muitas vezes o glutamato também se esconde em crípticas construções de palavras, como "glutamato monossódico" ou algo semelhante. Se perceber alguma melhora ao evitá-lo, tudo bem cortá-lo da alimentação. Se não, pelo menos você passou um tempo comendo de maneira mais saudável.

Quem sofre de refluxo com pouca frequência – menos de uma vez por semana – pode recorrer a métodos mais simples: antiácidos vendidos nas farmácias funcionam; suco de batata crua também ajuda como remédio caseiro. A longo prazo, porém, neutralizar o ácido gástrico não é uma solução nada boa! Ele também corrói alérgenos e bactérias nocivas presentes nos alimentos e ajuda na digestão das proteínas. Além disso, alguns medicamentos antiácidos contêm alumínio, uma substância muito estranha para o nosso corpo – ou seja, nunca se deve ingerir antiácidos em excesso, e sim seguir rigorosamente as prescrições da bula.

Passar quatro semanas ou mais usando antiácidos deve ser visto como sinal de alerta. Se você não ouvir esse conselho, logo vai conhecer um estômago obstinado em exigir seu ácido de volta. Nesse caso, o estômago simplesmente produzirá ácido extra – para atenuar o efeito do medicamento e também para finalmente voltar a seu estado ácido. Nunca pense em antiácidos como solução de longo prazo, nem para refluxos nem para outros problemas relacionados à acidez, como a gastrite (inflamação do revestimento interno do estômago).

Se mesmo tomando antiácidos você continuar a sentir dor, seu médico terá que se empenhar mais em descobrir os motivos. Ele pode pedir um hemograma e realizar exames físicos. Caso os resultados não apontem algo fora do normal, seu médico poderá recomendar um IBP (inibidor da bomba de próton), um tipo de medicamento que impede que as células do estômago produzam ácido. Talvez seu estômago sofra um pouco, mas vale a pena usar um IBP por um tempo em casos mais graves, pois ele proporciona um descanso ao estômago e ao esôfago, possibilitando que se recuperem dos ataques ácidos.

Quando os problemas surgem à noite, uma boa medida é se deitar com o corpo inclinado em 30 graus. Para isso, pode ser necessário certa engenharia no ajuste da pilha de travesseiros, mas, se preferir, hoje em dia já existem travesseiros próprios para isso em lojas especializadas. Deitar-se com o tronco a uma elevação de 30 graus também é excelente para o sistema cardiovascular – um antigo professor de fisiologia nunca se cansava de nos dizer isso, e, como ele é especialista no assunto e não era de repetir outras coisas, acredito nele. Infelizmente, até hoje o imagino dormindo em um ângulo de 30 graus sempre que seu nome é mencionado.

Jamais ignore sintomas como dor ao engolir, perda de peso súbita ou inexplicada, inchaços ou algum tipo de sangramento. Nesse caso, é hora de uma expedição exploradora com câmera ao estômago – uma endoscopia, por mais desagradável que seja esse exame. O maior risco no refluxo nem é o ácido subir, mas a bile subir do intestino delgado para o esôfago, através do estômago. Embora não cause a sensação de queimação típica do ácido, a bile tem consequências muito mais traiçoeiras. Felizmente, entre as pessoas que sofrem de refluxo, poucas têm refluxo de bile.

A presença da bile pode confundir seriamente as células do esôfago, que, de repente, começam a se questionar: "Será que estou mesmo no esôfago? E essa bile que não para de chegar? Talvez eu seja uma célula do intestino delgado e tenha passado esses anos todos sem perceber... Como sou distraída!" Ansiosas por fazer seu trabalho corretamente, elas vão lá e se transformam em células gastrintestinais. Isso pode causar graves problemas. Células mutantes podem se programar da maneira errada e parar de crescer de modo controlado como as outras. No entanto, de todas as pessoas que tropeçam, apenas uma pequena porcentagem se machuca pra valer.

Na maioria dos casos, o refluxo e a azia são e permanecem inofensivos, mas não deixam de ser tropeços incômodos. Assim como ajeitamos a roupa, neutralizamos o susto com um abano de cabeça e continuamos a caminhar com moderação depois de tropeçar, é recomendável reagir ao refluxo tomando alguns goles de água para colocar a região em ordem e neutralizar o ácido e, de preferência, retomar a caminhada em um ritmo um pouco mais leve.

Vômito

Se colocássemos lado a lado 100 pessoas que estão para vomitar, teríamos uma imagem bem variada. A pessoa de número 14 está em uma montanha-russa, as mãos para o alto; a de número 32 está reclamando da salada de ovos que comeu; a de número 77 segura, incrédula, um teste de gravidez; e a de número 100 acaba de ler na bula que o remédio "pode provocar enjoo".

O vômito não é um tropeço. Ele acontece segundo um planejamento preciso. É uma obra magistral. Milhões de microrreceptores no nosso estômago verificam o que chega ali, examinam nosso sangue e processam impressões cerebrais. Todas as informações são reunidas na gigantesca rede de fibras nervosas que é enviada para o cérebro. Dependendo do resultado da avaliação, o cérebro toma a decisão: botar para fora ou não. Ele então transmite a ordem a determinados grupos musculares, que se põem ao trabalho.

Se fizéssemos uma tomografia das mesmas 100 pessoas enquanto vomitam, obteríamos 100 vezes a mesma imagem: o cérebro alertado ativa sua área responsável pelo vômito e coloca o corpo em modo de emergência. O sangue é concentrado na região do abdome, deixando o rosto pálido. Nossa pressão sanguínea despenca, assim como nossos batimentos cardíacos. Por fim, vem o anúncio inconfundível: saliva, muita saliva, produzida em grande quantidade pela boca tão logo o cérebro a informa da situação atual das coisas. O objetivo é proteger nossos preciosos dentes do efeito corrosivo do ácido gástrico que em breve vai passar por ali.

Primeiro, o estômago e o intestino se movimentam em pequenas ondas nervosas. Meio que em pânico, vão empurrando o material a ser rejeitado em direções totalmente opostas. Não conseguimos sentir essa movimentação maluca porque ela ocorre na área inconsciente da musculatura lisa. Mesmo assim, é nesse momento que percebemos, de modo intuitivo, que precisamos buscar um recipiente adequado.

Um estômago vazio não impede o vômito, pois o intestino delgado pode muito bem se esvaziar em seu lugar. Nesse caso, o estômago abre sua porta propositalmente, permitindo que o que está no intestino delgado volte. Em um projeto dessa magnitude, todos trabalham juntos. Quando o intestino delgado começa, de repente, a jogar coisas para dentro do estômago, os sensíveis nervos gástricos são estimulados. Esses nervos então enviam sinais para o centro de controle de vômito no cérebro. Agora já não resta dúvida: tudo pronto para o grande momento.

Os pulmões inspiram fundo, pois as vias respiratórias serão fechadas. O estômago e a abertura para o esôfago são repentinamente afrouxados e – bam! – o diafragma e a musculatura da parede abdominal exercem juntos uma pressão intermitente, de baixo para cima, como se fôssemos um tubo de pasta de dente. Tudo que está no estômago é ejetado do corpo. Preparar, apontar... fora!

Por que vomitamos e o que podemos fazer para evitar

Seres humanos e vários outros animais são projetados de modo que possam vomitar. Entre nossos colegas com essa capacidade estão macacos, cães, gatos, porcos, peixes e aves. Em contrapartida, camundongos, ratos, porquinhos-da-índia, coelhos e cavalos têm um esôfago muito comprido e estreito para isso, além de lhes faltarem os nervos apropriados.

Animais que não conseguem vomitar precisam ter hábitos alimentares um pouco diferentes. Ratos e camundongos "experimentam" a comida antes, mordiscando pedacinhos como teste, e só continuam a comer se a primeira amostra não lhes fizer mal. Caso esteja envenenada, provavelmente só vão ficar bastante enjoados e assim aprendem a evitar aquele alimento no futuro. Além disso, roedores são capazes de decompor melhor substâncias tóxicas, pois seu fígado possui mais enzimas para isso. Os cavalos, por sua vez, não conseguem experimentar a comida. Quando algo ruim chega a seu intestino delgado, as consequências geralmente são gravíssimas. Portanto, podemos ficar muito orgulhosos de nosso corpo por essa habilidade de expulsar o problema quanto antes.

Entre um jato de vômito e outro, podemos aproveitar para refletir. A pessoa de número 32, por exemplo, se surpreende ao notar que a salada de ovos voltou bem preservada de seu rápido passeio à região gástrica. Fragmentos de ovo, uma ervilha ou outra e pedacinhos de macarrão são claramente reconhecíveis. A pessoa 32 pensa, desiludida: "Puxa, devo ter mastigado muito mal!" Porém a próxima torrente oferece um arranjo mais desconstruído. Quando nosso vômito contém pedaços reconhecíveis, muito provavelmente vem do estômago, e não do intestino delgado. Quanto mais decomposto, amargo ou amarelado, maior a probabilidade de se tratar de um "cartão-postal" do intestino. A comida facilmente reconhecível provavelmente foi mal mastigada mesmo, mas pelo menos foi logo catapultada para fora, sem passar do estômago.

O modo de vomitar também é revelador. Se vem de repente e sai em uma torrente intensa, deve ser algum vírus gastrintestinal. Isso porque os atentos sensores contam o número de patógenos encontrados e, se perceberem que a quantidade está ficando alta – opa! –, puxam o freio de mão. Abaixo desse limiar, supõe-se que o sistema imunitário tenha conseguido resolver o problema, mas agora a bola é passada para os músculos gastrintestinais.

Em casos de intoxicação por ingestão de alimento estragado ou álcool, o vômito também vem de súbito, mas pelo menos anuncia sua chegada pouco antes, por meio de enjoo. A ideia é nos ensinar que esse tipo de comida ou bebida nos faz mal. No futuro, a pessoa de número 32 não se sentirá nem um pouco confiante para encarar outra salada de ovos.

A pessoa de número 14 (que andou de montanha-russa) sente tanto enjoo quanto a de número 32 (que comeu salada de ovos). O vômito da montanha-russa funciona segundo o princípio do enjoo de viagem. Não há nenhuma substância tóxica envolvida, mas mesmo assim o veículo acaba com vômito no porta-luvas, no para-brisa, nos pés dos passageiros. Nosso cérebro é nosso guarda-costas fiel, cuidando do nosso corpo com o máximo cuidado e controle, sobretudo quando somos crianças. No momento, a explicação mais fundamentada para o vômito de viagem é que, quando as informações transmitidas pelos olhos divergem muito

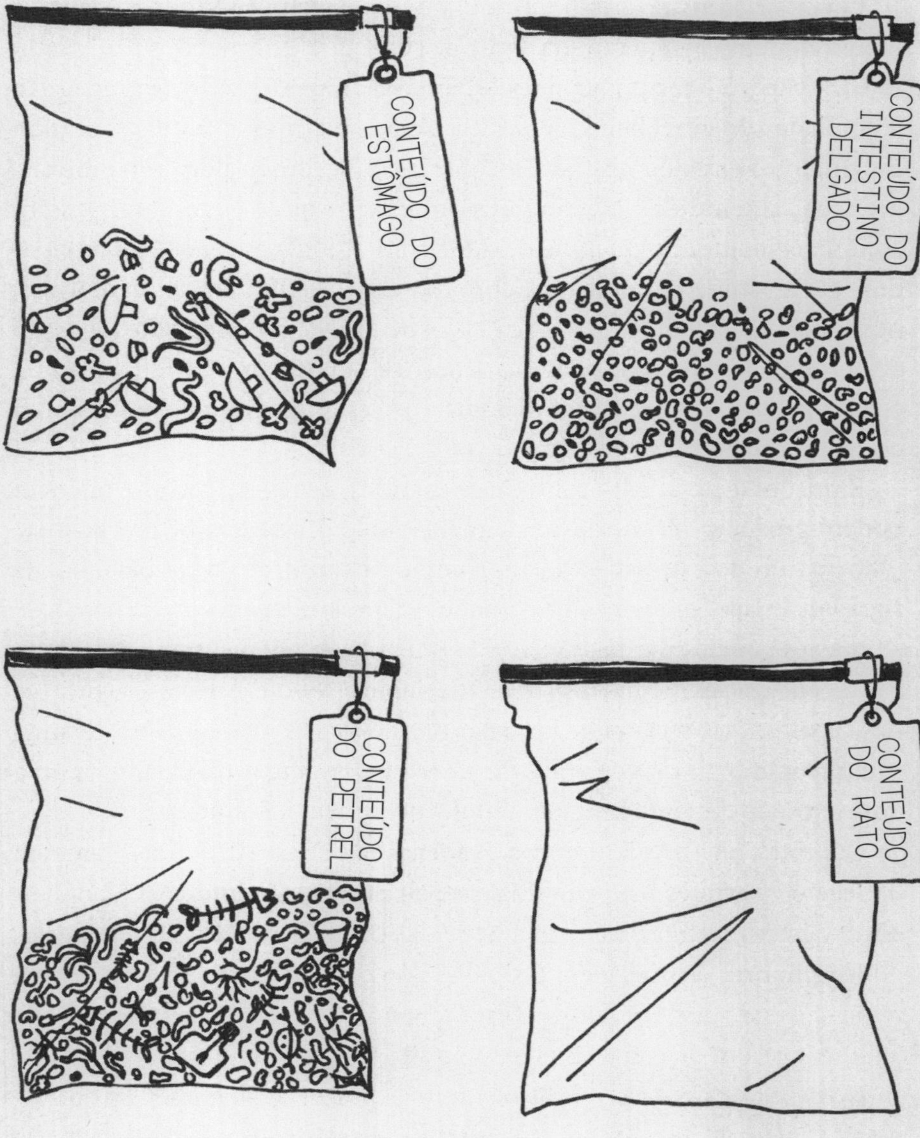
CONTEÚDO DO ESTÔMAGO
CONTEÚDO DO INTESTINO DELGADO
CONTEÚDO DO PETREL
CONTEÚDO DO RATO

daquelas recebidas pelos ouvidos, o cérebro não sabe o que há de errado e, na dúvida, aciona todos os alarmes de emergência que vê pela frente.

Quando lemos no carro ou no ônibus, os olhos relatam "pouquíssimo movimento", enquanto o sensor de equilíbrio nos ouvidos diz "muito movimento". O mesmo acontece quando acompanhamos a sucessão de árvores passando na beira da estrada, só que ao inverso (olhos relatando movimento, ouvidos dizendo o contrário). Se, ainda por cima, mexermos ligeiramente a cabeça, teremos a impressão de que as árvores passam com mais rapidez do que a velocidade com que estamos nos locomovendo – e, mais uma vez, nosso cérebro fica confuso. Em termos evolutivos, nosso sistema nervoso identifica essas divergências entre olhos e senso de equilíbrio como casos de intoxicação. Quem ingeriu muito álcool ou consumiu muitas drogas tem a sensação de estar em movimento, embora esteja quietinho no seu canto.

Emoções fortes, como sobrecarga psíquica, estresse ou medo, também podem provocar vômitos. Normalmente, todo dia de manhã produzimos o hormônio do estresse CRH (hormônio liberador da corticotrofina, na sigla em inglês) e, assim, meio que estofamos nosso corpo, armando-o para as exigências do dia. O CRH também faz com que tenhamos reservas de energia, evita que o sistema imunitário reaja em excesso e protege nossa pele da sobrecarga de luz solar por meio do bronzeamento. Se uma situação se mostrar excepcionalmente intensa, o cérebro pode injetar uma dose extra de CRH no sangue.

Contudo, o CRH não é formado apenas nas células cerebrais. Também na região gastrintestinal esse sinal significa estresse e ameaça. Quando as células gastrintestinais percebem elevadas quantidades de CRH, para elas pouco importa de onde vem o sinal (se do cérebro ou do intestino); só a informação de que um dos dois está achando o mundo excessivo já basta para reagir com diarreia, enjoo ou vômito.

No caso de estresse cerebral, o vômito expulsa o bolo alimentar do corpo a fim de poupar a energia que seria usada na digestão e redirecioná-la para problemas mais urgentes. No caso de estresse intestinal, o bolo alimentar é expelido por ser tóxico ou porque o intestino ainda não está em condições de digeri-lo devidamente. Em ambos os casos, faz sentido se esvaziar. Afinal, não há condições no momento para uma digestão agradável. Pessoas que vomitam por nervosismo é porque possuem um tubo digestório cuidadoso, sempre disposto a ajudar.

Para os petréis, aves semelhantes ao albatroz, o vômito serve como técnica de defesa. O vômito serve como sinal para que nenhum outro animal se aproxime de seu ninho. Os pesquisadores utilizam isso a seu favor, aproximando-se do ninho com pequenos sacos, nos quais as aves vomitam. Em seguida, no laboratório, examina-se o material a fim de fazer um levantamento dos metais pesados, da variedade de peixes consumidos e para concluir quão saudável é o ambiente em que essas aves vivem.

Seguem algumas dicas simples para evitar vômitos desnecessários:

1. Se enjoar durante a viagem, olhe para o horizonte ou algum outro ponto bem longe, assim você consegue sincronizar melhor a informação dos olhos com a dos sensores de equilíbrio.
2. Ouvir música com fone de ouvido, deitar-se de lado ou outras técnicas de relaxamento podem ajudar. Uma possível explicação para isso é justamente o efeito tranquilizante. Quanto mais seguros nos sentimos, menos o cérebro se alarma.
3. Gengibre: vários estudos já comprovaram seu efeito benéfico. Substâncias dessa raiz bloqueiam o centro do vômito e, por conseguinte, a ânsia de vômito. Contudo, seja em balas ou alimentos semelhantes, o gengibre deve estar presente não apenas como flavorizante, mas também em sua forma natural.
4. Medicamentos contra o vômito, vendidos em farmácias, podem funcionar de diversas maneiras: bloqueando receptores no centro do vômito (mesmo modo de atuação do gengibre), anestesiando os nervos do estômago e do intestino ou reprimindo determinados sinais de alarme. Os medicamentos para reprimir esses sinais são quase idênticos aos antialérgicos. Ambos reprimem a substância de alarme chamada histamina. No entanto, os medicamentos contra enjoo podem atuar no cérebro de maneira muito mais intensa. Nos últimos tempos, os antialérgicos modernos foram tão aperfeiçoados que dificilmente se acoplam ao cérebro, onde a repressão da histamina causa lentidão e sono.

5. P6! Esse é um ponto de acupuntura que acabou sendo reconhecido pela medicina ocidental como efetivo contra o enjoo e o vômito em mais de 40 estudos – também em comparação com placebos. Não sabemos como nem por quê, mas o fato é que funciona. O P6 se encontra de dois a três dedos abaixo do punho, exatamente entre os dois tendões salientes do antebraço. Se não houver nenhum acupunturista por perto no momento do mal-estar, pode-se simplesmente tentar massagear levemente o ponto até sentir uma melhora. Embora isso não seja comprovado pelos estudos correspondentes, eventualmente pode ser uma experiência pessoal compensadora. Segundo a tradicional medicina chinesa, esse ponto ativa vias de energia que, a partir dos braços, passam pelo coração, relaxam o diafragma e chegam ao estômago ou, mais adiante, até a pelve.

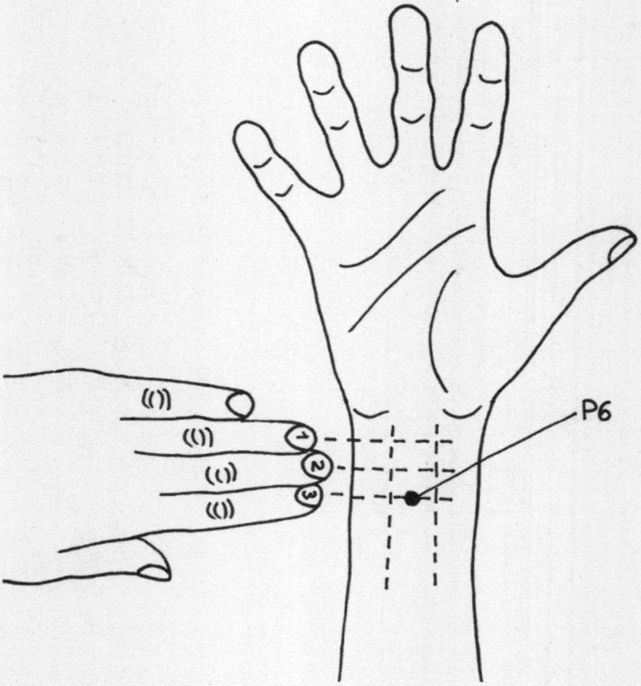

Nem todas as dicas funcionam com todos os desencadeadores de ânsia de vômito. Estratégias como gengibre, artigos de farmácia ou o P6 podem fazer bem – no caso de vômito emocional, o ideal é construir um ninho seguro para o seu petrel interior. Através de técnicas de relaxamento ou hipnoterapia (com um autêntico hipnoterapeuta, não com um hipnotizador qualquer!), é possível treinar os próprios nervos para adquirir mais resistência. Quanto maiores a frequência e o período de treino, melhor é o efeito – a monotonia e o estresse sofrido no escritório ou nos exames podem ser menos ameaçadores para nós se não permitirmos que se aproximem tanto.

Vomitar nunca é uma punição! Pelo contrário, é sinal de que o cérebro e o intestino se sacrificam até o limite por nós. Eles nos protegem do veneno imperceptível no alimento, são extremamente cautelosos em casos de alucinações visuais e auditivas ou poupam energia para solucionar problemas urgentes. O enjoo deve servir de bússola para o futuro: o que é bom para nós? O que não é?

Mesmo que você não saiba exatamente de onde vem a ânsia de vômito, confie nela. Isso também vale se ingerir algo ruim e não conseguir vomitar – não se deve provocar o vômito, seja colocando o dedo na garganta, bebendo água salgada ou de alguma outra forma. Ao se ingerir substâncias químicas ácidas ou efervescentes, o tiro pode sair pela culatra. Substâncias efervescentes podem ir parar nos pulmões, e as ácidas teriam a oportunidade de ferir o esôfago pela segunda vez.

A verdadeira ânsia de vômito é fruto de uma evolução milenar cuja competência é tirar as rédeas das mãos da consciência. Às vezes nossa consciência fica indignada e até chocada com essa perceptível privação de poder. Na verdade, ela preferiria tomar uma tequila com um grupo animado de amigos, mas acaba deparando com isso! Porém, como geralmente só nos metemos nessa enrascada por irritação, depois também é preciso agir com moderação. Se o vômito ocorre por cuidado excessivo e desnecessário, certamente a consciência também pode voltar à mesa de negociação para descarregar seu curinga antivômito.

Constipação

Constipação é como . Você fica esperando e esperando alguma coisa que simplesmente não . E muitas vezes, para que venha, ainda é preciso fazer **muita força**. Além do mais, mesmo depois de todo esse esforço, é capaz de você receber em troca apenas uns •••. Ou então até funciona, mas apenas

raramente.

Para fazer parte do clube dos constipados, é preciso se enquadrar em, no mínimo, duas das seguintes condições: evacuar menos de três vezes por semana; ter um quarto das evacuações com fezes muito duras, frequentemente em pequenas porções redondas (•••), expelidas com força e apenas com o auxílio de remedinhos e truques; não se sentir completamente esvaziado ao sair do banheiro.

Em casos de constipação, os nervos e os músculos do intestino já não trabalham tão unidos por um mesmo objetivo. Na maioria das vezes, a digestão e o transporte ainda funcionam com velocidade normal, e só bem no final do intestino grosso é que já não se chega a um acordo se o quimo deve sair logo ou não.

Um parâmetro muito melhor para os casos de constipação não é a *frequência* com que se vai ao banheiro, e sim a *dificuldade* de fazer o número dois. Na verdade, o tempo que passamos sentados no trono deveria ser bem tranquilo – quando não é assim, o desconforto pode ser grande. Há diferentes níveis de constipação: as passageiras, que ocorrem em viagens, períodos de doença ou fases de estresse; e as obstinadas, que tendem a se tornar um problema duradouro.

Quase metade das pessoas já sofreu constipações em viagens. Sobretudo nos primeiros dias, não se conseguem grandes progressos. As razões podem ser diversas, mas, na maioria das vezes, é porque o intestino é um sujeito de hábitos. Os nervos intestinais percebem, por exemplo, o que gostamos de comer e em quais horários. Sabem quanto nos movimentamos e quanta água bebemos. Percebem quando é dia e noite e quando vamos ao banheiro. Quando tudo está correndo bem, eles trabalham bem-dispostos e ativam os músculos intestinais para a digestão.

Quando viajamos, pensamos em muitas coisas: bagagem, se desligamos o gás, levamos um livro para manter o cérebro de bom humor. Mas uma coisa esquecemos quase sempre: nosso intestino, um cara de hábitos, vai conosco e, de repente, é completamente posto para escanteio.

Passa o dia recebendo sanduíche, comida esquisita de avião ou temperos desconhecidos. Na hora em que deveríamos nos dedicar ao almoço, estamos parados no trânsito ou no balcão de check-in. Não bebemos a mesma quantidade de líquido a que estamos habituados por medo de ter que ir várias vezes ao banheiro e, ainda por cima, o ar do avião nos desidrata. Como se isso não bastasse, trocamos o dia pela noite com um belo jet lag.

Os nervos do intestino percebem essa situação excepcional. Ficam confusos e, em um primeiro momento, cessam suas atividades até receberem o sinal de que podem retomá-las. Mesmo que o intestino tenha feito seu trabalho depois de um dia tão confuso e seja bem-sucedido ao anunciar seu funcionamento, muitas vezes continuamos sentados onde estamos e simplesmente o reprimimos, pois sua manifestação não veio em boa hora. Para sermos francos, muitas vezes trata-se apenas da síndrome "Não faço o número dois fora de casa". Quem sofre disso não gosta de intimidades com banheiros estranhos. Pior ainda se forem públicos. Geralmente só são procurados com uma porção extra de estímulo, não sem neles se construir um dispendioso "trono escultural" de papel higiênico e se manter a 10 metros de distância do vaso sanitário. No entanto, quando a síndrome "Não faço o número dois fora de casa" é grave, nem isso adianta. Não conseguimos relaxar o suficiente. Com isso, a viagem pode se tornar bastante desagradável.

Com pequenos truques, as pessoas com fases curtas ou tênues de constipação podem reanimar seu intestino de forma que ele perca o medo e volte ao trabalho:

1. Existe um tipo de nutriente que dá um leve empurrão na parede do intestino, motivando-o a trabalhar: as fibras. Como não são digeridas no intestino delgado, elas podem bater amigavelmente nas paredes do intestino grosso e dizer que alguém quer ser transportado adiante. Os melhores resultados são obtidos com as cascas da semente de *Plantago ovata* e com ameixas, cujo sabor é mais agradável. Ambas contêm não apenas fibras, mas também agentes que puxam mais líquido para o intestino, tornando o conjunto mais maleável. São necessários cerca de dois a três dias para que se perceba o efeito completo. Desse modo, dependendo de como a pessoa se sente mais segura, pode começar a ingeri-las um dia antes da viagem ou no primeiro dia de férias. Caso a mala não tenha um compartimento para as ameixas, também vale comprar fibras em forma de comprimidos ou em pó. Bastam 30 gramas do produto por dia, o que não vai pesar muito na mala.

   Quem quiser mais informações precisa saber do seguinte: as fibras que não se dissolvem em água promovem movimentos mais intensos, mas com frequência também causam dores abdominais. Fibras solúveis em água não são tão fortes ao estimularem os movimentos, mas tornam o quimo mais flexível e são mais toleráveis. A natureza é muito hábil ao planejar tudo isso: as cascas de frutas costumam conter grandes quantidades de fibras insolúveis, enquanto suas polpas contêm mais componentes solúveis.

   As fibras ajudam pouco quando não ingerimos uma quantidade suficiente de líquido: sem água, não passam de torrões sólidos. Com água, transformam-se em bolas e colocam a musculatura entediada do intestino para trabalhar enquanto o cérebro assiste a filmes na tela do avião.
2. Só deve beber mais líquido quem realmente precisa. Quem já bebe o

suficiente não vai ganhar nada bebendo ainda mais. No entanto, se houver pouco líquido no corpo, a situação é outra: o intestino puxa mais água do material que passa por ali, o que endurece as fezes. Crianças pequenas costumam perder muita água por transpiração quando estão com febre alta, o que interrompe o processo de digestão. Passar muito tempo sentado dentro de um ônibus ou avião também faz perder muito líquido. E nem é preciso suar muito, basta que o ar do ambiente seja muito seco para absorver nossa água sem que a gente nem perceba. Às vezes só notamos quando nosso nariz resseca. Assim, é aconselhável tentar beber mais líquido do que de costume, a fim de manter o nível normal de hidratação.

3. Não se reprima. Quando bater a vontade de ir ao banheiro, vá. Ainda mais se seu intestino funciona como um reloginho. Se você sempre vai ao banheiro de manhã e durante as viagens reprime a vontade, acaba ferindo um acordo tácito. O intestino só quer cumprir seu trabalho. Enviar a matéria fecal de volta para a fila de espera, mesmo que poucas vezes, acaba treinando os nervos e os músculos para operar em reverso. Como resultado, pode ficar cada vez mais difícil inverter a direção de novo. Além disso, na fila de espera há mais tempo para a reabsorção de água, o que pode enrijecer ainda mais as fezes. Reprimir a evacuação pode levar a alguns dias de constipação. Portanto, quem ainda tem uma semana de férias no camping deve superar o medo de fazer suas necessidades em um buraco no chão antes que seja tarde demais.
4. Probióticos e prebióticos – bactérias boas e vivas – e comida preferida de cada pessoa podem dar nova vida a um intestino cansado. Sobre o assunto, pode-se fazer uma consulta na farmácia ou mais adiante neste livro.
5. Caminhar mais? Nem sempre dá certo. É verdade que, se passamos a nos movimentar menos do que o habitual, o intestino costuma ficar mais preguiçoso, mas, se nos exercitamos como sempre, um pouco a mais não vai nos levar ao nirvana da digestão. Segundo alguns estudos, só esportes de alta intensidade mostram um efeito mensurável sobre o movimento intestinal. Portanto, quem não pretende esgotar as próprias forças – pelo menos no que se refere a uma evacuação bem-sucedida – não precisa se forçar tanto.

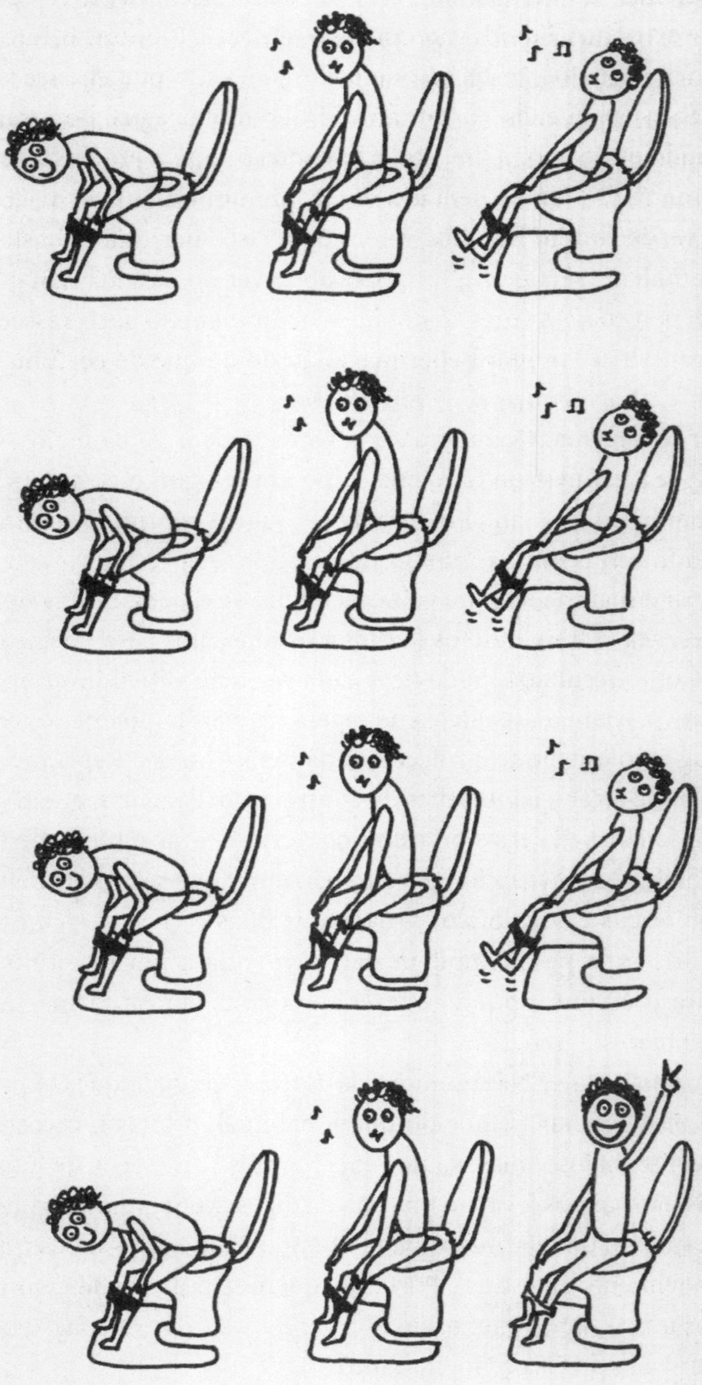

Caso você se interesse por técnicas não convencionais, pode experimentar se balançar sentado no vaso sanitário: incline o tronco para a frente, até as coxas, depois volte até a posição ereta. Repita algumas vezes e as coisas devem se movimentar dentro da barriga. O praticante dessa modalidade não precisa se preocupar: no banheiro, não será visto por ninguém e terá um momento só para si – condição perfeita para um experimento tão inabitual.

Se os remedinhos caseiros e o balanço no trono não fizerem efeito

Em casos de constipações mais severas, os nervos do intestino não estão apenas confusos ou emburrados, mas precisam de um pouco mais de ajuda da nossa parte. Se você já experimentou todas as dicas e ainda não saiu saltitando do banheiro, pode ser hora de vasculhar outra caixa de truques. Contudo, esse recurso é válido apenas para aqueles que conhecem a origem de sua constipação. Quem não sabe direito de onde ela vem não conseguirá grandes resultados.

É sempre bom consultar um médico quando a constipação ocorre de repente ou dura mais do que o habitual. Talvez possa esconder diabetes ou algum problema na tireoide, ou então somos mesmo transportadores lentos desde o nascimento.

Laxantes

Quando se fala em laxantes, o objetivo é claro: evacuar uma boa quantidade de fezes. E daquelas que fazem até o intestino mais tímido perder toda reserva. Há diversos tipos de laxante, que funcionam de maneiras diferentes. Para os viajantes constipados que já perderam todas as esperanças, os transportadores lentos, os que se recusam a ir ao banheiro no camping ou os que superaram os obstáculos das hemorroidas, vamos agora dar uma olhada nessa caixa de truques.

Um monte de fezes por osmose

... são aquelas bem formadas e não muito duras. A osmose é a água lutando por igualdade. Quando certa área de água contém mais sal, mais açúcar ou mais quantidade de algum outro elemento semelhante do que outra, a água mais pobre flui para a mais rica, assim ambas ficam com o mesmo tanto e vivem em equilíbrio. É esse princípio que faz a alface murcha voltar a ficar fresca ao ser deixada por meia hora em um recipiente com água, pois a alface contém mais sais, açúcares, etc. do que a água no recipiente.

Laxantes osmóticos se utilizam desse senso de justiça. Eles contêm determinados sais, açúcares ou minúsculas cadeias de moléculas que, até chegar ao intestino grosso, vão captando todo tipo de água pelo caminho, tornando as fezes mais maleáveis. Caso se exagere na quantidade, muita água é trazida. A diarreia é um sinal certo de que se tomou laxante em excesso.

Como os laxantes osmóticos são "captadores de água", podemos escolher se preferimos tomá-los em sua versão de açúcares, sais ou cadeias de moléculas. Os sais (como o sulfato de sódio, também conhecido como sal de Glauber) são um tanto fortes para nós. Seu efeito ocorre de maneira muito repentina e, quando consumidos com frequência, bagunçam o equilíbrio eletrolítico do nosso corpo.

O açúcar laxativo mais conhecido é a lactulose, que possui um efeito duplo: além de captar água, alimenta as bactérias intestinais. Esses pequenos seres podem colaborar, por exemplo, produzindo substâncias emolientes ou estimulando a parede intestinal a se movimentar. Contudo, isso talvez seja desagradável – bactérias erradas ou superalimentadas podem produzir gases, levando a dores abdominais e flatulência.

A lactulose se forma a partir da lactose, geralmente quando o leite é submetido a altas temperaturas. O leite pasteurizado, por ser aquecido, contém mais lactulose do que o leite cru. Por sua vez, o leite UHT (processado em temperatura ultra-alta, sigla em inglês para *ultra high temperature*) contém uma quantidade ainda maior de lactulose do que o pasteurizado. Também existem açúcares laxativos não provenientes do leite, como o sorbitol, presente naturalmente em algumas frutas (ameixas, peras e maçãs, por exemplo). Essa é uma das razões para a fama de estimulante digestivo da ameixa e para a advertência de que suco de maçã natural causa diarreia se tomado em excesso. Como o ser humano dificilmente absorve o sorbitol e a lactulose no sangue, muitas vezes eles são utilizados como adoçante. O sorbitol, por exemplo, passa a se chamar E420 e, nas pastilhas sem açúcar para tosse, vem acompanhado pela advertência: "O consumo excessivo pode ter efeito laxante." Em alguns estudos, o sorbitol teve o mesmo efeito da lactulose, mas, de modo geral, mostra menos efeitos colaterais (como a desagradável flatulência).

De todos os laxantes, as pequenas cadeias de moléculas são as mais toleráveis. Recebem nomes complicados, como as cadeias de moléculas gostam: polietilenoglicol, por exemplo, abreviado para PEG. Elas não bagunçam tanto o metabolismo do sal no nosso corpo, como fazem os sais, e, ao contrário do açúcar, quase não causam gases. Em muitos casos, o comprimento da cadeia está indicado no próprio nome: o PEG3350, por exemplo, tem determinados átomos de comprimento que compõem massa molecular de 3350. É muito melhor do que o PEG150, cujas cadeias são tão curtas que podemos absorvê-las sem querer no intestino. Isso não seria necessariamente perigoso, mas confundiria o órgão, pois o polietilenoglicol definitivamente não faz parte da nossa alimentação.

Por isso, cadeias curtas como o PEG150 não existem em laxantes, mas aparecem em cremes para a pele. Neles, exercem uma ocupação que lhes é muito familiar: ajudar a obter uma textura mais macia. É improvável que causem danos, mas a discussão sobre essa questão ainda não foi esgotada. Laxantes como o PEG contêm exclusivamente cadeias indigeríveis, por isso podem ser tomados por períodos longos sem nenhum problema. Segundo os estudos mais recentes, não há por que temer alguma dependência ou danos permanentes. Os resultados de algumas pesquisas chegam a sugerir que eles melhoram a barreira de proteção do intestino.

Laxantes osmóticos agem não apenas aumentando a umidade das fezes, mas também atuando na massa. Quanto mais umidade, mais bactérias intestinais bem alimentadas ou mais cadeias de moléculas se encontrarem no intestino, mais ele será estimulado a se movimentar. Esse é o princípio do peristaltismo.

Um monte de fezes por escorregamento

Sim, fezes em voo livre. Quer dizer, em termos técnicos, são os laxantes emolientes, que lubrificam a massa fecal, facilitando seu deslizamento.

Robert Chesebrough, inventor da vaselina, confiava plenamente em tomar uma colher desse produto todo dia. O efeito devia ser semelhante ao de outros "facilitadores" por gordura: com uma superdose de gordura indigerível, eles revestem a mercadoria a ser transportada e, assim, ajudam a despachá-la. Chesebrough chegou aos 96 anos, algo surpreendente para quem consumia lubrificantes gordurosos todos os dias. Esse tipo de laxante ocasiona a perda de muitas vitaminas lipossolúveis, pois elas são igualmente encapadas pela gordura e eliminadas, provocando uma carência que leva a doenças, sobretudo quando o consumo é frequente e excessivo. A vaselina não está entre os facilitadores oficiais (na verdade, não deveria ser ingerida), porém os mais conhecidos, como a parafina líquida, tampouco são soluções a longo prazo. Ela pode fazer sentido como solução temporária – por exemplo, caso a pessoa esteja com pequenas feridas dolorosas no ânus ou hemorroidas. Nesse caso, é bom deixar as fezes mais macias para não sentir dor ao expeli-las nem causar mais problemas. Mas, para esse propósito, o melhor seria recorrer às fibras que formam gel, vendidas em farmácias e claramente mais toleráveis e inofensivas.

Um monte de fezes por hidragogos

... é o que acontece após dar um tranco no intestino. Esse tipo de laxante é indicado para aqueles que possuem nervos intestinais muito tímidos e lentos. Para descobrir se é adequado para a pessoa, é preciso realizar diversos testes – um deles consiste em engolir bolinhas medicinais, cujo percurso no organismo é fotografado pelo médico através de um aparelho de raios X. Se depois de certo tempo a maioria das bolinhas continuar espalhada pelo intestino em vez de se reunir no ânus, como é esperado, então os hidragogos são recomendados.

Os hidragogos se ligam a alguns receptores que, curiosamente, distendem o intestino, alertando-o de que deve parar de extrair água do quimo e buscar outras fontes. Andem logo, músculos! Para explicar de forma grosseira, os hidragogos, com sua estrutura inteligente, saem dando ordens aos transportadores de água e às células nervosas. Quando os laxantes osmóticos não dão conta da situação, um intestino tímido precisa de ordens mais claras. Se tomados no final da tarde, os hidragogos trabalham durante a noite, e no dia seguinte o intestino já reage. Se a pessoa tiver urgência, pode transmitir os comandos dos hidragogos diretamente ao intestino grosso através de mensageiros expressos: os supositórios fazem o trabalho em cerca de uma hora.

A tropa de ordem não precisa conter armas químicas – alguns vegetais também funcionam, como a babosa (aloe vera) e o sene. Porém eles apresentam efeitos colaterais mais emocionantes – quem quiser tingir o intestino de preto, essa é uma boa oportunidade. Felizmente, não é nocivo nem definitivo.

Alguns cientistas também descreveram alguns danos nervosos devido ao uso excessivo de hidragogos ou aloe vera, que não devem ser muito engraçados se realmente forem desencadeados. Isso porque, em determinado momento, os nervos que foram comandados o tempo todo ficam superexcitados e acabam se retraindo, como caracóis quando tocamos suas antenas. Por isso, em caso de problemas permanentes, não se deve tomar esses medicamentos mais do que a cada dois ou três dias.

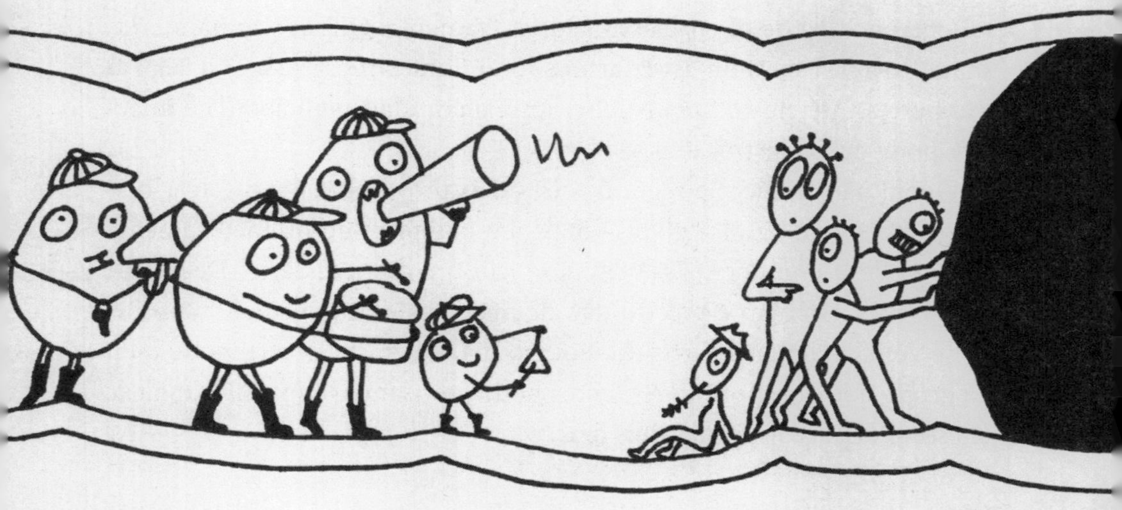

ACIMA: *Os hidragogos estimulam o intestino a manter as coisas se movendo na direção certa.*

Um monte de fezes por procinéticos
Esses medicamentos só conseguem fortalecer o intestino naquilo que, de certo modo, ele já faz, sem forçá-lo a fazer movimentos indesejados. Em princípio, funcionam mais ou menos como alto-falantes. Para muitos cientistas, é fascinante que esses remédios possam ajudar de modo isolado. Alguns agentes procinéticos só têm efeito sobre um único receptor, outros nem chegam a ser absorvidos na circulação sanguínea. Contudo, o modo de atuação de muitas dessas substâncias ainda está em fase de teste, e outros acabam de chegar ao mercado. Portanto, quem não tem urgência em experimentar algo novo ficará mais seguro com os medicamentos testados há mais tempo.

A regra dos três dias

Muitos médicos prescrevem laxantes sem explicar a regra dos três dias, algo muito simples e útil. Acontece que o intestino grosso tem três partes: a ascendente, a transversa e a descendente. Quando vamos ao banheiro, geralmente esvaziamos a última parte, que, até o dia seguinte, será preenchida de novo, e assim sucessivamente. Quando tomamos laxantes fortes, é comum esvaziarmos todo o intestino grosso, ou seja, as três partes. Até ele voltar a receber uma quantidade suficiente de material, pode demorar três dias.

Quem não conhece a regra dos três dias provavelmente vai ficar nervoso: "De novo?" E aí – glup! – mais um comprimido ou medicamento em pó é levado à boca. Esse círculo vicioso é desnecessário. Depois de um laxante, também é preciso dar alguns dias de descanso ao intestino. Só se volta a contar a partir do terceiro dia. Quem tiver certeza de estar no grupo dos transportadores lentos pode precisar dar uma mãozinha ao intestino depois de apenas dois dias.

PÁGINA AO LADO: *1. Situação normal: um terço do intestino grosso é esvaziado e, no dia seguinte, se enche de novo. 2. Após tomar laxante: o intestino grosso é esvaziado por inteiro e leva três dias para se encher de novo.*

1)

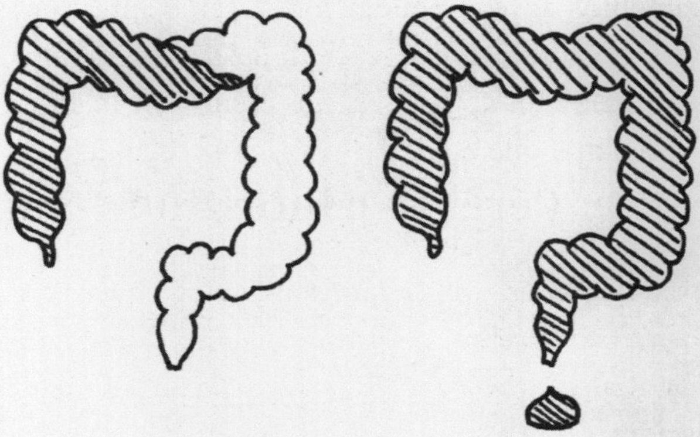

2)

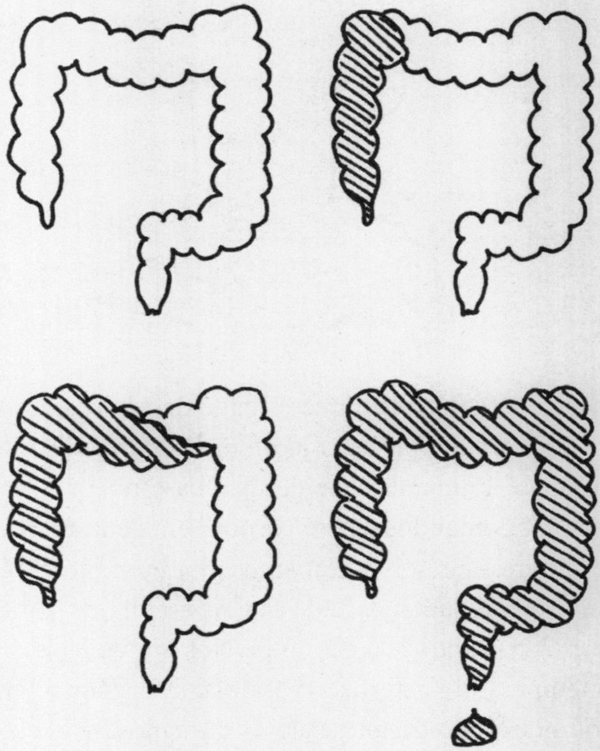

Cérebro e intestino

Isto é uma ascídia.

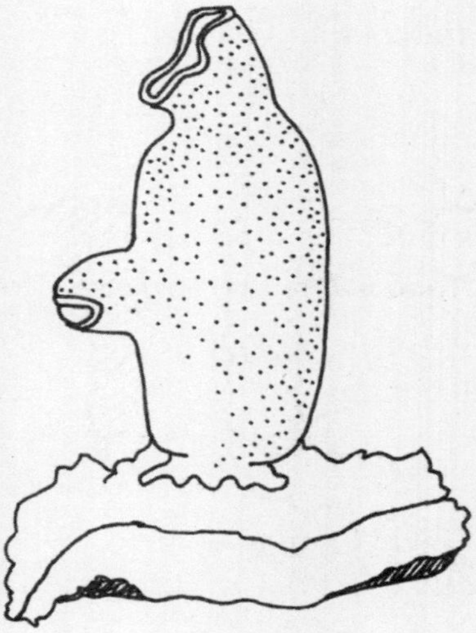

Ela pode nos esclarecer sobre a necessidade de um cérebro. Tal como os seres humanos, a ascídia pertence ao filo dos cordados. Ela possui um "cérebro primitivo" e uma espécie de medula espinal, através da qual o cérebro envia seus comandos para o corpo e, em contrapartida, dele recebe novidades interessantes. Nos humanos, por exemplo, o cérebro recebe dos olhos a imagem de uma placa de rua; na ascídia, os "olhos" lhe dizem se um peixe está cruzando seu caminho. Nos humanos, sensores na pele informam a temperatura externa; na ascídia, informam a temperatura da água nas profundezas do oceano. Para os humanos, se é recomendável se alimentar... para a ascídia também.

Munida dessas informações, a jovem ascídia navega pela vastidão dos oceanos, buscando um lugar que lhe agrade. Tão logo encontra uma rocha que lhe pareça segura, com boa temperatura e em um ambiente com bastante alimento disponível, ela se estabelece. Aliás, a ascídia é um animal séssil, ou seja, quando se estabelece em algum lugar, dele não sai mais, não importa o que aconteça. A primeira coisa que a ascídia faz em seu novo lar é comer o próprio cérebro. E por que não? É possível viver sem cérebro sendo uma ascídia.

Daniel Wolpert, além de ser um engenheiro e médico excelente e versátil, é um cientista que acha a atitude da ascídia muito significativa. Segundo sua tese, a única razão para se ter um cérebro é o movimento. Em um primeiro momento, isso parece tão banal que dá até vontade de soltar um grito de indignação. Mas talvez estejamos errando ao definir o que é banal.

O movimento é uma das realizações mais extraordinárias dos seres vivos. Não há outra razão para se ter músculos, não há outra razão para se ter nervos nesses músculos e, provavelmente, não há outra razão para se ter um cérebro. Todos os feitos da história da humanidade só foram possíveis porque somos capazes de nos movimentar. E se movimentar não é apenas caminhar ou lançar uma bola; é também ter expressão, articular palavras e executar planos. Nosso cérebro coordena seus sentidos e cria experiência para produzir movimento. Movimentos da boca ou das mãos, movimento por vários quilômetros ou poucos milímetros. Às vezes, podemos também influir no mundo reprimindo movimento. Mas se você é uma árvore e não tem a possibilidade de se movimentar, também não precisa de um cérebro.

A ascídia comum já não precisa dele depois que se estabelece em determinado local. O tempo de se movimentar já passou, portanto o cérebro é desnecessário. Pensar *sem* se mover traz menos proveito do que possuir uma boca com abertura para ingerir plânctons. Essa qualidade influencia um pouco o equilíbrio da natureza, pelo menos em pequena medida.

Nós, seres humanos, temos orgulho de nosso cérebro tão complexo. Refletir sobre leis fundamentais, filosofia, física ou religião indica um alto desempenho e pode desencadear movimentos muito elaborados. É impressionante que nosso cérebro consiga fazer coisas do gênero. Porém, com o tempo, nossa admiração ultrapassou os limites. De repente, atribuímos à nossa cabeça toda a nossa vivência – imaginamos que a sensação de bem-estar, a alegria ou a satisfação se deem no cérebro. No caso de insegurança, medo ou depressão, nos sentimos envergonhados, como se tivéssemos um computador quebrado dentro da cachola.

E quem nos ensina essa lição é justamente o intestino. Um órgão conhecido por produzir montinhos marrons e sons de pum em diferentes variações de trombeta. Segundo pesquisas recentes, é justamente esse órgão que causa uma mudança de pensamento, pois começa a questionar a posição de liderança do cérebro. O intestino tem não apenas um incontável número de nervos, mas também, em comparação com o restante do corpo, uma enorme diversidade deles. Possui toda uma frota de diferentes sinais químicos, materiais isolantes dos nervos e interconexões. Apenas um outro órgão possui tamanha versatilidade: o cérebro. Justamente por ser tão grande e de complexidade química semelhante, a rede nervosa do intestino também é chamada de "cérebro intestinal". Se o intestino fosse responsável apenas por transportar o alimento e nos fazer peidar de tempos em tempos, um sistema nervoso tão elaborado como esse seria um estranho desperdício de energia – nenhum corpo construiria essa rede de neurônios para uma simples tubulação de puns. Deve haver algo mais por trás disso.

Na verdade, nós, seres humanos, já sabemos desde tempos imemoriais o que a ciência só descobriu aos poucos: nossa intuição tem grande participação em como nos sentimos. "Nós nos borramos nas calças" quando estamos com medo, "engolimos sapo", temos que "digerir" as derrotas e uma decepção "deixa um gosto ruim na boca". Diante de uma dificuldade, "fazemos das tripas coração". Nosso "eu" se compõe de cabeça e abdome.

Como o intestino influencia o cérebro

Quando investigam os sentimentos, os cientistas começam buscando alguma coisa que possam medir. Desenvolvem uma escala de ideação suicida, medem o nível hormonal para avaliar o amor, testam comprimidos contra a ansiedade. Para quem está de fora, isso não parece muito romântico. Em Frankfurt, houve até um estudo em que cientistas realizavam um dispendioso escaneamento do cérebro enquanto uma equipe auxiliar de estudantes fazia cócegas nos genitais do participante com uma escova de dentes. Através de experimentos como esses, descobre-se a que áreas cerebrais chegam sinais de determinadas regiões do corpo, o que ajuda a produzir um mapa do cérebro.

Assim ficamos sabendo que os sinais dos genitais chegam às partes superior e central do cérebro, pouco abaixo da risca dos cabelos. O medo surge no interior do cérebro, por assim dizer, entre as duas orelhas; pouco acima das têmporas fica a área responsável pela formação das palavras; pensamentos morais surgem atrás da testa, e assim por diante. Para entender melhor a relação entre o intestino e o cérebro, é preciso percorrer suas vias de comunicação e saber como os sinais vão do abdome até cabeça e o que nela podem provocar.

Sinais que partem do intestino podem chegar a diversas áreas cerebrais, mas não a todas. Nunca chegarão, por exemplo, ao córtex visual, na parte posterior da cabeça. Se fosse assim, veríamos imagens ou efeitos do que acontece no intestino. Contudo, conseguem chegar à ínsula, ao sistema límbico, ao córtex pré-frontal, à amígdala, ao hipocampo e ao córtex cingulado anterior. Os neurocientistas vão gritar, ofendidos, se virem as competências dessas regiões resumidas por mim de modo tão grosseiro: autoconsciência, processamento das emoções, moral, sensação de medo, memória e motivação. Isso não significa que nosso intestino conduza nossos pensamentos morais – mas tem a possibilidade de influenciá-los. No laboratório, é preciso tentar abordá-lo pedaço por pedaço, a fim de verificar essas possibilidades com mais precisão.

O teste do nado forçado em camundongos é um dos experimentos mais elucidativos em pesquisas sobre motivação e depressão. Nele, o camundongo é colocado em um recipiente comprido cheio de água. Ele não alcança o fundo, por isso movimenta as patas sem parar, na tentativa de sair dali. A questão é: por quanto tempo o camundongo vai nadar por seu objetivo? No fundo, essa é uma situação primordial da vida. Quanto buscamos uma coisa que julgamos possível? Pode ser algo concreto, como sair do recipiente de água ou se formar no colégio, ou algo abstrato, como ser feliz.

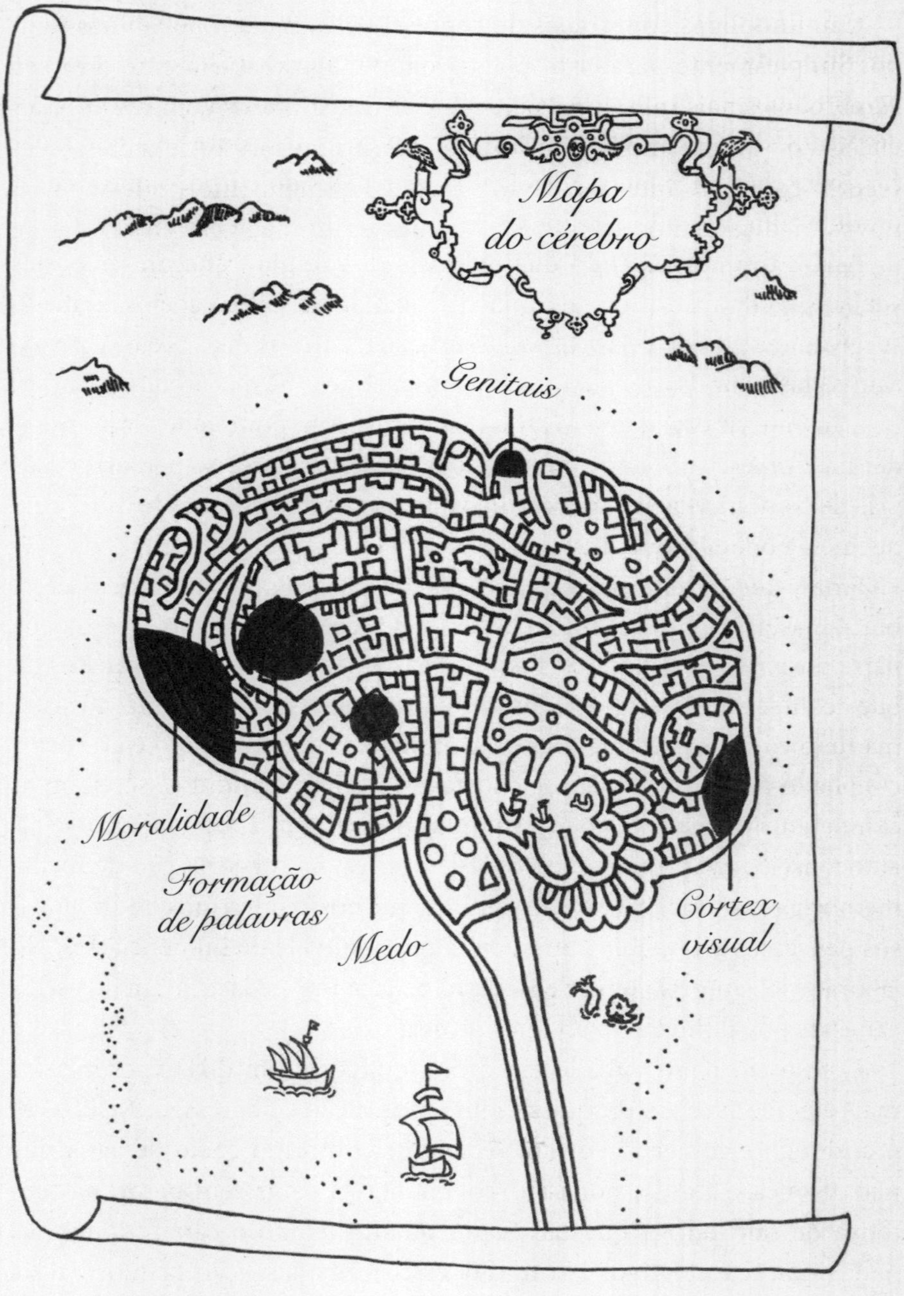
Mapa
do cérebro
Genitais
Moralidade
Formação
de palavras
Medo
Córtex
visual

Camundongos com traços de depressão não nadam por muito tempo. Simplesmente paralisam e aguardam o fim apaticamente. Em seu cérebro, os sinais inibidores parecem ser transmitidos com muito mais eficácia do que os impulsos motivadores e propulsores. Além disso, eles reagem com mais intensidade ao estresse. Normalmente, pode-se testar novos medicamentos antidepressivos nesses animais – se eles nadarem por mais tempo após ingerir a substância, é um bom indício de que ela pode funcionar.

Os pesquisadores da equipe do cientista irlandês John Cryan deram um passo além nesse experimento. Eles alimentaram metade de seus camundongos com uma bactéria conhecida por fazer bem ao intestino: *Lactobacillus rhamnosus JB-1*. Essa ideia de alterar o comportamento dos camundongos através do abdome ainda era muito inovadora em 2011. Não apenas os camundongos com intestino incrementado dessa forma nadaram por mais tempo, como também foram encontrados em seu sangue menos hormônios do estresse. Além disso, em relação a seus colegas da mesma espécie, eles se saíram nitidamente melhor nos testes de memória e aprendizado. Porém, quando os cientistas cortaram o chamado nervo vago, já não se notou diferença entre os grupos.

Esse nervo é a via mais importante e mais rápida ligando intestino e cérebro. Ele percorre o diafragma, subindo até o esôfago por entre os pulmões e o coração e passando pela garganta até chegar ao cérebro. Em uma experiência em humanos, constatou-se que os participantes podiam ser levados a se sentir bem ou a ter medo se esse nervo fosse estimulado com determinadas frequências. Desde 2010 é até permitida na Europa uma terapia para casos de depressão que se baseia em estimular o nervo vago. Portanto, esse nervo funciona um pouco como uma linha telefônica, através da qual um colaborador externo transmite suas impressões à central, ou seja, à cabeça.

O cérebro precisa dessas informações para poder saber como está a situação do corpo, pois se encontra isolado e protegido como nenhum outro órgão: reside em um crânio ósseo, envolvido por espessas meninges, e

---

PÁGINA AO LADO: *As áreas do cérebro ativadas por visão, medo, formação de palavras, pensamento moral e estimulação genital.*

cada gota de sangue é filtrada antes de ser transportada às áreas cerebrais. Já o intestino se encontra no meio da muvuca. Ele conhece todas as moléculas da nossa última refeição, aborda com curiosidade os hormônios em circulação no sangue, pergunta às células imunocompetentes como foi seu dia ou então ouve concentrado o zumbido das bactérias intestinais. É capaz de contar ao cérebro coisas sobre nós das quais ele jamais suspeitaria.

O intestino reúne todas essas informações não apenas com a ajuda de boa parte do sistema nervoso, mas também graças à sua gigantesca superfície. Isso o torna o maior órgão sensorial do corpo. Perto dele, olhos, orelhas, nariz ou pele não são nada. As informações desses órgãos chegam à consciência e são utilizadas para que eles possam reagir ao ambiente. Assim, quando se trata da nossa vida, agem como sensores de estacionamento. Já o intestino é uma gigantesca matriz; ele sente nossa vida interna e trabalha na subconsciência.

Intestino e cérebro trabalham em parceria desde cedo. Juntos, eles são responsáveis por grande parte do nosso mundo emocional quando somos bebês. Adoramos o conforto da saciedade, ficamos desesperados com a fome e, resmungando, nos atormentamos com os gases. Familiares nos alimentam, trocam nossas fraldas e nos põem para arrotar. Ou seja, quando bebês, nosso "eu" consiste nitidamente de intestino e cérebro. À medida que crescemos, passamos a perceber o mundo com todos os sentidos. Já não choramos a plenos pulmões quando a comida do restaurante é ruim. Contudo, a ligação entre intestino e cérebro não se desfaz de repente; apenas se refina. Nessa fase da vida, um intestino que não se sente bem pode prejudicar nosso ânimo de maneira mais sutil, da mesma forma que um intestino saudável e bem nutrido pode melhorar ligeiramente nosso humor.

O primeiro estudo sobre os efeitos de um intestino bem cuidado num cérebro humano saudável foi publicado em 2013, dois anos após o estudo com camundongos. Os coordenadores do experimento partiram do pressuposto de que não haveria nenhum efeito visível em seres humanos. Os resultados surpreenderam não apenas a eles próprios como a toda a comunidade científica. Após quatro semanas ingerindo uma combinação de determinadas bactérias, algumas áreas do cérebro se alteraram nitidamente, sobretudo aquelas responsáveis pela elaboração dos sentimentos e da dor.

Sobre colo irritável, estresse e depressão

Nem toda ervilha mal mastigada afeta o cérebro. Um intestino saudável não envia ao cérebro sinais digestivos irrelevantes através do nervo vago, ele os processa com "seu próprio cérebro" – afinal, é para isso que ele tem um. Quando acontece algo importante, aí, sim, ele considera envolver o cérebro.

Por sua vez, o cérebro também não transmite à consciência tudo que lhe contam. Quando o nervo vago quer levar informações a locais extre-

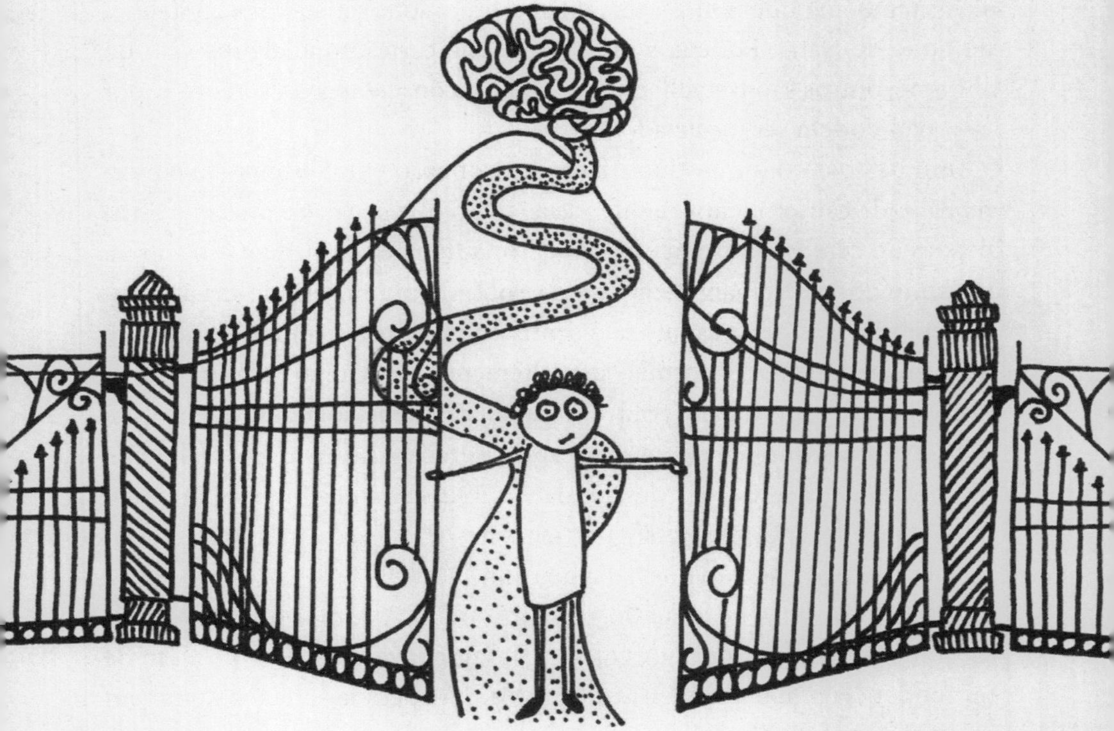

mamente importantes da cabeça, ele precisa passar pelo leão de chácara do cérebro: o tálamo. Se os olhos lhe comunicam pela vigésima vez que as cortinas da sala ainda são as mesmas, o tálamo rejeita essa informação; afinal, ela não é muito importante para a consciência. Já a comunicação sobre cortinas *novas* seria transmitida. Não pelo tálamo de *todo mundo*, mas pelo da maioria.

Uma ervilha mal mastigada não consegue transpor o portão do intestino e do cérebro. Com outros estímulos, é diferente. Mensagens do abdome chegam à cabeça e nela conseguem, por exemplo, informar o "centro do vômito" sobre um teor alcoólico bastante elevado, relatar ao "centro da dor" o acúmulo de gases ou anunciar aos especialistas em "mal-estar" a presença de patógenos nocivos. Esses estímulos são transmitidos porque o portão do intestino e o leão de chácara do cérebro os consideram importantes. Isso não vale apenas para informações desagradáveis. Alguns sinais também podem nos fazer adormecer no sofá, satisfeitos e contentes, na noite de Natal. Podemos dizer com toda certeza que alguns vêm do abdome; outros são trabalhados em áreas inconscientes do cérebro e, por isso, não podem ser localizados.

Em pessoas com intestino irritável, a conexão entre este órgão e o cérebro pode causar efeitos desagradáveis. É o que se vê em imagens escaneadas do cérebro. Em um experimento, inflou-se um pequeno balão no intestino dos participantes enquanto se obtinham imagens de sua atividade cerebral. Das pessoas que não sentiram nenhum incômodo obteve-se uma imagem cerebral normal, sem alterações emocionais consideráveis. Já nos pacientes com colo irritável, a expansão do balão desencadeou uma clara atividade no centro emocional do cérebro, no qual normalmente são trabalhadas sensações desagradáveis. Ou seja, o estímulo conseguiu transpor os dois portões nesses participantes. Eles se sentiram mal, embora não tivessem passado por nada de ruim.

A pessoa com síndrome do intestino irritável tem a frequente sensação de inchaço ou um "gorgolejar" desagradável no abdome, além de ter tendência a diarreia ou a constipações. As pessoas afetadas também costumam sofrer de ansiedade e depressão acima da média. Experimentos como o estudo realizado com o balão mostram que podem surgir mal-estar e sensações ruins através do eixo intestino-cérebro – quando o portão do intestino está permissivo ou o cérebro insiste em receber informações desnecessárias.

Quando esse estado se estende por um período mais longo, suas possíveis causas podem ser minúsculas infecções, também chamadas de (micro)infecções permanentes, uma flora intestinal inadequada ou intolerâncias alimentares não descobertas. Apesar dos resultados de pesquisas recentes, muitos médicos ainda tratam pacientes com síndrome do intestino irritável como se fossem hipocondríacos ou estivessem simulando doenças, porque os exames não apontam sinais visíveis de problemas intestinais.

A situação é diferente com outras doenças intestinais. Em fases agudas, pessoas com alguma infecção crônica, como a doença de Crohn ou a colite ulcerativa, apresentam feridas no intestino. Nesses pacientes, o problema não reside no fato de que pequenos estímulos cheguem ao cérebro partindo do intestino; os portões ainda impedem esse tipo de situação. É a mucosa intestinal doente que provoca as dores. Porém, assim como em pacientes com síndrome do intestino irritável, entre as pessoas afetadas por esse problema também se registra um alto índice de depressão e ansiedade.

Atualmente, existem poucas porém excelentes equipes de pesquisa que investigam o fortalecimento dos portões do intestino e do cérebro. Isso é importante não apenas para pacientes com problemas intestinais, mas também para todas as pessoas. Supõe-se que o estresse seja um dos estímulos mais importantes sobre o qual cérebro e intestino se comunicam. Ao perceber um grande problema (como pressa ou irritação), nosso cérebro vai querer resolvê-lo. Para tanto, precisa de energia, que tomará emprestada sobretudo do intestino. Através das chamadas fibras nervosas simpáticas, o intestino é informado de que a situação predominante é emergencial e, excepcionalmente, terá que obedecer. De maneira colaborativa, ele poupa energia na digestão, produz menos mucilagem e reduz sua circulação sanguínea.

Só que esse sistema não deve ser aplicado a longo prazo. Se informa situações de emergência reiteradas vezes, o cérebro acaba por abusar da generosidade do intestino. Então o intestino envia sinais desagradáveis ao cérebro, para fazê-lo parar com isso. Por essa razão, pessoas estressadas podem se sentir mais cansadas ou sem apetite, ter mal-estar ou diarreia. Tal como acontece em momentos de sobrecarga emocional, em situação estressante o intestino também se livra do alimento para poupar energia em benefício do cérebro – com a diferença de que os momentos de estresse costumam durar muito mais. Abrir mão de energia por um período prolongado não é saudável para o intestino. Essa economia provoca circulação sanguínea insuficiente e uma camada de mucosa protetora mais fina, coisas que enfraquecem as paredes intestinais. Assim, as células imunocompetentes que nelas residem liberam uma boa quantidade de sinais químicos que sensibilizam o "cérebro intestinal" com intensidade cada vez maior, enfraquecendo o primeiro portão. Períodos de estresse implicam tomar energia emprestada – e todos sabem que o ideal é não contrair dívidas.

Segundo uma teoria elaborada por bacteriologistas, o estresse é anti-higiênico. Em condições de vida alteradas, sobrevivem no intestino bactérias diferentes daquelas existentes em períodos tranquilos. O estresse modifica, por assim dizer, o clima dentro do abdome. Camaradas durões, que tiram de letra situações turbulentas, multiplicam-se e não criam uma atmosfera muito legal. Se essa teoria for verdadeira, isso significa que somos não apenas vítimas de nossas próprias bactérias intestinais e de seu efeito sobre nosso ânimo, mas também jardineiros do nosso mundo interior, cultivando-o. Significa também que nosso intestino é capaz de nos fazer sentir indisposição mesmo depois da fase de estresse.

As sensações que acontecem na parte inferior do corpo, especialmente as desagradáveis, fazem com que, da próxima vez, o cérebro pense duas vezes se quer mesmo dar uma palestra para a empresa inteira ou se deveria mesmo mandar ver no molho de pimenta extraforte. Assim, uma das funções do intestino poderia ser: em situação semelhante, as sensações são memorizadas e consultadas em caso de emergência. Se bons sentimentos também são processados dessa forma, então o amor de fato se conquista pelo estômago – e pelo intestino.

A hipótese de nosso abdome não apenas estar envolvido em sensações e decisões, mas também, eventualmente, influenciar nosso comportamento é uma teoria interessante que vem sendo estudada em diversos projetos. A equipe de Stephen Collins realizou testes com camundongos

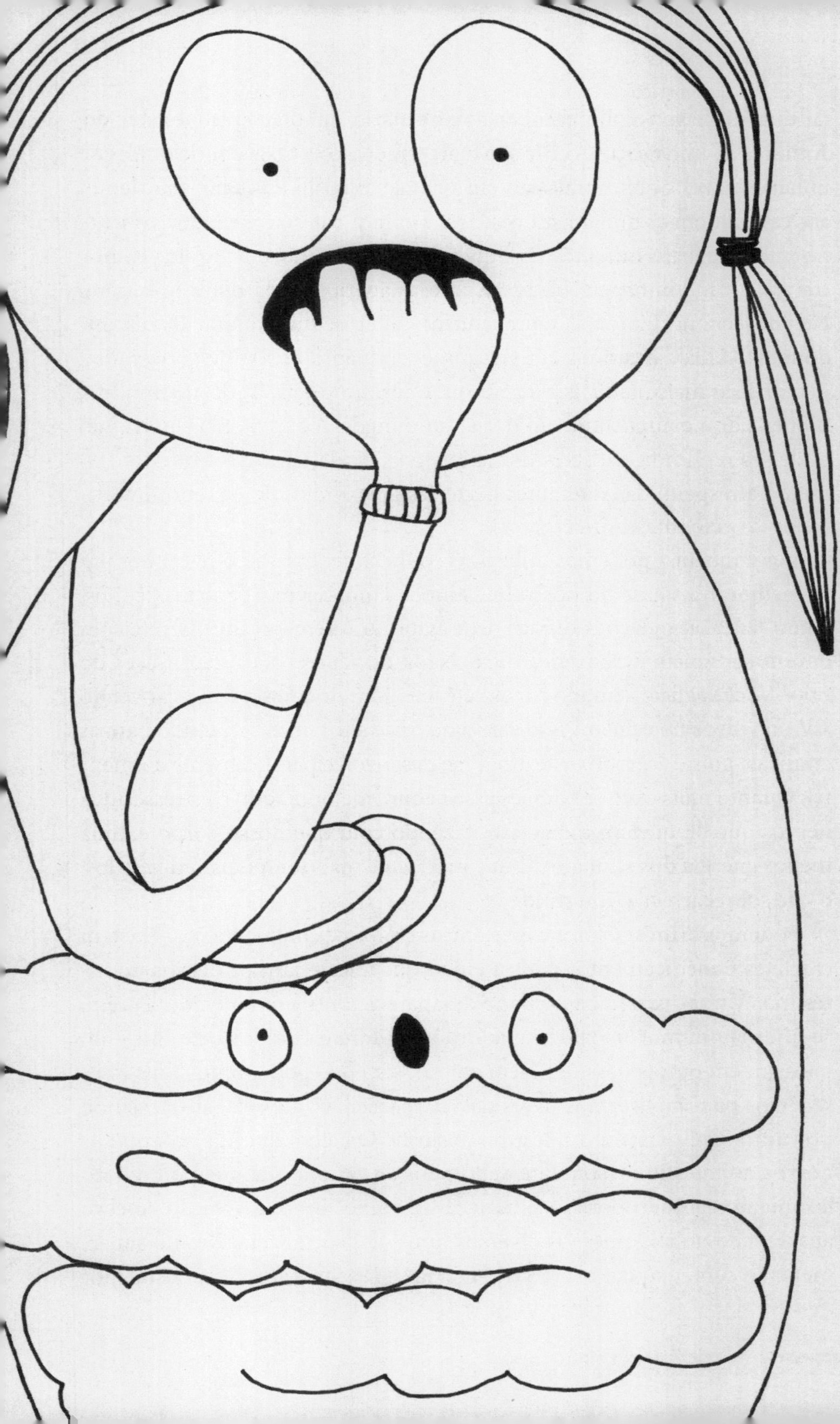

de duas linhagens cujo comportamento já foi amplamente pesquisado. Animais da linhagem BALB/c são mais temerosos e mais dóceis que os da linhagem SWISS, em geral mais curiosos e corajosos. Os cientistas deram aos camundongos uma mistura de três antibióticos que agem diretamente no intestino, exterminando qualquer flora bacteriana, em seguida ministraram a cada linhagem bactérias intestinais típicas da outra linhagem. No teste comportamental, de repente os papéis se inverteram. Os camundongos BALB/c ficaram mais corajosos, enquanto os SWISS passaram a demonstrar mais medo. Isso prova que o intestino é capaz de, no mínimo, influenciar o comportamento de camundongos. A experiência ainda não pode ser replicada em seres humanos, pois ainda temos pouco conhecimento a respeito das diferentes bactérias envolvidas, do "cérebro intestinal" e do eixo intestino-cérebro.

Por enquanto, podemos utilizar os conhecimentos que já reunimos para melhorar a saúde do nosso intestino, a começar por pequenas coisas, como fazer as refeições diárias sem agitação e sem pressa. As refeições devem ser zonas livres de estresse. Nada de repreensões nem frases do tipo "Você vai ficar sentado à mesa até terminar de comer, sem ficar vendo TV ou vídeos no celular". Isso vale para os adultos, mas sobretudo para as crianças, pois o "cérebro intestinal" se desenvolve paralelamente ao mental. Quanto mais cedo se começa esse hábito, melhor. Todo o estresse ativa nervos que bloqueiam a digestão, fazendo com que nosso corpo extraia menos energia dos alimentos e que precise de mais tempo para digeri-los, o que sobrecarrega o intestino.

Podemos brincar e fazer experiências com esse conhecimento. Existem chicletes e medicamentos contra enjoo que anestesiam os nervos no intestino. Muitas vezes, a ansiedade desaparece junto com o enjoo. Porém, se um mau humor inexplicável ou o medo forem gerados pelo intestino também em outras ocasiões (sem enjoo), será que poderíamos usar esses recursos para nos vermos livres dessas sensações? Ou seja, anestesiando por um breve período o intestino ansioso? O álcool chega primeiro aos nervos do intestino e somente depois aos da cabeça. Até que ponto o relaxamento causado por "só uma taça de vinho" à noite vem do cérebro apaziguado no abdome? Os diversos tipos de iogurte vendidos no supermercado contêm quais bactérias? Será que a *Lactobacillus reuteri* é melhor do que a *Bifidobacterium animalis*? Um grupo de pesquisadores da China conseguiu até mostrar em laboratório que a *Lactobacillus reuteri* é capaz de bloquear os sensores da dor no intestino.

A *Lactobacillus plantarum* e a *Bifidobacterium infantis* já podem ser indicadas para tratar a dor em casos de síndrome do intestino irritável. Atualmente, quem sofre de um limiar baixo de dor no intestino costuma tomar remédios para diarreia, constipação ou cólica. Eles aliviam os sintomas, mas não resolvem o problema. Se a pessoa não experimenta nenhuma melhora mesmo deixando de comer alimentos com potencial de intolerância ou reconstituindo a flora intestinal, tem que atacar o mal pela raiz, ou seja, pelos limiares nervosos. Por enquanto, ainda são poucos os tratamentos comprovadamente eficazes; a hipnoterapia é um deles.

Psicoterapias boas funcionam como fisioterapia para nossos nervos, desfazendo as tensões e ensinando movimentos mais saudáveis em nível neuronal. Como as células nervosas são companheiras mais complicadas do que os músculos, o psicoterapeuta também precisa ser mais criativo. A hipnoterapia costuma trabalhar com viagens através do pensamento ou técnicas de imaginação guiada, a fim de atenuar os sinais da dor e alterar a maneira como o cérebro processa determinados estímulos. Tal como no treinamento de músculos, certos nervos também podem ser reforçados quando utilizados com maior frequência. Esse tipo de terapia não envolve a hipnose que vemos na TV, até porque nessa forma de terapia o paciente deve se manter no controle. Na busca por um profissional, certifique-se de sua formação.

A hipnoterapia tem se mostrado efetiva em pacientes com síndrome do intestino irritável. Muitos deles passaram a utilizar bem menos medicamentos, alguns até deixaram de usá-los. Essa forma de terapia mostrou-se muito mais bem-sucedida sobretudo em crianças, reduzindo suas dores em cerca de 90%, quando os medicamentos têm eficácia, em média, de apenas 40%.

Para quem sofre de forte ansiedade ou depressão associada a algum problema intestinal, muitos médicos prescrevem antidepressivos. Porém raramente explicam por quê. E a razão é simples: nem eles sabem. Somente depois que se constatou, em alguns estudos, que esses medicamentos melhoram o humor é que se começou a investigar os mecanismos por trás desse fenômeno, mas até hoje não se tem uma resposta clara. Por muitas décadas supôs-se que o efeito se desse graças ao fortalecimento do "hormônio da felicidade", ou seja, da *serotonina*. Pesquisas mais recentes sobre a depressão também analisam outra possibilidade: de que esse tipo de medicamento contribuiria para a neuroplasticidade.

A neuroplasticidade é a capacidade dos nervos de se alterarem. A puberdade é uma fase tão complicada justamente porque muita coisa ainda não foi estabelecida no cérebro. Tudo é possível e há uma grande quantidade de interferências no cérebro adolescente. Esse processo se encerra mais ou menos aos 25 anos. A partir dessa idade, os nervos reagem segundo padrões bem definidos. Mantemos os padrões que se provaram úteis no passado e rejeitamos os outros. Desse modo, desaparecem não apenas os inexplicáveis acessos de raiva e de riso, mas também os pôsteres da parede do quarto. Fica mais difícil lidar com mudanças repentinas, mas, em compensação, nos tornamos mais estáveis e calmos. Por outro lado, padrões desagradáveis de pensamento também podem se estabelecer, tais como "Não valho nada" ou "Tudo que eu faço dá errado", e um elevado nível de interferências nervosas, produzidas por um intestino estressado, poderia se estabelecer no cérebro. Se os antidepressivos aumentam a neuroplasticidade, esses padrões negativos poderiam ser "amolecidos". Isso teria maiores benefícios quando realizado em conjunto com uma boa psicoterapia, que pode diminuir o risco de recaída no antigo hábito.

Além disso, os efeitos colaterais dos antidepressivos mais comuns no mercado, como o Prozac, revelam algo importante sobre o "hormônio da felicidade", a serotonina. Uma em cada quatro pessoas experimenta efeitos colaterais típicos, tais como enjoo, uma fase inicial de diarreia e, após consumo prolongado, constipação. Isso ocorre porque nosso "cérebro intestinal" possui os mesmos receptores nervosos do nosso cérebro mental, portanto os antidepressivos tratam ambos automaticamente. O Dr. Michael Gershon, pesquisador americano, vai além: seria possível desenvolver antidepressivos que agissem apenas no intestino, sem afetar o cérebro.

A ideia não é de todo fora de propósito. Afinal, 95% da nossa serotonina é produzida nas células intestinais, onde facilita em grande medida para os nervos a estimulação dos movimentos musculares e atua como importante molécula sinalizadora. Se os efeitos dessa medicação no intestino pudessem ser alterados, mensagens totalmente diferentes seriam enviadas ao cérebro. Isso seria interessante sobretudo para quando as pessoas são afetadas por uma forte depressão, embora sua vida em si esteja totalmente normal. Talvez apenas o abdome dessas pessoas precise ir para o divã – talvez sua cabeça não tenha nenhuma culpa no cartório.

Aqueles que sofrem de ansiedade ou depressão devem se lembrar de que um abdome atormentado também pode desencadear tormentos mentais – às vezes com toda razão – se estiver lidando com estresse excessivo, por exemplo, ou com alguma intolerância alimentar não diagnosticada. Não deveríamos jogar a culpa apenas em nosso cérebro ou em circunstâncias da vida. Há muito mais fatores em jogo.

Onde surge o Eu

Mau humor, alegria, insegurança, bem-estar ou preocupação não provêm isoladamente da cabeça. Somos pessoas com braços e pernas, órgãos sexuais, coração, pulmões e intestinos. Por muito tempo a ciência se concentrou exclusivamente no cérebro, o que não nos permitiu enxergar que nosso Eu é mais do que massa cinzenta. As pesquisas recentes sobre o intestino contribuíram significativamente para que se questionasse, com cautela, a máxima "Penso, logo existo".

Uma das áreas mais interessantes do cérebro que podem receber informações vindas do intestino é a ínsula, ou córtex insular. Ela vem sendo estudada por uma das mentes mais geniais do nosso tempo: Bud Craig. Por mais de 20 anos ele coloriu fibras nervosas com paciência quase divina a fim de observar seus caminhos no cérebro. Até que, em dado momento, saiu do laboratório e revelou, em uma palestra de uma hora, sua teoria de que a ínsula é onde surge o Eu.

A primeira parte é a seguinte: a ínsula recebe informações sensoriais de todo o corpo. Cada informação é como um pixel, e a ínsula compõe uma imagem a partir desses muitos pixels. Essa imagem é importante pois constitui um mapa das sensações. Assim, quando estamos sentados em uma cadeira, sentimos as nádegas comprimidas; talvez sintamos também frio ou fome. Tudo isso junto produz a imagem de um ser humano faminto e com frio sentado numa cadeira dura. Talvez essa imagem não nos pareça maravilhosa, mas tampouco é terrível; é, antes, razoável.

Segunda parte: de acordo com Daniel Wolpert, a tarefa do nosso cérebro é gerar movimento – seja você uma ascídia em busca de confortáveis rochas submarinas ou um ser humano em busca de uma vida satisfatória. Os movimentos têm a intenção de produzir um efeito. Com o mapa da ínsula, o cérebro pode planejar movimentos úteis. Se eu estiver sentado com frio e fome, essa será uma boa motivação para outras áreas do cérebro mudarem minha situação. Posso começar a tremer ou me levantar e ir até a geladeira. Um dos maiores objetivos do movimento é nos levar, a todo momento, a um equilíbrio saudável – seja do frio para o calor, da tristeza para a alegria ou do cansaço para o estado de alerta.

Terceira parte: o cérebro é um órgão do nosso corpo. Portanto, se a ínsula produz uma imagem do corpo, essa imagem inclui nossa cabeça e o computador ali embutido. Ele contém áreas para a compaixão social, a moral, a lógica, etc. Talvez as áreas sociais do cérebro gerem emoções negativas quando brigamos com o parceiro e áreas relativas à lógica fiquem desesperadas com um enigma difícil de ser resolvido. A fim de construir uma imagem completa e fiel do Eu, supõe-se que a ínsula inclua percepções do ambiente e experiências passadas também acabem influindo. Assim, se sentimos frio, não perceberíamos apenas a temperatura baixa, mas contextualizaríamos essa sensação: "Que estranho esse frio. Afinal, estou em um quarto aquecido. Será que estou com febre?" Ou então: "Tudo bem, com essa temperatura, talvez eu não devesse ficar perambulando nu pela varanda." Desse modo, conseguimos reagir à sensação inicial de "frio" com uma complexidade muito maior do que outros animais.

Quanto mais informações conectamos, mais inteligentes são os movimentos que podemos realizar. Supõe-se que exista a esse respeito até mesmo uma hierarquia entre os órgãos. O que é especialmente importante para nosso equilíbrio recebe, então, um direito de participação maior na ínsula. Graças às suas múltiplas qualificações, o cérebro e o intestino teriam aqui bons lugares garantidos – para não dizer os melhores.

A ínsula, portanto, cria uma pequena imagem de tudo que nosso corpo sente. Mais tarde, podemos enriquecer essa imagem com nosso cérebro complexo. Segundo Bud Craig, a cada 40 segundos, aproximadamente, é produzida uma imagem elaborada como essa. Uma após outra, essas imagens resultam em uma espécie de filme. O filme do nosso Eu, da nossa vida.

É certo que o cérebro comanda boa parte dessa atividade, mas não tudo. Não seria má ideia completar a máxima de René Descartes da seguinte forma: "Sinto, em seguida penso, logo existo."

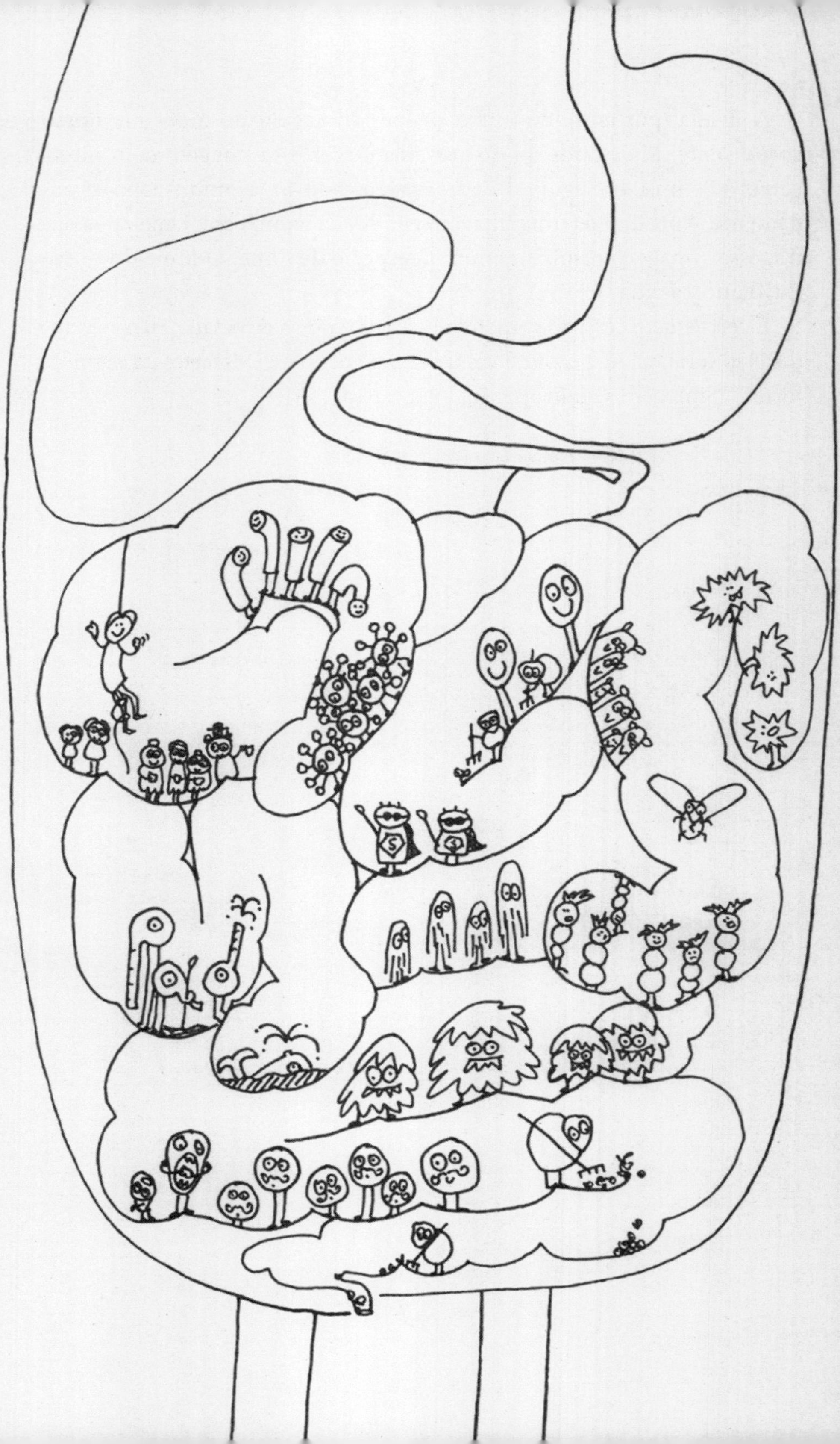

3

O MUNDO DOS MICRÓBIOS

Ao se olhar do espaço sideral para a Terra, não se veem os seres humanos. A Terra em si é fácil de identificar: uma bolinha iluminada junto de outras bolinhas iluminadas sobre um fundo escuro. Aproximando-se, vê-se que nós, seres humanos, habitamos diferentes áreas do planeta. À noite, nossas cidades se acendem, pequenas áreas de luz. Alguns povos se concentram em grandes centros urbanos; outros se espalham pelos campos. Vivemos em gélidas paisagens nórdicas, mas também em florestas pluviais e às margens de desertos. Estamos por toda parte, mesmo não sendo vistos do espaço.

Observando os seres humanos mais de perto, constata-se que cada um de nós é um mundo particular. A testa é um prado em que a brisa sopra; os cotovelos, terras áridas; os olhos, mares salgados; e os intestinos são uma floresta incrível e gigantesca, povoada pelas criaturas mais extraordinárias. Assim como nós, seres humanos, habitamos o planeta, também somos habitados por uma população que só se revela ao microscópio: as bactérias. Vistas por essas lentes, elas parecem pontinhos luminosos sobre o fundo escuro.

Durante séculos nos ocupamos do grande mundo. Estabelecemos suas medidas com precisão, pesquisamos plantas e animais e filosofamos a respeito da vida. Construímos máquinas gigantescas e fomos à Lua. Hoje, quem quiser descobrir novos continentes e povos terá que investigar o mundo microscópico que existe dentro de nós mesmos. Nesse universo, nosso intestino é o continente mais fascinante. Em nenhum outro lugar vivem tantas espécies e famílias quanto nele. A pesquisa está só começando. Surge uma espécie de novo "frenesi" – comparável à decifração do genoma humano –, com muitas esperanças e novos conhecimentos. Tudo isso, é claro, pode acabar não passando de empolgação vazia.

Somente a partir de 2007 foi que se começou a mapear o atlas das bactérias humanas. Para tanto, colheu-se material de diversas partes do corpo de inúmeras pessoas – três locais na boca, axilas, testa, etc. Foram analisadas também amostras de fezes e esfregaços dos órgãos genitais. Locais que até então se pensava que não continham germes se mostraram colonizados por eles – por exemplo, os pulmões. Em matéria de desenhar o atlas de bactérias, porém, o intestino é a última fronteira: 99% da microbiota humana – o conjunto de todos os microrganismos que circulam no nosso corpo – se encontra no intestino. Não que haja poucas bactérias em outros locais, simplesmente há muitas mesmo no intestino.

O ser humano como ecossistema

Conhecemos as bactérias como pequenos seres vivos de uma única célula. Há bactérias que vivem em fontes de água fervente na Islândia, outras vivem no focinho gelado dos cães. Algumas precisam de oxigênio para liberar energia e "respiram" como os seres humanos, outras morrem quando expostas ao ar livre pois obtêm energia dos átomos de metais ou de ácidos – o que pode resultar em odores bastante interessantes. Quase todos os odores perceptíveis no ser humano provêm de bactérias. Do aroma agradável próprio da pele de quem amamos ao hálito do cachorro bagunceiro do vizinho, tudo isso se deve ao incansável mundo dos micróbios que vivem dentro, ao redor e sobre nós.

Assistimos com deleite a atletas surfando, porém não pensamos nem por um segundo nas incríveis cenas de surfe que ocorrem justamente em nossa flora nasal cada vez que espirramos. Suamos horrores quando praticamos esporte, mas ninguém percebe a alegria das bactérias com a mudança para um clima estivo nos nossos tênis. Comemos clandestinamente uma minúscula fatia de torta pensando que ninguém viu, mas em nosso abdome grita-se em alto e bom som: "SOBREMESAAAAAA!" Para reproduzir fielmente todas as novidades do reino dos micróbios em uma única pessoa, seria necessário um grande serviço internacional de notícias. Mesmo quando passamos o dia entediados, sobre nós e dentro de nós acontecem as coisas mais emocionantes.

Aos poucos vem crescendo a consciência de que a maioria das bactérias é inofensiva ou até mesmo útil. Alguns fatos já são conhecidos pela ciência. Nossa microbiota intestinal chega a pesar 2 quilos e abriga cerca de 100 trilhões de bactérias. Em 1 grama de fezes há mais bactérias do que pessoas na Terra. Sabe-se também que essa comunidade de micróbios quebra alimentos indigestos para nós, fornece energia para nosso intestino, produz vitaminas, decompõe toxinas e medicamentos e treina nosso sistema imunitário. Diferentes bactérias produzem diferentes substâncias – ácidos, gases, gorduras –, ou seja, são fábricas em miniatura. Sabemos que nossos grupos sanguíneos surgem graças às bactérias presentes no intestino e que bactérias nocivas nos dão diarreia.

Por outro lado, não se sabe o que tudo isso significa para cada indivíduo. Percebemos rapidamente se fomos infectados por bactérias que desencadeiam a diarreia, mas será que percebemos algo do trabalho que milhões, bilhões, trilhões de outros seres minúsculos realizam dia após dia em nosso corpo? Será que é relevante saber quem exatamente está morando dentro de nós? Em caso de sobrepeso, má nutrição, doenças neurológicas, depressão ou problemas intestinais crônicos, verificamos no intestino condições alteradas das bactérias. Em outras palavras, quando alguma coisa sai errada com nossos micróbios, também não funcionamos direito.

Talvez pessoas com uma reserva considerável de bactérias que produzem vitamina B tenham nervos melhores. Talvez outras tolerem melhor o pedaço de pão mofado que comeram sem querer ou ganhem peso com muito mais rapidez devido a atrevidas "bactérias engordativas" que lhes fornecem alimento em excesso. A ciência está apenas começando a compreender cada um de nós como um ecossistema individual. A pesquisa em microbiota ainda tem dentes de leite e mal saiu das fraldas.

Quando ainda não conhecíamos bem as bactérias, elas eram classificadas como plantas – daí a expressão "flora intestinal", que, embora não seja totalmente correta, é bastante ilustrativa. Afinal, tal como as plantas, as bactérias possuem diferentes características dependendo de seu habitat, seu alimento ou seu grau de toxicidade. Do ponto de vista científico, o correto seria chamá-las de microrganismos ou de *microbiota* (o conjunto dos nossos microrganismos e seus genes).

De modo geral, pode-se dizer que nos trechos superiores do tubo digestório há uma quantidade menor de bactérias, e nos inferiores (como intes-

---

PÁGINA AO LADO: *Diferentes densidades da população de bactérias nas diferentes áreas dos intestinos.*

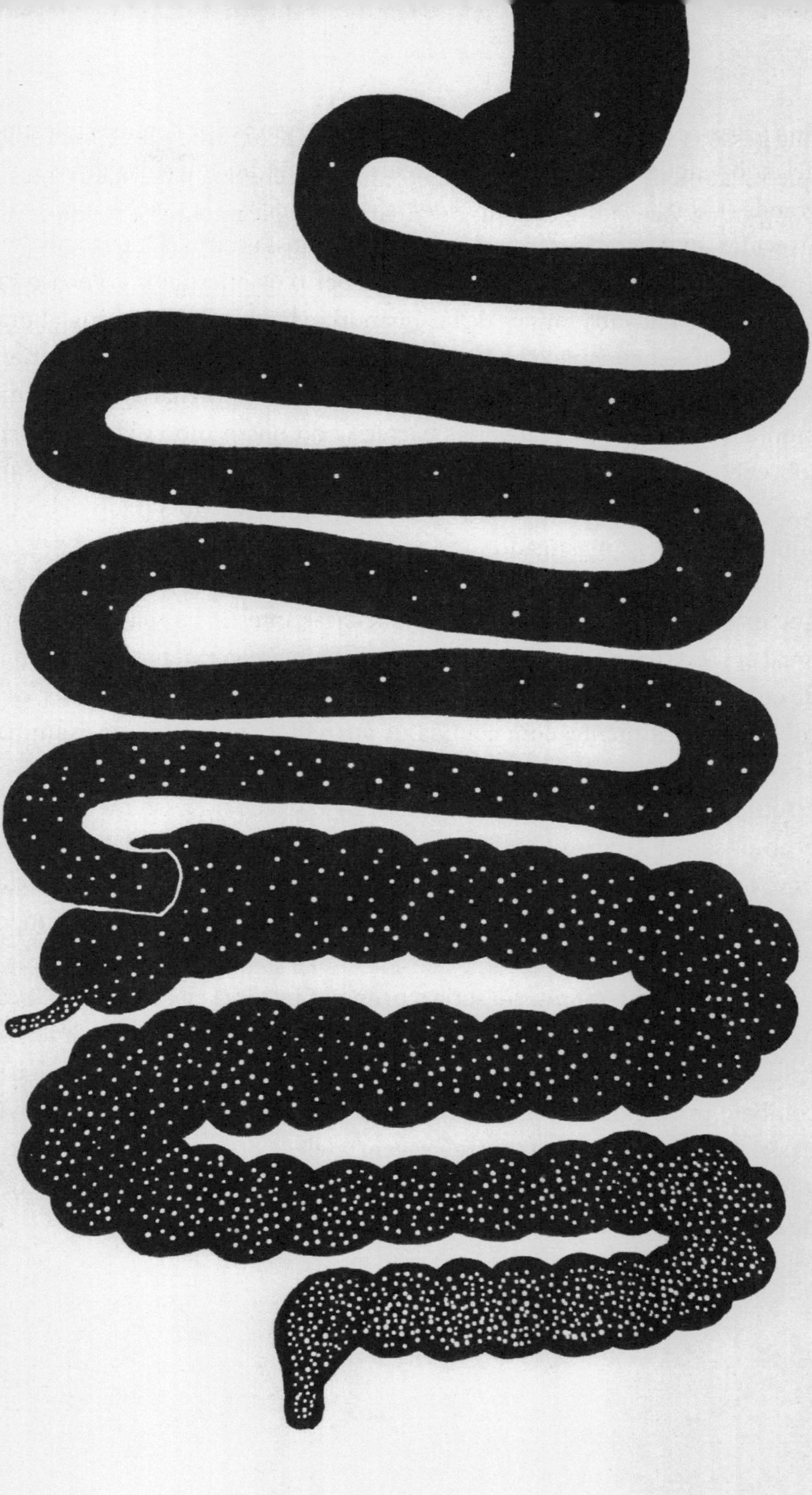

tino grosso e reto), uma quantidade imensa. Algumas preferem o intestino delgado, enquanto outras vivem exclusivamente no intestino grosso. Há grandes fãs do apêndice, bons *habitués* das mucosas e colegas um tanto atrevidos, que se estabelecem bem perto das nossas células intestinais.

Nem sempre é fácil conhecer mais de perto os micróbios do nosso intestino. Eles não curtem sair de lá. Quando se tenta cultivá-los em laboratório, simplesmente não colaboram. Se fossem germes da pele, comeriam felizes os alimentos oferecidos pelos cientistas e formariam pequenas montanhas. Mais da metade das bactérias do nosso tubo digestório não sobrevive fora do nosso corpo. Nosso intestino é o mundo delas. É um local protegido do oxigênio, o calor e a umidade são do agrado delas e o alimento já chega mastigado.

Há apenas 10 anos, muitos cientistas provavelmente teriam afirmado que existe uma quantidade fixa de bactérias intestinais mais ou menos igual em todas as pessoas. Quando espalhavam o excremento em um meio de cultura, encontravam sempre as mesmas bactérias, como a *Escherichia coli*. E só. Atualmente, com a ajuda de aparelhos, conseguimos examinar as moléculas de 1 grama de excremento. Desse modo, descobrimos os resquícios genéticos de muitos bilhões de bactérias. Nesse meio-tempo, ficamos sabendo que a *E. coli* constitui menos de 1% da essência do intestino, no qual há mais de mil espécies de bactérias. Acrescentam-se a elas minorias de outros organismos, como vírus e leveduras, tais como fungos e organismos unicelulares.

Nosso sistema imunitário seria a primeira instância a ter algo a criticar nessa colônia maciça. No topo de sua agenda encontra-se o seguinte: defender nosso corpo de elementos estranhos. Às vezes o sistema imunitário combate pequenos polens, que acabam entrando sem querer em nosso nariz. Pessoas alérgicas sempre reagem a eles com coriza inclemente e olhos vermelhos. Como é possível que, ao mesmo tempo, um Woodstock de bactérias seja festejado em nossas vísceras?

O sistema imunitário e nossas bactérias

Todos os dias nós enfrentamos a morte potencial. Podemos desenvolver câncer, ser comidos por bactérias ou ser infectados por vírus letais. E todos os dias nossa vida é salva várias vezes. Células que sofreram mutação são destruídas, esporos fúngicos são eliminados, bactérias são extintas e vírus são executados. Nosso sistema imunitário cumpre esse agradável serviço com suas inúmeras pequenas células. Ele dispõe de especialistas para reconhecer elementos estranhos, matadores de aluguel, fabricantes de chapéus (falaremos sobre isso mais adiante) e apartadores de brigas. Trabalham todos de mãos dadas e fazem isso muito bem.

A maior parte do nosso sistema imunitário (cerca de 80%) reside no intestino. E há uma boa explicação para isso: no intestino se encontra o palco principal desse Woodstock de bactérias, portanto um sistema imunitário que se preze tem que marcar presença ali. As bactérias ficam em uma área demarcada – a mucosa intestinal –, o que impede que se aproximem demais das células da parede intestinal. Aqui o sistema imunitário pode brincar com as bactérias sem que elas jamais se tornem perigosas para o corpo. Assim, nossas células de defesa podem conhecer muitas novas espécies.

Se, em um momento posterior, uma célula imunocompetente encontrar fora do intestino uma bactéria conhecida, poderá reagir mais depressa. Dentro do intestino, o sistema imunitário precisa ficar muito atento e reprimir a toda hora seu instinto de defesa, a fim de deixar viver em paz o grande número de bactérias que ali reside. Ao mesmo tempo, tem de reconhecer e selecionar seres perigosos infiltrados nessa multidão. Se disséssemos "Olá" a cada uma de nossas bactérias intestinais, levaríamos cerca de 3 milhões de anos. Pois saiba que nosso sistema imunitário não apenas diz "Olá", mas também "Você é legal" ou "Prefiro te ver morto".

Além disso – por mais estranho que pareça –, nosso sistema imunitário precisa saber distinguir entre as células bacterianas e as humanas. Nem sempre isso é fácil. Na superfície de algumas bactérias encontram-se estruturas que se assemelham às das nossas células. Por isso, com bactérias que causam escarlatina, não se deve adiar muito o uso de antibióticos, pois, se a doença não for combatida a tempo, o sistema imunitário, que se encontra confuso e desconfiado, poderá atacar inadvertidamente articulações ou outros órgãos. Ele pode, por exemplo, achar que nosso joelho é um maldito causador de dor de garganta escondido lá embaixo. Isso é raro, mas pode acontecer.

Pesquisadores observaram efeito semelhante no diabetes tipo 1. Nesse caso, o sistema imunitário destrói as próprias células produtoras de insulina. Uma possível causa para esse fenômeno seria uma falha de comunicação com nossas bactérias intestinais. Talvez elas treinem mal nosso sistema imunitário ou talvez o sistema imunitário simplesmente as entenda da maneira errada.

Na verdade, contra esse tipo de problema de comunicação e de reconhecimento, o corpo instaura um sistema muito rigoroso. Antes de ser deixada no sangue, uma célula imunocompetente precisa passar pelo mais duro campo de treinamento, em que uma das tarefas consiste em percorrer um longo caminho entrando em contato com diversas estruturas próprias ao corpo. Se estiver em dúvida se o material apresentado é próprio ou estranho ao corpo, a célula imunocompetente interrompe seu percurso e dá uma cutucada no material. Erro fatal: essa célula imunocompetente jamais chegará ao sangue.

As células imunocompetentes com tendência a atacar o próprio tecido são eliminadas ainda no campo de treinamento, dentro do intestino. Ali elas aprendem a ser tolerantes com elementos estranhos, ou melhor, a estar mais bem preparadas caso os encontrem. Esse sistema funciona bastante bem e contratempos não costumam ocorrer.

No entanto, há um exercício de treinamento muito complicado: o que fazer quando o sistema imunitário confunde elementos estranhos com bactérias – embora não se trate de bactérias? Por exemplo, glóbulos vermelhos carregam em sua superfície proteínas semelhantes a bactérias. Nosso sistema imunitário atacaria nosso sangue se não tivesse aprendido no treinamento que não está autorizado a mexer com ele. E, em casos de acidentes graves ou de um parto com muita perda de sangue, por exemplo, pode ser necessária uma transfusão.

Se nossos glóbulos tiverem características do grupo sanguíneo A em sua superfície, também toleraremos o sangue de outras pessoas do grupo A. Mas não podemos receber transfusão de alguém cujas células sanguíneas tenham em sua superfície a característica de grupos sanguíneos B ou AB. Nosso sistema imunitário pensaria serem bactérias e, como ele sabe que bactérias não podem perambular pelo nosso sangue, veria como inimigos os glóbulos sanguíneos estranhos e os aglutinaria com toda a hostilidade. Se não fosse por essa beligerância – aprendida no treinamento realizado no intestino –, não haveria nenhum "grupo sanguíneo" e poderíamos trocar sangue com qualquer um. Em tese, isso é possível em recém-nascidos, que ainda têm poucos germes intestinais, porém, como os anticorpos da mãe podem chegar ao sangue do filho, os hospitais utilizam o grupo sanguíneo materno, por segurança. Assim que o sistema imunitário e a flora intestinal começam a se desenvolver, o bebê só pode receber sangue do mesmo grupo sanguíneo que o dele.

A existência dos diferentes grupos sanguíneos é apenas um dos muitos fenômenos imunitários causados pelas bactérias. Provavelmente há inúmeros outros que ainda não conhecemos. Grande parte de tudo que as bactérias fazem tende a ser "afinação". Afinal, cada espécie de bactéria afeta nosso sistema imunitário de um jeito. Por exemplo, constatou-se que algumas tornam nosso sistema imunitário mais tolerante, facilitando a formação de mais células imunocompetentes, que desempenham o papel de conciliadoras, ou atuando em nossas células de modo semelhante à cortisona e a outros medicamentos anti-inflamatórios. Assim, o sistema imunitário se torna mais brando e menos combativo. É uma bela jogada por parte desses microrganismos, pois assim eles aumentam suas chances de serem tolerados no intestino.

O fato de que justamente no intestino delgado de filhotes de animais vertebrados (inclusive seres humanos) foram encontradas bactérias que "atiçam" o sistema imunitário abre espaço para suposições. Será que es-

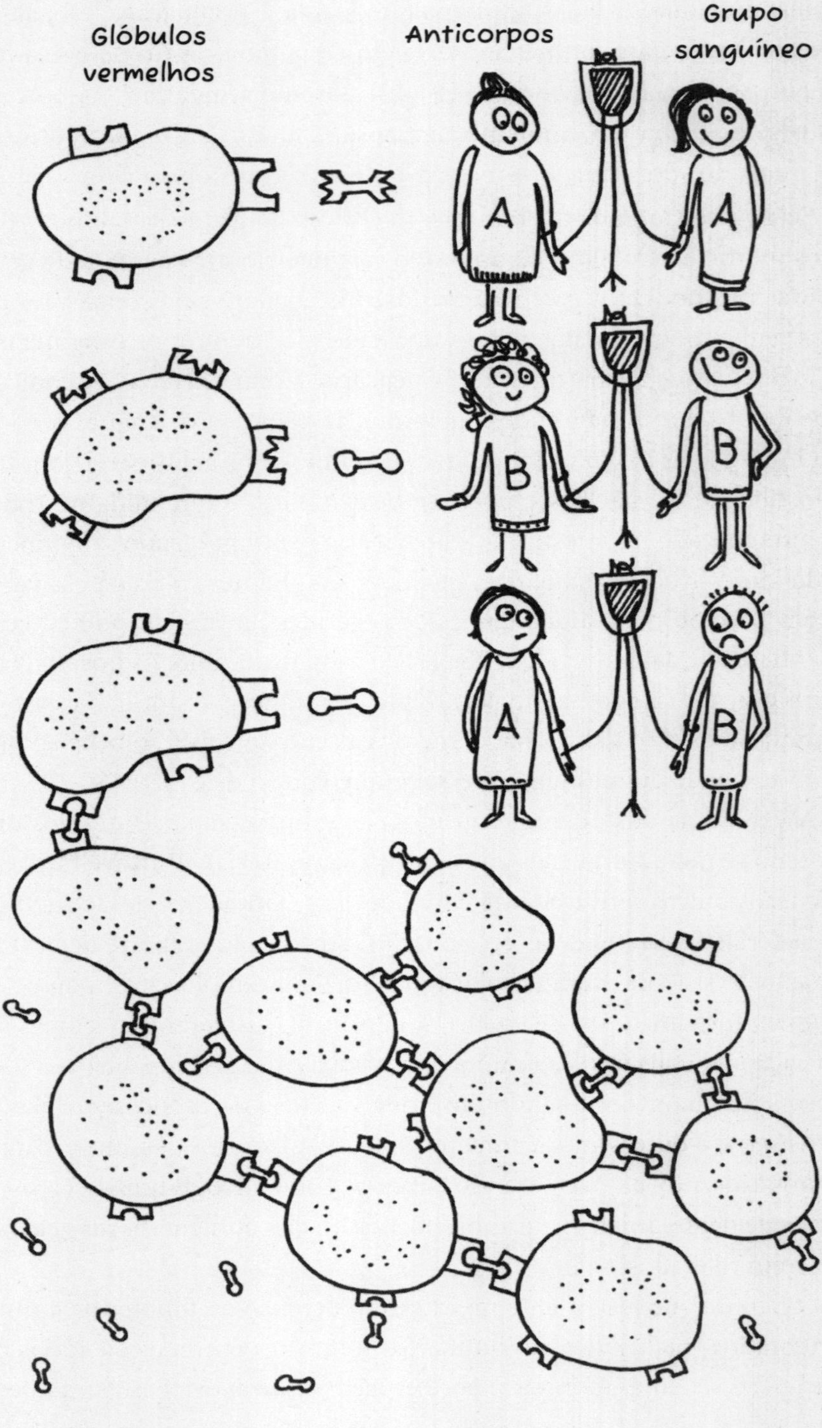
Glóbulos vermelhos
Anticorpos
Grupo sanguíneo
A
A
B
B
A
B

ses estimuladores ajudam a manter reduzida a população de bactérias por ali? Nesse caso, o intestino delgado seria uma região de baixa tolerância a bactérias, que teria uma folga durante a digestão. As bactérias estimuladoras não se instalam na mucosa, elas se prendem às vilosidades do intestino. Preferência semelhante demonstram os patógenos, como as versões nocivas da *E. coli*, que, quando tentam se fixar no intestino delgado, o encontram já ocupado por estimuladores e se veem obrigadas a bater em retirada.

Esse efeito recebe o nome de proteção contra colonização. A maior parte dos nossos micróbios intestinais nos protege simplesmente por não deixar espaço livre para bactérias maléficas. Aliás, os estimuladores do intestino delgado fazem parte daquele grupo de microrganismos que ainda não conseguimos cultivar fora do intestino. Como podemos ter certeza de que eles não nos fazem mal? Não podemos. Talvez eles façam mal a algumas pessoas, talvez estressem seu sistema imunitário. Ainda há muitas perguntas sem resposta nesse campo.

Algumas respostas podem ser fornecidas com a ajuda de um grupo de camundongos livres de germes, de laboratórios nova-iorquinos. São os seres vivos mais limpos do mundo. Eles nascem de cesariana asséptica, vivem em recintos desinfetados e consomem alimento esterilizado a vapor. Animais desinfetados como esses jamais existiriam na natureza. Todos que trabalham com esses animais precisam tomar muito cuidado, pois no ar não filtrado podem pairar germes. Graças a esses camundongos, os pesquisadores puderam observar o que acontece quando um sistema imunitário é totalmente inativo. O que ocorre em um intestino sem micróbios? Como o sistema imunitário não treinado reage a patógenos? Quais diferenças seriam visíveis a olho nu?

Qualquer um que já lidou com esses animais diria: camundongos sem germes são peculiares. Eles costumam ser hiperativos e se comportam com surpreendente imprudência em comparação com outros camundongos. Alimentam-se mais do que seus colegas colonizados normalmente e

---

PÁGINA AO LADO: *Se anticorpos encrencam com células sanguíneas estranhas ao corpo, as células se aglutinam. O sangue tipo B contém anticorpos contra o sangue tipo A.*

levam mais tempo para a digestão. Possuem um apêndice gigantesco, um tubo digestório atrofiado, sem vilosidades, com poucos vasos sanguíneos e menos células imunocompetentes. Patógenos relativamente inofensivos os derrubam com facilidade.

Ao injetar nesses animais o coquetel de bactérias intestinais de outros seres, observa-se algo surpreendente. Se recebem bactérias de camundongos portadores de diabetes tipo 2, pouco tempo depois eles começam a apresentar problemas com o metabolismo do açúcar. Se recebem bactérias intestinais de pessoas com sobrepeso, eles também tendem a ganhar mais peso do que se recebessem germes de alguém na faixa de peso ideal. Mas também é possível aplicar-lhes bactérias isoladas e observar o que são capazes de fazer. Alguns tipos de bactéria conseguem, sozinhos, anular a maioria dos efeitos negativos da assepsia – afiam o sistema imunitário, reduzem o apêndice ao tamanho normal e normalizam o comportamento alimentar. Outros não fazem nada. E outros só surtem efeito se atuarem em colaboração com outras famílias de bactérias.

Estudos realizados com esses camundongos nos fizeram dar um bom passo adiante. Hoje podemos supor que, assim como somos influenciados pelo macrocosmo em que vivemos, também o microcosmo que vive em nosso corpo exerce influência sobre nós. E o mais fascinante é que esse mundo interior se mostra único, tal qual os indivíduos.

O desenvolvimento da flora intestinal

De modo geral, quando ainda estamos no útero materno, somos totalmente livres de germes. Durante nove meses, tudo que chega até nós vem por meio de nossa mãe. Nosso alimento é pré-digerido, nosso oxigênio é pré-respirado. Os pulmões e os intestinos maternos filtram tudo antes que chegue a nós. Comemos e respiramos através do sangue dela, cuja assepsia é mantida por seu sistema imunitário. Ficamos dentro da bolsa amniótica, que, por sua vez, fica dentro do útero muscular, que é tampado por uma espessa rolha, feito um grande cântaro de barro. Assim, nenhum parasita, nenhum vírus, nenhuma bactéria, nenhum fungo e, claro, nenhum ser humano pode nos alcançar. Somos mais limpos do que uma mesa de cirurgia encharcada de desinfetante.

Essa condição é única. Nunca mais na vida nos veremos tão protegidos e isolados. Se o normal fosse nos mantermos sem germes fora do útero, seríamos criaturas bem diferentes. No entanto, do modo como somos constituídos, todo ser vivo de qualquer idade contém pelo menos outro ser vivo que o ajuda de alguma forma e, em contrapartida, pode morar dentro dele ou sobre ele. Isso explica por que nossas células são tão apropriadas para que bactérias se acoplem em sua superfície e por que determinadas bactérias se desenvolveram conosco por milênios e milênios.

Assim que a bolsa amniótica protetora se rompe, inicia-se a colonização. Se até então éramos seres feitos 100% de células humanas, logo somos colonizados por tantos microrganismos que, do ponto de vista celular, somos apenas 10% humanos e 90% micróbios. Isso só não é visível porque as células humanas são muito maiores do que as de nossos inquilinos. Antes de olharmos nossa mãe nos olhos pela primeira vez, os moradores

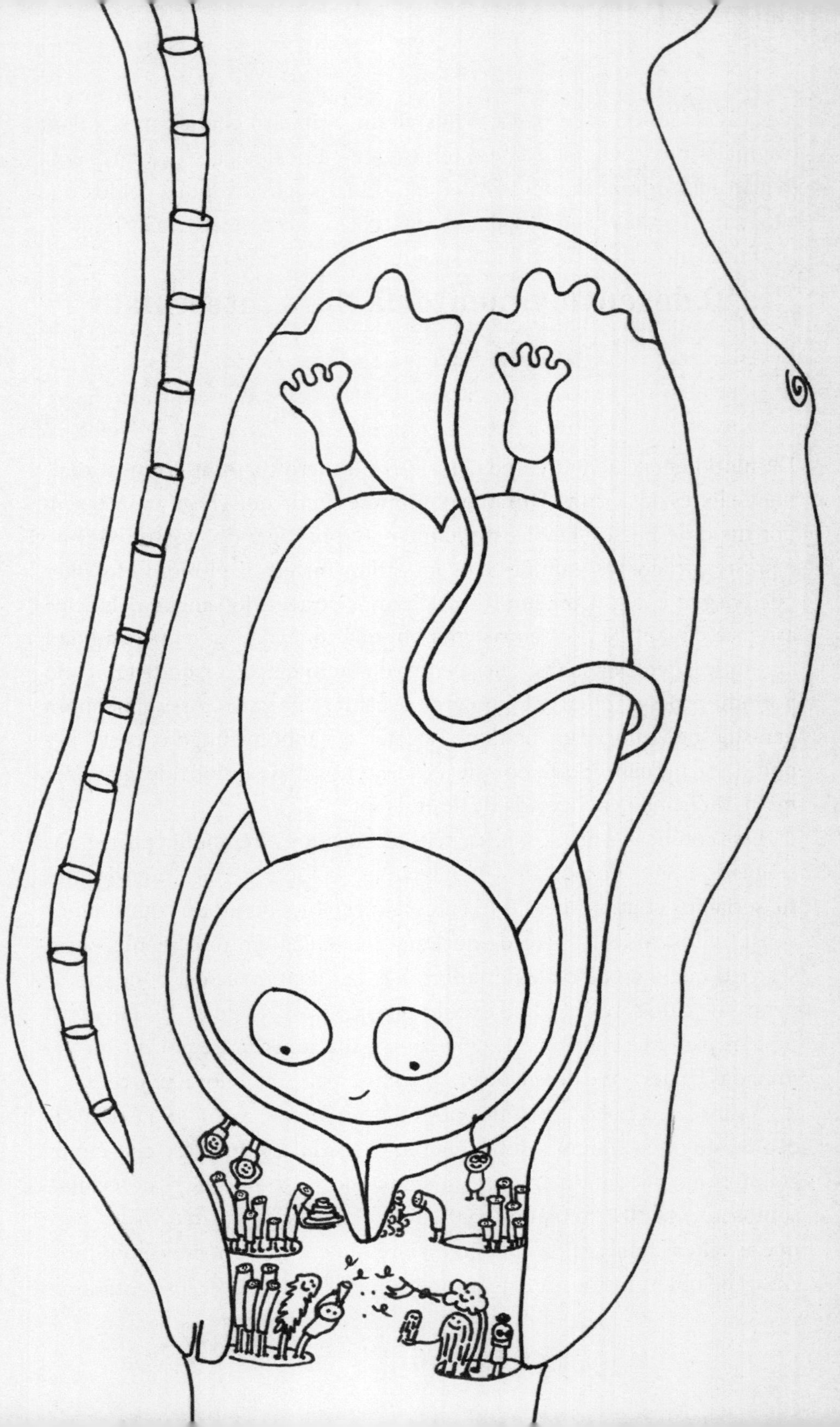

das cavidades do corpo dela já nos viram. Primeiro conhecemos a flora vaginal – um povo que é como um exército a postos para defender uma região muito importante. Para tanto, a flora vaginal produz ácidos que afugentam outras bactérias; quanto mais próximo do útero, mais limpo.

Enquanto a flora das narinas, por exemplo, oferece cerca de 900 espécies de bactérias, no canal de parto a seleção é mais rigorosa. Fica ali apenas uma camada útil de bactérias, que envolve o corpo até então estéril do bebê à medida que ele passa. Aproximadamente metade dessas bactérias é de uma única espécie: lactobacilos. O principal passatempo dos lactobacilos é produzir ácido lático. Ou seja, microrganismos interessados em residir na região devem passar pelos controles ácidos de segurança.

Se tudo correr bem, ao nascer, a criança só precisa decidir para que lado virar a cabeça. Existem duas possibilidades atraentes: para trás ou para a frente. Em seguida, ocorre todo tipo de contato epidérmico, até o bebê ser pego por um estranho com luvas de látex e ser embrulhado em algum material macio (na maioria das vezes).

Nesse momento, os fundadores das nossas primeiras colônias de micróbios já se encontram em nós, sobretudo as floras vaginal e intestinal da nossa mãe, além de germes da pele e, quem sabe, alguns que o hospital tenha em seu repertório. É uma excelente combinação inicial. O exército de ácido protege contra intrusos nocivos, enquanto outras bactérias já começam a treinar o sistema imunitário, e outros prestativos germes decompõem os componentes do leite materno.

Algumas dessas bactérias precisam de menos de 20 minutos para procriar. Aquilo que nós, humanos, levamos décadas para fazer acontece aqui em uma fração de tempo – uma fração tão ínfima quanto os próprios habitantes. Enquanto nossa primeira bactéria intestinal vê seus tataranetos passarem nadando por ela, estamos há duas horas dormindo no colinho dos nossos orgulhosos pais.

Apesar desse desenvolvimento ultra-acelerado da população, ainda serão necessários cerca de três anos para que uma flora adequada mantenha um nível constante na paisagem intestinal. Até lá, ocorrem em nosso abdome trocas dramáticas de poder e grandes batalhas bacterianas. Alguns povos, que de alguma forma recebemos na boca, espalham-se rapidamente em nosso abdome e voltam a desaparecer com a mesma velocidade.

Outros passam uma vida inteira conosco. Quem se estabelece depende em parte de nós: ora mamamos no peito, ora mordiscamos a perna de uma cadeira, e, entre uma coisa e outra, damos beijos molhados no vidro do carro ou no cachorro do vizinho. Tudo que vai parar em nossa boca desse modo pode, pouco tempo depois, construir um império em nosso mundo intestinal. Se esse império vai conseguir se firmar, não sabemos. Se tem boas ou más intenções, também não sabemos. De certo modo, decidimos nosso destino pela boca – o exame de fezes mostra o resultado na outra ponta. É um jogo com muitos fatores desconhecidos.

Entretanto, recebemos alguma ajuda para formar nossa coleção, principalmente da nossa mãe. Não importa quantos beijos molhados damos nos vidros – se temos a chance de dar beijocas frequentes na nossa mãe, ficaremos bem protegidos pelos micróbios dela. A amamentação também estimula germes bem específicos da flora intestinal, por exemplo, as bifidobactérias, que adoram o leite materno. Graças à colonização precoce que elas realizam no nosso intestino, mais tarde essas bactérias levarão ao desenvolvimento de funções corporais como o sistema imunitário ou o metabolismo. Quando uma criança apresenta poucas bifidobactérias no intestino em seu primeiro ano de vida, a probabilidade de se tornar obesa no futuro será maior.

Entre os inúmeros tipos de bactéria, existem as boas e as não tão boas. Com a amamentação, pode-se fazer a balança pender para o lado das boas e, assim, diminuir o risco de intolerância ao glúten, por exemplo. As primeiras bactérias intestinais dos bebês preparam o local para suas bactérias "adultas" na medida em que removem o oxigênio e os elétrons. Assim que o ambiente fica livre de oxigênio, micróbios mais típicos do intestino podem se instalar.

O leite materno é capaz de tantas coisas que uma mãe relativamente bem nutrida pode ficar tranquila quanto à alimentação saudável do filho. Se quantificarmos os nutrientes contidos nele e os compararmos aos valores considerados necessários às crianças, o leite materno é o campeão entre todos os suplementos alimentares. Tem tudo, sabe tudo, pode tudo. E, como se seu conteúdo nutricional não fosse suficiente, ele ainda recebe uma estrelinha extra porque a criança é adicionalmente suprida com parte do sistema imunitário materno. Na secreção do leite materno há anticorpos capazes de interceptar bactérias conhecidas e nocivas, que chegam à criança através da lambida de um animal de estimação, por exemplo.

Após a amamentação, o mundo bacteriano do bebê experimenta uma primeira revolução. Pois, de repente, altera-se toda a composição alimentar. Com inteligência, a natureza equipou os primeiros germes colonizadores típicos de maneira que aqueles que gostam do leite materno também tragam na bagagem os genes para carboidratos simples, como o arroz. Se ao lactente forem servidos vegetais complexos como a ervilha, sua flora não saberá lidar com eles sozinha. Serão necessários novos tipos de digestores coadjuvantes. Dependendo da alimentação, essas bactérias podem adquirir ou ceder propriedades. Crianças africanas têm bactérias capazes de produzir toda sorte de ferramentas para quebrar até mesmo o alimento mais fibroso e rico em vegetais. Já os micróbios de crianças europeias rejeitam esse trabalho duro, e podem fazer isso com a consciência tranquila, pois se alimentam sobretudo de papinha e um pouco de carne.

Além de produzir determinadas ferramentas em caso de necessidade, as bactérias também podem pegar emprestadas: na população (intestinal) japonesa, as bactérias intestinais trocam figurinhas com as marítimas. Elas pegaram emprestado das colegas do mar um gene que as ajuda a quebrar as algas usadas, por exemplo, no sushi. Isso mostra que a composição da nossa população intestinal pode depender em grande medida de quais ferramentas são necessárias para quebrar os alimentos.

Bactérias intestinais significativas podem ser transmitidas por várias gerações. O europeu que já sofreu de constipação após um rodízio de sushi vai compreender que seria ótimo se algum ascendente seu tivesse obtido bactérias japonesas que digerem algas. E, caso pense em infundir em si mesmo e nos filhos alguns digestores coadjuvantes de sushi, é melhor que saiba que não é assim tão fácil. As bactérias precisam gostar de viver em seu local de trabalho.

Quando um microrganismo se adapta muito bem a nosso intestino, isso significa que ele gosta da arquitetura das células intestinais, se dá bem com o clima e a comida disponível lhe apetece. Esses três fatores variam de pessoa para pessoa. Nossos genes ajudam a esboçar nosso corpo, mas não são os arquitetos-chefes quando se trata da instalação dos micróbios.

Embora gêmeos univitelinos tenham ambos os mesmos genes, sua composição bacteriana não é idêntica. Basicamente, não possuem nem mesmo mais similaridades do que outros pares de irmãos. Nosso estilo de vida, nossas amizades, as doenças que temos e nossos hobbies também contribuem para a aparência que o micromundo em nosso abdome assumirá.

Em nosso terceiro ano de vida, já a caminho do relativamente pleno amadurecimento de nossa flora intestinal, colocamos na boca tudo que vemos pela frente. Algumas dessas coisas nos serão úteis. Desse modo, vamos adquirindo cada vez mais microrganismos até sermos colonizados por algumas centenas de espécies de bactérias, que aos poucos chegam a muitas centenas de espécies. Um zoológico ficaria orgulhoso de um inventário desse tamanho, que, diga-se de passagem, produzimos com os pés nas costas.

Hoje em dia já é amplamente aceito que as primeiras populações do nosso abdome lançam as pedras fundamentais para o futuro de todo o nosso corpo. A esse respeito, estudos mostram como são importantes para nosso sistema imunitário as bactérias que coletamos em nossas primeiras semanas de vida. Três semanas após o nascimento, já é possível predizer, com base nos metabólitos de nossas bactérias intestinais, se corremos um risco elevado de ter alergias, asma ou neurodermatite. Como é possível acumularmos tão cedo bactérias que podem ser mais nocivas do que úteis para nós?

Em nações ocidentais industrializadas, mais de um terço das crianças é trazido ao mundo por meio da conveniente cesariana. Nada de passar aperto pelo canal de parto nem de efeitos colaterais desagradáveis como "laceração perineal" ou "expulsão da placenta". Parece ótimo, não? No seu primeiro momento de vida, a maior parte das crianças nascidas por cesariana entra em contato com a pele de outras pessoas. Portanto, elas precisam dar um jeito de selecionar sua flora intestinal, pois não necessariamente ela resultará dos germes específicos da mãe. Poderá conter um pouco do polegar direito da enfermeira Shirley, um pouco do vendedor da floricultura que pôs o ramalhete nas mãos do papai ou um pouco do cachorro do vovô. De repente, algumas coisas como a motivação dos faxineiros mal pagos do hospital podem ter relevância. Teriam eles limpado os telefones, as mesas e os metais do banheiro com carinho ou de má vontade?

Nossa flora epidérmica não é regulada de maneira tão rigorosa quanto a região do canal de parto e é muito mais exposta. Assim, o que quer que se acumule nela pode rapidamente ir parar na barriguinha do bebê. Podem ser patógenos, mas também figuras menos chamativas, que treinam o jovem sistema imunitário com métodos suspeitos. Crianças nascidas por cesariana podem levar meses ou mais tempo para ter bactérias intestinais normais. Três quartos dos recém-nascidos que contraem germes típicos de hospital são bebês de cesariana. Além disso, eles apresentam um risco elevado de desenvolver alergias e asma. Segundo um estudo americano, ingerir determinados lactobacilos pode reduzir o risco de alergias nessas crianças. Já de lactentes nascidos por parto natural não se pode dizer o mesmo. Durante o próprio nascimento eles já foram batizados com a poção mágica dos probióticos.

A partir do sétimo ano de vida, quase não se consegue distinguir a flora intestinal de crianças nascidas por parto natural daquela das nascidas por cesariana. As fases iniciais em que o sistema imunitário e o metabolismo são influenciados já passaram. O nascimento por cesariana não é o único a poder criar combinações iniciais desfavoráveis no intestino – alimentação ruim, uso desnecessário de antibióticos, excesso de limpeza ou contato frequente com germes nocivos também podem influir. Contudo, não se deve entrar em paranoia por causa disso. Nós, humanos, somos seres vivos gigantescos, em comparação – não podemos ter a pretensão de controlar cada ínfimo micróbio.

Os habitantes do intestino dos adultos

Em matéria de microbiota, aos 3 anos já somos adultos. Para o intestino, ser adulto significa que sabemos como funcionamos e do que gostamos. A partir desse momento, determinados micróbios intestinais encontram-se em uma gigantesca expedição por nossa vida. Somos nós que damos a rota: de acordo com o que comemos, com nosso nível de estresse, se chegamos à puberdade, se estamos doentes ou envelhecemos.

Quem posta fotos de comida nas redes sociais e se surpreende porque os amigos não curtiram a imagem incrível apenas se dirigiu ao público errado. Se houvesse um Instagram dos micróbios, milhões vibrariam de entusiasmo, enquanto outros milhões teriam nojo. As possibilidades de conteúdo são muitas: uma foto de digestores do leite no sanduíche de queijo, um vídeo de exércitos de salmonelas no delicioso tiramisu. Às vezes alteramos nossa flora intestinal; outras vezes, é ela que nos altera. Somos seu clima e suas estações do ano. Elas podem cuidar de nós ou nos intoxicar.

Sabemos apenas de maneira incipiente o que a comunidade de bactérias abdominais é capaz de fazer em adultos humanos. A esse respeito, sabemos mais sobre as abelhas. Abelhas com bactérias intestinais mais versáteis se deram bem na evolução. Elas só conseguiram se desenvolver a partir de seus antepassados carnívoros porque adquiriram novos micróbios intestinais, capazes de extrair energia do pólen. Isso permitiu que esses animais se tornassem vegetarianos. Em situações de escassez de alimento, essas boas bactérias são como uma apólice de seguro, permitindo que as abelhas também sejam capazes de digerir o néctar não familiar de regiões distantes. Organismos com digestão mais especializada ficam na desvantagem em circunstâncias como essa. Em situações de crise é que se revela quem possui um bom exército de micróbios. Abelhas com uma flora intestinal bem equipada resistem melhor a determinados tormentos causados por parasitas. Nesse caso, as bactérias intestinais são um fator essencial à sobrevivência.

Infelizmente, não podemos simplesmente transferir esses resultados para os humanos, afinal, somos animais vertebrados que usam Facebook. É preciso partir do zero. Pesquisadores que se ocupam de nossas bactérias intestinais ainda precisam compreender um mundo novo, quase desconhecido, e descobrir como esse mundo interno interage com o externo. Precisam, antes de tudo, saber quem vive em nosso intestino e como.

Portanto, vamos mais uma vez olhar para essas criaturas e descobrir, agora de maneira mais exata: quem são esses moradores?

Biólogos adoram organizar e categorizar coisas, desde seu material de trabalho até as criaturas existentes no planeta. Em primeiro lugar, tudo é guardado em duas grandes gavetas: os seres vivos vão para uma; os não vivos, para outra. Depois vem a subdivisão. Tudo que é vivo é dividido em três grupos: eucariontes, arqueas e bactérias. Encontram-se representantes dos três no intestino. Não estou sendo bondosa demais quando digo que cada um dos três tem seu charme.

Os *eucariontes* têm as maiores e mais complexas células. Podem ser pluricelulares e crescer bastante. Uma baleia é um eucarionte. Seres humanos são eucariontes. Formigas também, embora sejam bem menores. Segundo a biologia moderna, os eucariontes podem ser divididos em alguns subgrupos, entre eles: opistocontes (fungos e animais); arqueplastida (plantas e algumas algas); amebozoários (amebas e seres semelhantes); excavados (unicelulares com flagelos semelhantes), entre outros que incluem diferentes protozoários ou algas.

Para aqueles que não conhecem o termo *opistocontes* (designação grega para "flagelo posterior"): são todos os animais, incluídos os seres humanos, e também os fungos. Portanto, ao avistar uma formiga na rua, é biologicamente educado acenar para sua colega opistoconte. Os eucariontes mais frequentes no intestino são leveduras, que também pertencem ao grupo dos opistocontes. Nós os conhecemos, por exemplo, da massa fermentada, mas ainda há muitos outros tipos.

As *arqueas* (arqueobactérias) são, por assim dizer, algo intermediário. Não são exatamente eucariontes, mas tampouco são bactérias. Suas células são pequenas e complexas. Se essa descrição lhe parece um tanto vaga, talvez ajude dizer que as arqueas são o máximo. Elas estão nos extremos da vida. Algumas são *hipertermófilos*, que se sentem bem em temperaturas acima de 100°C (muitas vivem até perto de vulcões). Tem também os *acidófilos*, que navegam em ácidos de alta concentração; os *barófilos*, que gostam de forte pressão nas paredes de suas células, o que lhes permite viver no fundo do mar; e os *halófilos*, que se dão bem de preferência em águas muito salgadas (adoram o mar Morto). As poucas arqueas que podem ser cultivadas em laboratório costumam ser os *criófilos*, que curtem frio, especialmente freezers a -80°C. Em nosso intestino, costuma aparecer um tipo de arquea que vive do resíduo de outras bactérias e que ainda por cima brilha.

Dito isso, voltemos ao tema principal. As bactérias constituem mais de 90% da população do nosso intestino. Elas são subdivididas em pouco mais de 20 grupos (filos ou linhagens). Às vezes esses grupos têm tantas semelhanças quanto seres humanos e excavados, ou seja, poucas. A maioria dos habitantes do intestino provém de cinco filos. Os principais são *bacteroidetes* e *firmicutes*; além deles, existem os filos *actinobactérias*, *proteobactérias* e *verrucomicrobia*. Dentro desses filos há diferentes classificações superiores e inferiores, até chegarmos ao nível das famílias de bactérias. Membros da mesma família guardam relativa semelhança entre si. Comem as mesmas coisas, têm aparência mais ou menos igual, capacidades semelhantes. Os membros têm nomes extravagantes, como *Bacteroides uniformis*, *Lactobacillus acidophilus* ou *Helicobacter pylori*. O reino das bactérias é gigantesco.

Quando cientistas procuram bactérias específicas nos seres humanos, sempre descobrem tipos totalmente desconhecidos. Ou tipos conhecidos em locais inesperados. Alguns pesquisadores americanos analisaram em 2011 a flora do umbigo, só por diversão. Em um dos participantes, encontraram bactérias que até então se pensava existir apenas no mar do Japão, mas a pessoa em questão nunca estivera na Ásia. A globalização não é

PÁGINA AO LADO: *Visão geral e simplificada dos três mais importantes filos de bactérias e seus subgrupos. Os lactobacilos são firmicutes, por exemplo.*

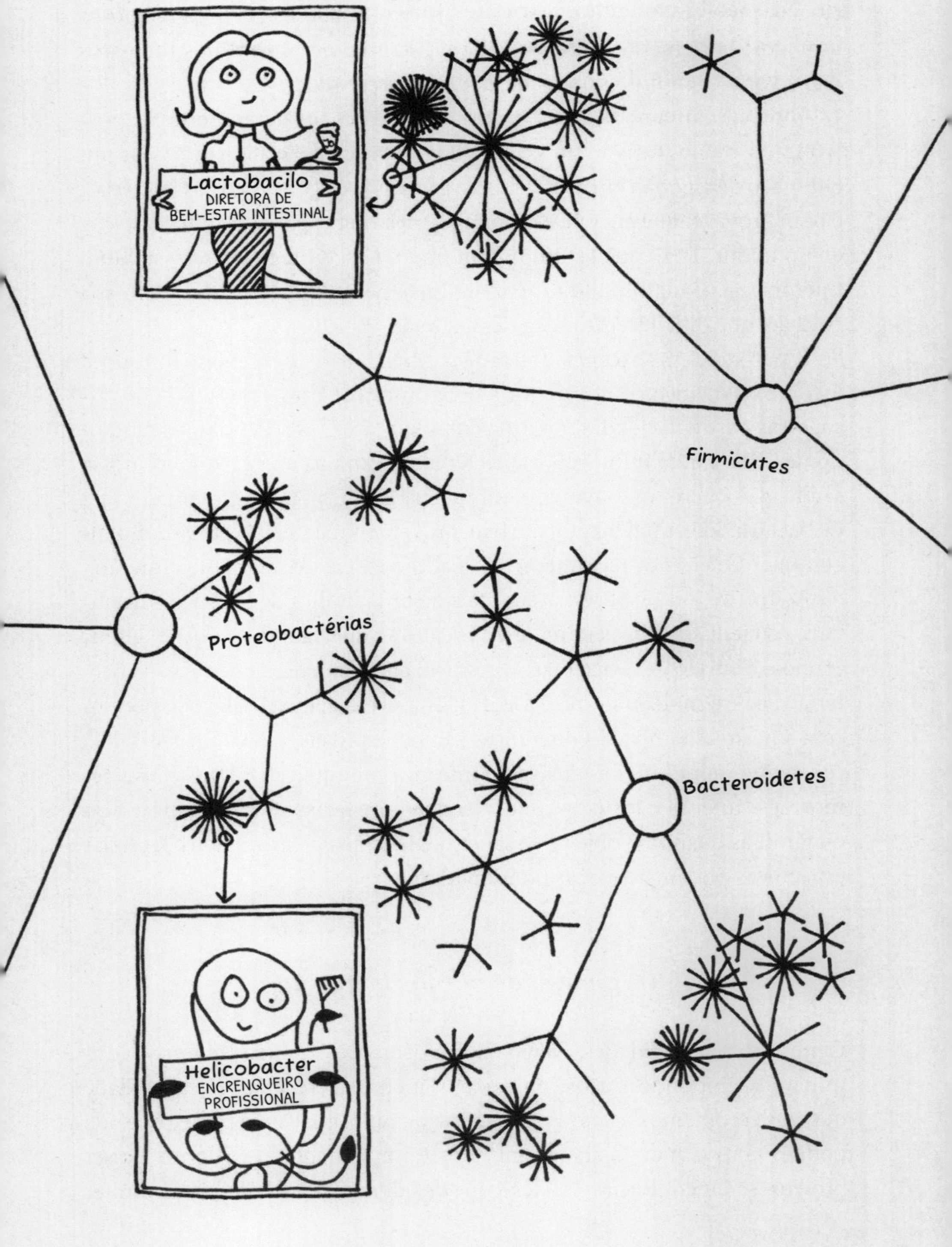
Lactobacilo
DIRETORA DE
BEM-ESTAR INTESTINAL
Firmicutes
Proteobactérias
Bacteroidetes
Helicobacter
ENCRENQUEIRO
PROFISSIONAL

apenas a mercearia da esquina virar um McDonald's, ela chega até nosso umbigo. Diariamente, bilhões e bilhões de microrganismos estrangeiros dão a volta ao mundo sem pagar um centavo sequer.

Todo ser humano tem sua própria coleção de bactérias. Seria até possível tirar de nós uma impressão digital bacteriana. Se alguém passar um chumaço de algodão em um cachorro e analisar os genes de suas bactérias, é bem provável que encontre o dono. O mesmo funciona com teclados de computador. Tudo que tocamos com frequência carrega nossa assinatura microbiana. Cada indivíduo tem algumas peças extraordinárias em sua coleção, que dificilmente outra pessoa terá.

É claro que essa excepcionalidade também aparece em nosso intestino! E como os médicos sabem o que é bom ou ruim? Para a pesquisa científica, essas particularidades são uma complicação. Quando estamos tentando descobrir qual influência as bactérias intestinais exercem sobre nossa saúde, não queremos ouvir como resposta: "Bem, o Sr. Mayer tem um tipo de bactéria intestinal extraordinário, proveniente da Ásia, que é muito incomum." Queremos reconhecer um padrão e dele extrair conhecimento.

Assim, depois de observarem mais de mil famílias de bactérias intestinais, os cientistas se veem diante da seguinte questão: é suficiente definir grupos de modo genérico ou é necessário analisar isoladamente cada bactéria? Por exemplo: a *E. coli* e a EHEC, sua irmã gêmea malévola, pertencem à mesma família. As diferenças são perceptíveis, ainda que sutis: a *E. coli* é uma moradora inofensiva do intestino, enquanto a EHEC causa hemorragia interna e forte diarreia. Nem sempre faz sentido pesquisar filos ou famílias quando o objetivo é saber quais danos determinadas bactérias específicas podem provocar no indivíduo.

Os genes das nossas bactérias

Genes são possibilidades. Genes são informações. Genes podem ser dominantes, impondo traços, ou podem apenas oferecer uma capacidade que nós escolhemos usar ou não. Acima de tudo, genes são projetos. Nada podem fazer a menos que sejam lidos e implementados. Alguns desses projetos são incontornáveis: eles é que decidem se o indivíduo será um ser humano ou uma bactéria. Outros podem ser protelados (como as manchas senis) e outros ainda podem jamais se concretizar (por exemplo, genes de seios grandes). Para alguns, isso é bom; para outros, ruim.

Juntas, todas as nossas bactérias intestinais somam 150 vezes mais genes do que um ser humano. Essa gigantesca coleção de genes é chamada de metagenoma intestinal. Se pudéssemos copiar para nós partes do projeto genético de 150 seres vivos, o que escolheríamos? Alguns pensariam na força de um leão, nas asas de um pássaro, na capacidade de ecolocalização dos morcegos ou nas práticas casas de camping dos caramujos.

É mais prático se apropriar dos genes de bactérias. Afinal, elas podem ser confortavelmente ingeridas pela boca, desenvolvem suas capacidades no nosso intestino e podem inclusive se adaptar ao nosso estilo de vida. Ninguém precisa de uma casa de camping como a do caramujo por muito tempo, tampouco do auxílio para digerir o leite materno, capacidade que, aliás, perdemos aos poucos com o fim da fase de amamentação. Ainda não é possível observar todos os genes das bactérias que habitam nosso intestino em dado momento, mas é possível encontrar genes específicos se soubermos o que estamos procurando. Tanto é que nos bebês há mais genes ativos para a digestão do leite materno do que nos adultos; no intestino de pessoas acima do peso geralmente se encontram mais genes bacterianos destinados à fragmentação dos carboidratos; em pessoas mais velhas, há menos genes bacterianos que combatem o estresse; em Tóquio, as pessoas têm genes bacterianos capazes de quebrar algas marinhas, mas em Pforzheim, na Alemanha, não. As bactérias do nosso intestino dão informações genéricas sobre quem somos: jovens, gordos ou asiáticos.

Os genes das nossas bactérias intestinais também informam o que podemos fazer. Para algumas pessoas, o analgésico paracetamol pode ser mais nocivo do que para outras, pois algumas bactérias intestinais produzem uma substância que influencia o fígado em seu trabalho de desintoxicação do analgésico. Em parte, é no abdome que se decide se podemos tomar esse comprimido para dor de cabeça sem hesitar.

Deve-se ter isso em mente também em relação a dicas de alimentação. O efeito da soja, por exemplo, na prevenção do câncer de próstata, de angiopatias ou problemas nos ossos já foi comprovado: mais de 50% dos asiáticos se beneficiam disso. Entre as populações ocidentais, porém, esse efeito se dá apenas em 25% a 30%. A explicação para isso não está nas diferenças genéticas, e sim em determinadas bactérias mais comumente encontradas em intestinos asiáticos e que conseguem arrancar do tofu e companhia suas propriedades terapêuticas.

Para a ciência, é ótimo identificar nas bactérias os genes responsáveis por tais efeitos positivos. Nesse caso específico, podemos dizer que já respondemos à pergunta "Como as bactérias intestinais influenciam nossa saúde?", porém queremos mais. Queremos entender o macrocosmo. Se observarmos todos os genes de bactérias conhecidos até o momento, pequenos grupos isolados, responsáveis pelo processamento de analgésicos ou de produtos à base de soja, caem para segundo plano. Ao final, predominam as semelhanças: toda microbiota contém muitos genes para quebrar carboidratos e proteínas e para produzir vitaminas.

Ao investigar o metagenoma intestinal, a ciência enfrenta um problema bem frequente para a geração Google: quando fazemos perguntas, 6 milhões de fontes nos respondem simultaneamente. E, nesse caso, não dá para pedir que formem uma fila e dizer "Por favor, um de cada vez". Temos que fazer uma seleção inteligente, substanciosa, e reconhecer padrões importantes. Um primeiro passo nessa direção foi a descoberta dos três *enterotipos* humanos, em 2011.

Na época, pesquisadores de Heidelberg examinavam a paisagem bacteriana da nossa barriga com a técnica mais moderna. Esperava-se o quadro habitual: misturas caóticas de todas as bactérias possíveis, incluindo um bando de espécies desconhecidas. O resultado foi surpreendente. Apesar da multiplicidade, havia certa ordem. Uma de três famílias de bactérias formava sempre a maioria no reino das bactérias intestinais. E assim a gigantesca confusão de mais de mil famílias pareceu, repentinamente, mais ordenada.

Os três tipos de intestino

Cada um de nós tem um tipo de intestino, que depende da família de bactérias em maior quantidade em sua microbiota. As três opções a nosso dispor são famílias com os belos nomes de *bacteroides*, *prevotella* e *rumi-*

nococcus. Pesquisadores identificaram esses chamados enterotipos entre asiáticos, americanos e europeus, independentemente de idade e sexo. No futuro, talvez seja possível fazer uma série de previsões a partir do enterotipo da pessoa, tais como a capacidade de processar alimentos à base de soja, a resiliência dos nervos ou a suscetibilidade a determinadas doenças.

Na época da pesquisa, praticantes da medicina tradicional chinesa em visita ao Heidelberger Institut für Global Health viram nisso a possibilidade de unir seu conhecimento ancestral à medicina moderna. Na medicina chinesa clássica, o ser humano é dividido em três grupos, conforme sua resposta a determinadas plantas oficinais, como o gengibre. As famílias de bactérias do nosso corpo também têm características distintas. Elas quebram o alimento de modos diferentes, produzem substâncias diversas e desintoxicam determinadas substâncias em detrimento de outras. Além disso, poderiam agir sobre a flora intestinal estimulando ou combatendo outras bactérias.

Bacteroides

As bacteroides são a mais conhecida das famílias de bactérias intestinais e costumam estar em número maior que as outras. São mestres em quebrar carboidratos e, para isso, possuem uma enorme coleção de "projetos genéticos", com os quais podem produzir toda sorte de enzima de clivagem. Quer você coma um bife ou uma salada, quer mastigue um tapete de ráfia depois de encher a cara, as bacteroides rapidinho verificam quais enzimas são necessárias para executar seu trabalho. Elas estão sempre armadas para gerar energia a partir de qualquer coisa que vier.

Devido à sua capacidade de extrair o máximo de todo alimento, suspeita-se que as bacteroides sejam a família que nos faça ganhar peso com mais facilidade. De fato, elas parecem gostar de carne e gorduras saturadas. Inclusive, aparecem com mais frequência no intestino de pessoas que comem muita salsicha e afins. Mas será que elas de fato nos engordam ou apenas chegam até nós pela gordura? Essa pergunta ainda não foi respondida. Supõe-se que quem abriga bacteroides tenha uma quedinha por suas colegas *parabacteroides*, que também são muito hábeis em nos fornecer muitas calorias.

Esse enterotipo também chama atenção por produzir grandes quantidades de biotina. Outros nomes para a biotina são vitamina B7 e vitamina H. Nos anos 1930, descobriu-se que a carência de biotina era responsável por uma doença de pele relacionada ao consumo excessivo de clara de ovo crua. Isso porque a biotina neutraliza a avidina, toxina encontrada em ovos crus. A doença se dá por insuficiência de vitamina H, pois o corpo está ocupado em neutralizar a avidina. Ou seja, consumir clara de ovo crua em excesso leva à falta de vitamina H, que pode levar a uma doença de pele.

Não sei quem, no passado, comeu tantos ovos crus para conseguir chegar a essa conclusão. Mas sabe quem, atualmente, seria capaz de ingerir tanta avidina a ponto de apresentar insuficiência de vitamina H? Porcos que venham a se perder em uma plantação de milho geneticamente modificado. Para tornar o milho menos suscetível a determinadas pragas, foi criada uma variante contendo genes que o ajudam a produzir avidina. Se insetos – ou porcos ingênuos – ingerirem esse milho, vão se intoxicar. Contudo, tão logo esse milho seja cozido, deixa de ser tóxico (no quesito avidina), tanto quanto um ovo cozido no café da manhã.

Sabemos que nossos micróbios intestinais são capazes de produzir um pouco de vitamina H porque algumas pessoas a eliminam mais do que a consomem, e, como nenhuma célula humana a produz, só podem ser nossas bactérias os fabricantes clandestinos. Precisamos dessa vitamina não apenas para ter "pele bonita, cabelos sedosos e unhas firmes", conforme recomendado na embalagem de comprimidos desse suplemento vendidos em drogarias. A biotina participa de processos metabólicos de importância elementar: com ela, produzimos carboidratos e gorduras para nosso corpo e decompomos proteínas.

Além de problemas de pele, cabelo e unhas, a falta de biotina também pode provocar, por exemplo, depressão, sonolência, suscetibilidade a infecções, distúrbios neurológicos e aumento dos níveis de colesterol. Vale aqui um ALERTA em letras garrafais: toda vitamina, quando insuficiente, apresenta uma lista de sintomas impressionante. É bem provável que você esteja com algum deles se for ler essa lista. Mas é importante lembrar que também podemos pegar um resfriado ou nos sentir um tanto letárgicos mesmo sem estarmos com carência de biotina. E, naturalmente, é mais fácil ter um alto nível de colesterol depois de ingerir uma boa porção de torresmo do que após comer um único ovo não muito bem cozido.

Contudo, pessoas que se encaixam em algum grupo de risco podem, sim, considerar a possibilidade de estar com falta de biotina. É o caso de quem toma antibióticos por muito tempo, quem bebe muito álcool, quem teve parte do intestino delgado retirada, quem precisa fazer hemodiálise com frequência ou quem toma determinados medicamentos. Essas pessoas precisam de mais biotina do que conseguem absorver através da alimentação. Um grupo de risco "saudável" são as grávidas, pois os bebês puxam a biotina da mãe como uma geladeira velha puxa energia.

Ainda não se pesquisou a fundo em nenhum estudo em que medida nossas bactérias intestinais nos disponibilizam biotina. Sabemos que elas a produzem e que substâncias bactericidas, como os antibióticos, podem levar à sua carência. Seria um projeto de pesquisa muito interessante investigar se alguém com o enterotipo *prevotella* tende a sofrer uma carência maior de biotina do que alguém com o enterotipo bacteroides. Como só conhecemos os enterotipos desde 2011, certamente ainda há perguntas mais urgentes a serem respondidas.

As bacteroides são bem-sucedidas também por serem altamente colaborativas. Há espécies que só se mantêm no intestino porque se alimentam do lixo produzido pelas bacteroides. É algo proveitoso para os dois lados: as bacteroides trabalham melhor em um ambiente limpo e os responsáveis pela remoção do lixo têm uma fonte de alimento garantida. Um nível adiante vêm os composteiros, que não apenas reaproveitam o lixo para si como produzem, a partir dele, produtos que as bacteroides poderão reutilizar. Em algumas vias metabólicas, as próprias bacteroides também fazem as vezes de composteiros: quando precisam de um átomo de carbono para alterar alguma molécula, simplesmente o apanham no ar dentro do intestino. Desse modo, sempre o encontram, pois o carbono é um resíduo do nosso metabolismo.

Prevotella

A família *prevotella* costuma ser o contrário das bacteroides. De acordo com alguns estudos, ela aparece com mais frequência em vegetarianos. O que comemos não é o único fator que influencia a colonização do nosso intestino, mas em breve falaremos a respeito.

As *prevotella* também têm colegas bacterianos com os quais preferem trabalhar: as *desulfovibrionales*, que costumam ter flagelos propulsores, com os quais conseguem se movimentar, e, tal como as *prevotella*, são boas em esquadrinhar nossa mucosa à procura de proteínas úteis, que poderão lhes servir de alimento ou material para construírem o que quer que desejem. Do trabalho das *prevotella* resultam compostos de enxofre – odor que conhecemos dos ovos cozidos. Se não fosse pelas desulfovibrionales circulando e coletando esse resíduo, as *prevotella* logo acabariam afogadas no próprio pântano de enxofre. Aliás, esse gás não é nocivo à saúde. Nosso nariz só não gosta dele por precaução, pois, em uma concentração milhares de vezes maior, se tornaria perigoso.

Também contendo enxofre e acompanhada de um odor interessante é a típica vitamina desse enterotipo: a tiamina ou vitamina B1, uma das mais conhecidas e importantes. Nosso cérebro precisa dela não apenas para alimentar bem as células nervosas, mas também para envolvê-las externamente com uma capa de gordura que atua como isolante elétrico. Por isso, a falta de tiamina é uma das possíveis causas para músculos trêmulos e esquecimento.

A forte carência de vitamina B1 leva à doença beribéri, descrita no território asiático já em 500 d.C. Traduzido, o termo beribéri significa "não consigo, não consigo", ou seja, as pessoas afetadas por essa enfermidade já não conseguem caminhar eretas devido aos nervos danificados e à atrofia muscular. Hoje em dia sabemos que o processo de polimento do arroz elimina a vitamina B1 do grão. Uma alimentação baseada nesse tipo de arroz pode levar aos primeiros sintomas de beribéri em algumas semanas.

Além dos distúrbios neurológicos e de memória, uma carência menos grave de vitamina B1 pode contribuir para irritabilidade, cefaleias frequentes ou problemas de concentração; em casos avançados, tende-se a edemas e insuficiência cardíaca. Novamente, vale a seguinte observação: esses problemas podem ter muitas causas. Não é preciso se preocupar a menos que ocorram com muita frequência ou a uma intensidade considerável, e é raro que derivem exclusivamente da falta dessa vitamina.

Estudar os sintomas da carência de vitaminas ajuda a entender que papel elas exercem em determinados processos. Desde que você não se alimente exclusivamente de arroz polido ou de álcool, provavelmente está bem suprido. O fato de nossas bactérias intestinais nos ajudarem na manutenção das vitaminas essenciais significa que elas são muito mais do que um bando de flageladas que peidam enxofre – e é isso que as torna tão fascinantes.

Ruminococcus

Quanto a essa família, os cientistas têm opiniões divergentes. Alguns dos que verificaram por si próprios a existência dos enterotipos conseguiram encontrar apenas *prevotella* e bacteroides, mas nenhum grupo de *ruminococcus*. Outros juram que encontraram o terceiro, e outros ainda acham que haveria um quarto, um quinto grupo, etc., composto de outras famílias de bactérias. É uma discussão capaz de arruinar o clima no *coffee break* de um congresso de medicina.

Vamos entrar em acordo: existe ao menos a possibilidade de esse grupo existir. Seu suposto prato preferido é a parede celular de vegetais. Seus possíveis colegas são as bactérias *akkermansia*, que decompõem as mucinas (componentes do muco) e absorvem o açúcar com bastante rapidez. As bactérias da família ruminococcus produzem uma substância chamada heme, necessária para muitas coisas no corpo, entre elas a produção de sangue.

Quem provavelmente teve problemas com a produção de heme foi o conde Drácula. Foi identificado na Romênia, sua terra natal, um defeito genético cujos sintomas incluem intolerância ao alho, sensibilidade à luz solar e produção de urina vermelha. A cor anormal da urina ocorre porque o corpo da pessoa afetada elimina desse modo produtos inacabados da produção de sangue. Tempos atrás, pensava-se que a pessoa estava urinando vermelho porque tinha bebido sangue. Atualmente, pessoas com essa doença – chamada porfiria – são tratadas e já não são retratadas em filmes de terror.

Mesmo que não haja o enterotipo *ruminococcus*, essas bactérias certamente estão presentes em nosso intestino, por isso é útil o fato de agora sabermos um pouco mais a respeito delas – bem como sobre o Drácula e seu xixi vermelho. Os anteriormente mencionados camundongos de laboratório sem bactérias intestinais apresentam problemas na formação de heme, portanto faz todo sentido que as bactérias sejam importantes no processo de produção dessa substância.

Prontinho: agora já conhecemos melhor o pequeno mundo dos micróbios intestinais. Seus genes são um gigantesco depósito de habilidades que pegamos emprestadas. Elas nos ajudam na digestão e produzem vitaminas e outras substâncias úteis. A ciência está apenas começando a identificar enterotipos e a procurar padrões. E investigamos isso por uma razão: 100 trilhões de pequenos seres vivos residem em nosso abdome, e é evidente que não passam por nós sem deixar rastros. Vale a pena dar um passo adiante rumo aos efeitos perceptíveis e observar melhor como essas bactérias intestinais interferem em nosso metabolismo, quais delas nos fazem bem e quais nos causam danos.

O papel da flora intestinal

Às vezes, contamos grandes mentiras aos nossos filhos – como a do velhinho barbudo que dá presentes uma vez por ano a todas as crianças que se comportaram direitinho e sai voando num trenó puxado por renas turbinadas. Ou a do coelhinho da Páscoa, que esconde ovos de chocolate no jardim. Às vezes nem sequer nos damos conta quando não dizemos a verdade, como no caso do típico ritual da refeição: "Uma colher para a titia. Uma colher para o titio. Outra para a mamãe, outra para a vovó..." Do ponto de vista científico, quem quer distrair seu bebê corretamente durante as refeições deveria dizer: "Uma colher para você, meu bebê. Outra pequena parte da próxima colher vai para suas bactérias bacteroides. Outra parte igualmente pequena, para as bactérias *prevotella*. E depois mais outra minúscula para alguns microrganismos que estão morando na sua barriga e esperando pela comida." Também se poderia dar um alô para os microcolegas que, dentro do abdome, ajudam na refeição. De fato, bacteroides e companhia ajudam a alimentar nosso bebê com diligência. E isso não apenas quando ele é lactente. Também o adulto é alimentado, bocado por bocado, por suas bactérias intestinais. Elas processam alimentos que não seríamos capazes de decompor sozinhos e dividem conosco o produto desse processamento.

Já faz alguns anos que a ciência questiona se as bactérias intestinais influem em nosso metabolismo de modo geral, contribuindo, assim, para regular também nosso peso. Em primeiro lugar, vale considerar o conceito básico: se as bactérias se alimentam conosco, dentro do nosso corpo, não estão roubando nada de nós. As bactérias intestinais mal permanecem no intestino delgado, onde nós próprios decompomos e absorvemos o alimento. As maiores concentrações de bactérias estão onde a digestão já terminou e para onde será transportado somente o que ainda não foi digerido. Quanto mais próximo do ânus, mais bactérias se encontrarão por centímetro quadrado na mucosa intestinal. E nosso intestino faz com que essa distribuição permaneça assim. Se o equilíbrio é perturbado e as bactérias passeiam pelo intestino delgado, animadas e em grande número, tem-se o que chamamos de supercrescimento bacteriano. Sintomas e consequências dessa síndrome ainda relativamente inexplorada seriam flatulência intensa, dores abdominais, dores nas articulações, inflamações intestinais ou ainda deficiência nutricional e anemia.

Em animais ruminantes, como as vacas, a configuração se inverte. Embora sejam de grande porte, esses animais se mantêm muito bem comendo apenas capim e outros vegetais. Nenhum outro animal faria piadinhas veganas sobre eles. Seu segredo? As bactérias das vacas residem lá em cima, no topo do tubo digestório. As próprias vacas nem tentam digerir seu alimento; apenas transferem rapidamente os complicados carboidratos dos vegetais ingeridos para bacteroides e companhia, que prontamente preparam um banquete de fácil digestão.

É prático ter as bactérias no início do tubo digestório. Bactérias são ricas em proteínas – portanto, tecnicamente falando, são como minúsculos bifes. Depois de perderem a utilidade no estômago da vaca, elas descem e são digeridas. Assim, a vaca conta com uma incrível fonte de proteína: bifes microbianos, de criação própria. Quanto a nós, seres humanos, as bactérias se encontram muito longe no intestino para termos esse prático fornecimento de bifes, e as eliminamos não digeridas.

Os roedores, assim como nós, trazem seus micróbios na outra ponta do intestino, mas apenas a contragosto deixam as proteínas das bactérias escaparem. A solução que encontram é comer o próprio excremento. Não fazemos isso, mas vamos ao supermercado e compramos carne e frango, para compensar nossa incapacidade de aproveitar no intestino grosso as tão proteicas bactérias. Contudo, não deixamos de nos beneficiar de seu trabalho: as bactérias produzem nutrientes tão pequenos que os absorvemos através das nossas células intestinais.

Elas também conseguem fazer isso fora do intestino. O iogurte nada mais é do que o leite pré-digerido por bactérias: grande parte do açúcar

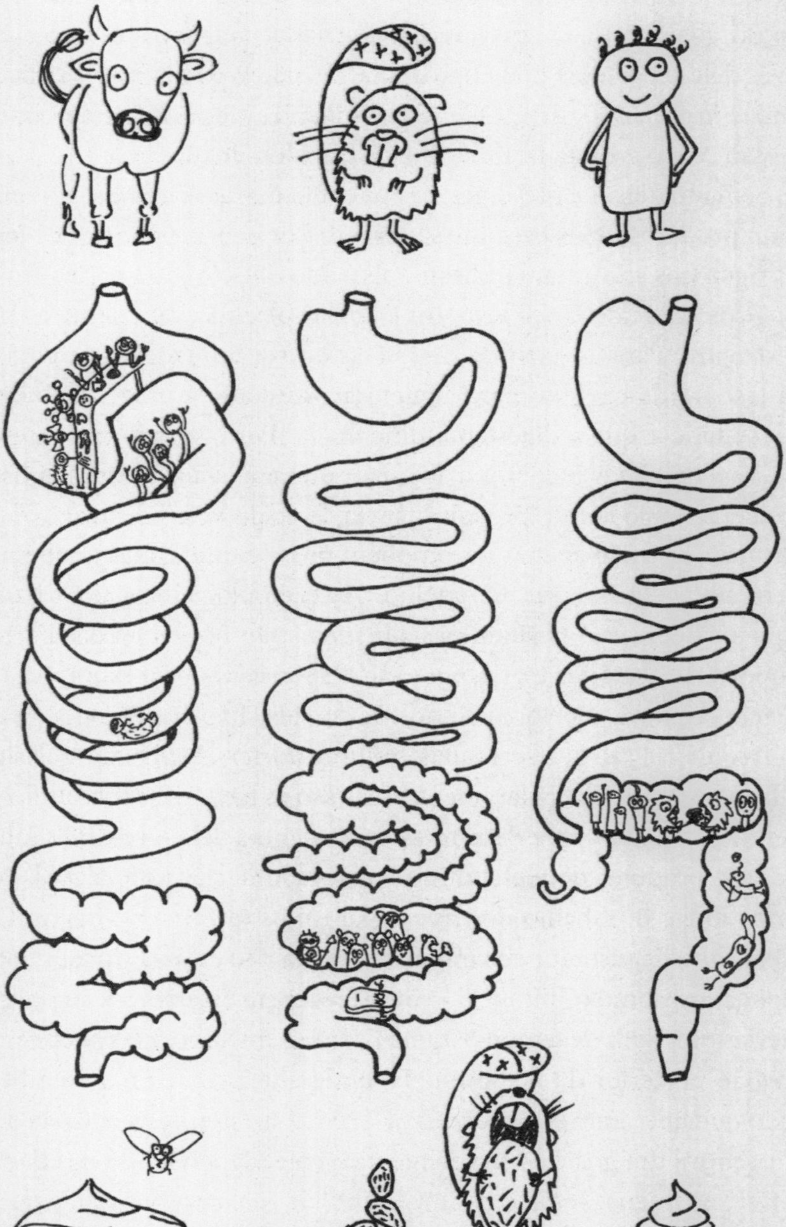

contido no leite (lactose) é quebrada e convertida em ácido lático (lactato) e moléculas menores de açúcar. Isso torna o iogurte mais ácido e mais doce do que o leite. O ácido recém-formado também tem outro efeito: através dele, a proteína do leite coagula, deixando o leite com a consistência mais firme do iogurte. O leite pré-digerido (iogurte) poupa trabalho ao nosso corpo – basta terminarmos o trabalho de digestão.

É bem útil deixar a pré-digestão por conta dessas bactérias, pois elas fabricam produtos finais bastante saudáveis. Por isso, produtores de iogurte mais rigorosos costumam utilizar mais ácidos láticos "dextrogiros" do que "levogiros". O ácido lático levogiro é uma molécula exatamente contrária à dextrogira. Para as enzimas digestivas do ser humano, seria como dar uma tesoura de canhoto para alguém acostumado a usar a mão direita, e o resultado é que a digestão é dificultada. Por isso, no supermercado, é mais recomendável comprar iogurtes que apresentem em sua lista de ingredientes algo como "predominância de ácido lático dextrogiro".

As bactérias não apenas decompõem nossa comida, elas também produzem novas substâncias. O repolho, por exemplo, tem menos vitaminas do que o chucrute – as vitaminas adicionais são por conta das bactérias. No queijo, as bactérias e os fungos são responsáveis pelo sabor, pela consistência cremosa e pelos furinhos. E ao salsichão lionês ou ao salame com frequência são acrescentadas culturas *starters*, expressão que significa: "Não ousamos dizer claramente, mas são as bactérias (sobretudo as do gênero estafilococo) que deixam esses alimentos deliciosos." O vinho e a vodca são produtos do metabolismo da levedura, chamado álcool. Porém nem de longe o trabalho dos microrganismos termina no barril. Quase tudo que um degustador de vinhos lhes conta não está na garrafa. Sabores prolongados, como o "buquê do vinho", recebem essa descrição porque as bactérias precisam de tempo para realizar seu trabalho. Elas se encontram na região posterior da nossa língua, onde alteram a comida e a bebida. Aquilo que liberam nesse processo já produz um retrogosto. Cada degustador sentirá um gosto ligeiramente diferente, dependendo das bactérias que tiver na língua. Mesmo assim, é gentil de sua parte falarem com tanto entusiasmo dos micróbios, geralmente tão vilanizados.

Em nossa boca vivem, aproximadamente, meros 10 milésimos das bactérias existentes no intestino, e mesmo assim já sentimos o gosto do seu trabalho. Nosso tubo digestório pode ficar muito grato por possuir uma população tão grande com as mais diferentes capacidades. Enquanto a simples glicose ou o açúcar da fruta são de fácil digestão, alguns intestinos já se cansam com a digestão da lactose. Seus proprietários sofrem, então, de intolerância. Com carboidratos vegetais complexos, o intestino poderia se ver em maus lençóis e, para cada um deles, precisaria ter à disposição a enzima adequada para decompô-los. Nossos micróbios são especialistas nessas substâncias. Damos a eles abrigo e restos de comida, e eles se ocupam de tudo que é complicado demais para nós.

No mundo ocidental, 90% da alimentação consiste em alimentos ingeridos; os outros 10% vêm do que nossas bactérias nos fornecem diariamente. Após nove almoços, o prato principal seguinte sai, por assim dizer, por conta da casa. A nutrição dos adultos é uma das principais ocupações de algumas das nossas bactérias. Nesse processo, pouco importa o que comemos – tampouco quais bactérias nos nutrem. Em outros termos: quando se trata de peso, deve-se pensar não apenas em gordura calórica, mas também no mundo bacteriano, que sempre está sentado à mesa de refeição.

Como as bactérias podem nos fazer engordar? Três hipóteses

1.

A flora intestinal contém muitas "bactérias engordativas", isto é, aquelas eficientes na quebra dos carboidratos. Quando elas se multiplicam em excesso, temos um problema. Camundongos gordos eliminam bem menos calorias indigeríveis do que seus colegas esbeltos. Mesmo quando ambos comem a mesma quantidade de comida, a flora intestinal engordativa tira o último fiapinho do alimento e o oferece toda feliz ao senhor ou senhora camundongo. No caso dos seres humanos, isso pode significar que alguns ganhem incômodos pneuzinhos, mesmo não tendo comido mais do que outros, pois sua flora intestinal tiraria mais calorias do alimento.

Como isso é possível? A partir de carboidratos indigeríveis, as bactérias podem produzir diversos ácidos graxos: as que gostam de legumes produzem mais ácidos graxos para o intestino e o fígado; outras produzem ácidos graxos que também ajudam a nutrir o restante do nosso corpo. Por isso, uma banana pode engordar menos do que uma barra de chocolate com a mesma quantidade de calorias – carboidratos vegetais ativam mais a atenção dos provedores locais do que os alimentadores do corpo inteiro.

Em estudos com pessoas acima do peso, constatou-se que, de modo geral, sua flora intestinal apresenta menos variedade e uma prevalência de determinados grupos de bactérias, que metabolizam sobretudo os carboidratos. No entanto, para chegar à obesidade é preciso que haja outros fatores. Em experimentos com camundongos de laboratório, alguns animais passaram a pesar 60% mais do que no início. Bactérias "alimentadoras" não conseguem fazer isso sozinhas. Por esse motivo, considerou-se outro marcador para o sobrepeso elevado: a inflamação.

2.

Na maioria dos pacientes com problemas metabólicos – como sobrepeso, diabetes e altos níveis de gordura no sangue – pode-se encontrar marcadores ligeiramente elevados de inflamação no sangue. Os valores não são tão altos a ponto de exigir tratamento, ao contrário de feridas profundas ou de septicemia. Por isso, esse fenômeno é chamado de *inflamação subclínica*. E se existem especialistas em inflamações, são as bactérias. Em sua superfície encontra-se um sinal químico que diz ao corpo: "Inflame-se!"

Quando nos ferimos, esse mecanismo é útil: através da inflamação, as bactérias são lavadas e combatidas. Enquanto há bactérias na mucosa intestinal, o sinal químico não desperta interesse em ninguém, mas, quando as combinações de bactérias são ruins e os alimentos são muito gordurosos, os sinais químicos no sangue são muitos. Nosso corpo entra em um ligeiro modo de inflamação. Do ponto de vista evolutivo, vale a pena pagar esse preço em troca de ter algumas reservas de gordura para períodos difíceis.

Os sinais químicos das bactérias também podem se acoplar a outros órgãos e influir no metabolismo: em roedores e seres humanos, prendem-se ao fígado ou ao tecido adiposo, neles estimulando o armazenamento de gordura. Igualmente interessante é o efeito na tireoide

– substâncias bacterianas e inflamatórias dificultam seu trabalho, de modo que menos hormônios podem ser produzidos. Por isso a queima de gordura é mais lenta.

Enquanto fortes infecções enfraquecem o corpo e o emagrecem, a inflamação subclínica o engorda. Vale lembrar que não apenas as bactérias podem causar inflamação subclínica. Descompensação hormonal, excesso de estrogênio, falta de vitamina D ou ingestão de glúten em excesso também são possíveis causas.

3.

Agora se prepare para uma ideia surpreendente! Segundo uma hipótese postulada em 2013, bactérias intestinais são capazes de influir no nosso apetite. De forma simplificada, isso significaria que nem sempre aquela vontade louca de comer biscoito de caramelo coberto de chocolate e depois um pacote inteiro de batata frita às 10 da noite surge no mesmo órgão que preenche nossa declaração do imposto de renda. Não é no cérebro, e sim no abdome, que reside um grupo de bactérias que imploram por hambúrguer depois de passar três dias sob dieta forçada. E elas são tão convincentes que dificilmente lhes recusamos um desejo.

Para entender essa hipótese, é preciso pensar no conceito de "comida". Quando podemos escolher entre diversos pratos, geralmente optamos conforme nossa vontade naquele momento, e a quantidade é determinada pela sensação de saciedade. Teoricamente, as bactérias têm meios de influenciar ambas, vontade e saciedade. Como já dito, atualmente apenas se supõe que elas também possam dar um palpite quando se trata do nosso apetite, mas essa suposição não seria totalmente despropositada – afinal, no mundo delas, o que e quanto comemos podem significar vida ou morte. Em 300 mil anos de coevolução, bactérias simples também tiveram tempo para se adaptar da melhor maneira ao mundo humano.

Para produzir a vontade de comer determinada comida, é preciso chegar ao cérebro. E isso é difícil. O cérebro é revestido por membranas firmes chamadas meninges. E ainda mais impermeáveis do que a meninge são as capas que envolvem todos os vasos que percorrem o cérebro. Por esse emaranhado passam apenas açúcar puro, minerais e tudo que for tão pequeno e lipossolúvel quanto um neurotransmissor. A nicotina, por exemplo, consegue entrar no cérebro, onde desencadeia sensações de compensação ou um estado relaxado de alerta.

Bactérias produzem algumas dessas partículas tão pequenas que atravessam o envoltório dos vasos sanguíneos e chegam ao cérebro – a *tirosina* e o *triptofano*, por exemplo. Nas células do cérebro, esses dois aminoácidos são convertidos em *dopamina* e *serotonina*. Dopamina? Essa não é a famosa substância associada ao centro de compensação do cérebro? E serotonina? Também já ouvimos falar dela... Quando insuficiente, ela leva à depressão, não? Pode nos deixar satisfeitos e com sono. Agora, por favor, imagine que você acabou de comer o último prato da ceia de Natal. Não foi logo depois de se deitar no sofá, satisfeito, com preguiça e sonolento?

A teoria é a seguinte: nossas bactérias nos compensam quando recebem uma boa quantidade de comida, nos proporcionando prazer e nos dando vontade de comer determinadas coisas. E elas fazem isso não apenas com as substâncias que produzem, mas também porque impulsionam nosso corpo a produzir determinados transmissores. Esse princípio vale igualmente para a saciedade.

Vários estudos demonstraram que nossos sinais químicos de saciedade se elevam com visível intensidade quando comemos coisas que as bactérias curtem, ou seja, quando ingerimos alimentos que chegam não digeridos ao intestino grosso, onde podem ser consumidos por elas. Por incrível que pareça, macarrão e pão não estão entre esses alimentos. ;-) Mais a respeito na página 218 (seção Prebióticos).

De modo geral, os sinais de saciedade vêm de dois lados: do cérebro e do restante do corpo. E muita coisa pode dar errado. Genes responsáveis pela saciedade podem ser defeituosos em pessoas acima do peso, que, por consequência, simplesmente não se sentem satisfeitas após a refeição. Além disso, segundo a teoria do "cérebro egoísta", o cérebro não recebe uma parte suficiente do alimento e, por isso, decide que ainda não está satisfeito. Mas não apenas os tecidos do corpo e o órgão responsável pelo raciocínio dependem da nossa comida – nossos micróbios também querem ser alimentados. Ora, eles parecem tão pequenos e insignificantes frente ao nosso peso corporal... carregamos apenas 2 quilos de bactérias no intestino... O que elas têm a reclamar?

No entanto, quando pensamos em quantas funções tem nossa flora intestinal, fica evidente que ela também merece manifestar seus desejos. Afinal, as bactérias são os treinadores mais importantes do nosso sistema imunitário: ajudam na digestão, produzem vitaminas e são mestres em nos desintoxicar daquele pão mofado que insistimos em comer e de medicamentos. Obviamente, a lista é muito mais longa, mas a ideia é clara: quando o assunto é saciedade, elas deveriam ter direito à palavra.

Ainda não se sabe se determinadas bactérias manifestam desejos diferentes. Depois de algum tempo sem comer doces, já não sentimos tanta falta deles. Será que é porque os lobistas de chocolates e jujubas morreram de fome? A esse respeito, só podemos tecer suposições.

Acima de tudo, porém, não se deve pensar no corpo como uma máquina bidimensional, de causa e efeito automáticos. O cérebro, o restante do corpo, as bactérias e os componentes do alimento interagem em quatro dimensões, e procurar entender melhor todos esses eixos certamente nos levará adiante. Contudo, é mais fácil "manipular" nossas bactérias do que nosso cérebro ou nossos genes – e é isso que as torna tão emocionantes. O alimento que elas nos dão é interessante não apenas para o pneuzinho e o culote na coxa; elas também têm sua participação, por exemplo, nos níveis de gordura no sangue. Esse reconhecimento comporta um tema explosivo da atualidade: sobrepeso e nível elevado de colesterol estão ligados aos grandes problemas de saúde de nosso tempo: pressão alta, arteriosclerose e diabetes.

Colesterol e bactérias intestinais

A relação entre bactérias e colesterol foi descoberta nos anos 1970. Pesquisadores americanos examinaram guerreiros africanos da tribo massai e se espantaram com seus baixos níveis de colesterol, pois eles praticamente se alimentavam apenas de carne e bebiam leite como se fosse água. Como esse excesso de gordura animal não ocasionava valores elevados de gordura no sangue? Os cientistas imaginaram que uma misteriosa substância no leite fosse a responsável por isso.

Eles fizeram de tudo para encontrar essa substância. Além do leite de vaca, foram testados os de camelo e rato. Às vezes pareciam estar no caminho certo; outras vezes não. Por fim, não conseguiram chegar a nenhuma conclusão. Em outra tentativa, em vez do leite, ofereceu-se aos massais um substituto vegetal (Coffee-Mate) com elevada adição de colesterol, porém não houve alteração na taxa do sangue dos participantes. Esse resultado refutava a hipótese do leite.

Ao mesmo tempo, eles observaram que os massais bebiam seu leite "coalhado". Mas ninguém pensou no fato de que são necessárias determinadas bactérias para coalhar o leite. Essa seria também uma explicação lógica para a tentativa feita com o Coffee-Mate. Afinal, bactérias pré-instaladas também podem continuar vivendo no intestino quando se passa a consumir um substituto vegetal do leite com colesterol. Mesmo que o nível de colesterol dos massais se reduzisse em 18% quando eles bebiam leite "coalhado" em vez de leite comum, os pesquisadores continuaram a buscar a misteriosa substância láctea. Um esforço sem sucesso.

Esses estudos com os massais já não satisfariam as exigências atuais. Os grupos testados eram muito pequenos. Os massais caminham diariamente cerca de 13 horas e todos os anos jejuam por um mês. Contudo, décadas depois, os resultados desses estudos foram redescobertos por pesquisadores que, nesse meio-tempo, haviam adquirido consciência bacteriana. Bactérias que reduzem o colesterol? Por que não testá-las em laboratório? Basta um alambique com um caldo de nutrientes à agradável temperatura de 37°C, mais colesterol e bactérias – e *voilà*. A bactéria utilizada foi a *Lactobacillus fermentus*, e o colesterol adicionado... sumiu. Pelo menos parte considerável dele.

Experimentos podem ter resultados bem diferentes, a depender se foram realizados em um alambique de vidro ou em opistocontes. Eu me sinto em uma montanha-russa emocional quando leio em artigos científicos frases como: "A bactéria *L. plantarum* Lp91 pode reduzir visivelmente níveis elevados de colesterol e outros valores de gordura no sangue, aumentar o bom HDL e levar a taxas baixas de arteriosclerose, *como foi demonstrado com êxito em 112 hamsters sírios*." Nunca tinha ficado tão decepcionada com hamsters sírios. Experimentos em animais são apenas o primeiro passo para testes em seres vivos. Se no artigo estivesse escrito "Como foi demonstrado com êxito em 112 americanos com sobrepeso", seria bem mais impressionante.

Apesar disso, esse tipo de resultado é muito valioso. Estudos em camundongos, ratos e porcos mostraram resultados tão bons no que se refere a alguns tipos de bactéria que se achou pertinente realizá-los em seres humanos. Neles se injetaram regularmente bactérias cujo nível de colesterol foi medido após certo tempo. Os tipos de bactéria utilizados nesse teste, a quantidade, a duração e o tipo de ingestão eram bem diferentes. Ora os estudos tinham êxito, ora não. Além disso, ninguém sabia de fato se as bactérias oferecidas sobreviveriam ao ácido gástrico para conseguir influir no nível de colesterol.

Estudos realmente bons existem há poucos anos. Para um estudo realizado em 2011, 114 canadenses ingeriram duas vezes por dia um iogurte preparado especialmente para eles. A bactéria acrescentada era a *Lactobacillus reuteri*, em uma forma bastante resistente à digestão. Em seis semanas, o colesterol ruim (LDL) baixou em média 8,91%. Isso representa cerca da metade do efeito alcançado com a ingestão de um medicamento leve contra o colesterol – só que sem os efeitos colaterais. Em outros estudos, os valores do colesterol chegaram a cair de 11% a 30% com outras cepas de bactérias. Ainda faltam estudos subsequentes para verificar os resultados bem-sucedidos.

Há várias centenas de bactérias candidatas que poderiam ser testadas no futuro. Para selecioná-las, é preciso se perguntar: quais capacidades deve ter esse tipo de bactéria? Ou melhor: quais genes? O principal candidato no momento são os genes BSH, cuja sigla significa "bile salt hydroxylase". Traduzindo: as bactérias com esses genes podem alterar sais biliares. O que eles têm a ver com o colesterol? A resposta está no nome. O termo *colesterol* consiste nos componentes "col(e)", para fígado, e "stereos", para sólido. O colesterol foi descoberto em pedras biliares. Em nosso corpo, a bile é o meio de transporte para gorduras e colesterol. Através do BSH, as bactérias podem trabalhar a bile de forma que ela piore seu funcionamento. Na digestão, o colesterol dissolvido e a gordura na bile já não são absorvidos e, de modo simplificado, vão parar na privada. Para as bactérias, esse mecanismo é útil, pois elas enfraquecem a bile, que pode atacar a membrana de suas células, protegendo-se, assim, até finalmente chegarem ao intestino grosso. Mas ainda há uma porção de outros mecanismos utilizados pelas bactérias para lidar com o colesterol: podem absorvê-lo diretamente e integrá-lo às suas paredes celulares; podem convertê-lo em uma nova substância ou manipular órgãos que produzem o colesterol. A maior parte dele é produzida no fígado e no intestino; neste último, pequenas substâncias mensageiras produzidas pelas bactérias podem colaborar na regulação do processo.

Agora, precisamos ter um pouco de cautela e nos perguntar: será que o corpo quer mesmo sempre eliminar o colesterol? Ele próprio produz de 70% a 95% de nosso colesterol. É muito trabalho! A mídia lhe deu uma fama terrível, nos fazendo acreditar que é algo totalmente ruim, mas isso não procede. Colesterol *alto demais* não é bom, mas *baixo demais* também não. Sem colesterol, não teríamos nenhum hormônio sexual, nossas células seriam instáveis e sofreríamos de falta de vitamina D. Gordura e colesterol são temas relevantes não apenas para idosos que abusam de frituras. Interessam a todos nós. Alguns estudos associam um nível muito baixo de colesterol a problemas de memória, depressão e comportamento agressivo.

O colesterol é uma matéria-prima fabulosa, com a qual podem ser construídas estruturas orgânicas importantes. Quando em excesso, de fato é prejudicial – tudo depende do equilíbrio, e nossas bactérias não seriam nossas se não pudessem nos ajudar nisso. Algumas delas produzem mais do chamado *propionato*, substância que bloqueia a produção do colesterol. Outras produzem mais *acetato*, que estimula sua produção.

Quem iria imaginar que, em um capítulo que começa com pontinhos luminosos de bactérias, chegaríamos a conceitos como "vontade" e "saciedade" e substâncias como "colesterol"? Para resumir: as bactérias nos ajudam na alimentação, tornam alguns alimentos mais digeríveis e produzem substâncias. Com o tempo, alguns cientistas passaram a defender a teoria de que nossa microbiota intestinal pode ser considerada um órgão. Tal como os outros órgãos do nosso corpo, ela tem uma origem, se desenvolve conosco, é formada por muitas e muitas células e está sempre em contato com outros órgãos.

Malfeitores: bactérias nocivas e parasitas

Há coisas boas e coisas ruins no mundo, e o mesmo se dá com nossos micróbios. Todos os micróbios ruins têm algo em comum: só querem o melhor... para si mesmos.

Salmonelas de chapéu

Ao quebrar ovos, às vezes o cozinheiro mais corajoso é acometido pelo medo primitivo de uma ameaça crua: as salmonelas! Todo mundo conhece alguém que, depois de consumir um filé de frango não muito bem cozido ou surrupiar massa de bolo crua, acabou botando tudo para fora.

As salmonelas são bactérias que podem chegar à nossa comida por caminhos inesperados – por exemplo, através do comércio globalizado de carne de galinha e ovos. Alguns países europeus importam da África, por um preço imbatível, grãos que compõem a ração das galinhas. Porém no continente africano costuma haver mais tartarugas e lagartos soltos, de modo que as salmonelas viajam até a Europa junto com os grãos. Por quê? Essas bactérias são componentes típicos da flora intestinal dos répteis. Assim, as tartarugas depositam tranquilamente seus excrementos na plantação de grãos, o lavrador africano faz a colheita e, após uma viagem tranquila de avião ao continente europeu, os grãos terceirizados, acompanhados das bactérias presentes no excremento dos animais encouraçados, chegam às granjas europeias, onde são comidos por galinhas europeias famintas. Só que as salmonelas não são componentes naturais da flora intestinal das galinhas; ao contrário, costumam ser patogênicas nelas.

Tendo chegado ao intestino desses animais, as salmonelas podem se multiplicar e, depois, ser excretadas. E, como as galinhas possuem apenas um orifício para eliminar qualquer coisa de seu corpo, o ovo acaba entrando em contato com as salmonelas presentes no excremento. A princípio, as salmonelas se depositam apenas na casca, só penetrando nos ovos quando a casca se quebra em algum ponto.

E quanto à carne de frango? Como as salmonelas chegam lá? Taí uma história nada agradável. Normalmente, galinhas alimentadas com ração barata são levadas a grandes matadouros, onde, já mortas e degoladas, passam por grandes tanques onde é feita uma lavagem intestinal. Esses tanques são praticamente spas relaxantes para salmonelas. Em um estabelecimento onde são abatidas 200 mil galinhas diariamente, basta um carregamento de animais alimentados com ração barata para presentear todo o restante das galinhas com salmonela. Mais tarde, essas galinhas chegarão como mercadoria congelada e barata aos supermercados populares. Felizmente, quando os frangos ou galinhas são bem cozidos, as salmonelas não sobrevivem e não fazem mal ao consumidor.

Na maioria dos casos, a carne bem cozida não desencadeia uma infecção por salmonela. Mas ela se torna um problema quando o franguinho é confortavelmente posto para descongelar em pias ou escorredores. As bactérias podem muito bem ser congeladas e depois descongeladas. Da gigantesca biblioteca de bactérias que temos em nosso laboratório, muitas foram extraídas de corpos após suportarem temperaturas de -80°C e, depois do descongelamento, continuarem a viver na maior alegria. Elas só morrem com o calor: 10 minutos a 75°C são suficientes para nocautear todas as salmonelas. Por isso, não é o franguinho cuidadosamente grelhado que será a desgraça de alguém, e sim a alface depositada por alguns momentos na mesma pia em que ele foi descongelado.

Só percebemos que entramos regularmente em contato com a flora intestinal dos animais que consumimos quando neles há bactérias muito estranhas e que causam diarreia. Todo o restante é, por assim dizer, rotina; afinal, de algum lugar devem vir nossas bactérias. Se consumirmos ovos orgânicos e galinhas alimentadas com ração de cultivo próprio, estaremos mais protegidos contra bactérias malfeitoras – a não ser que o próprio granjeiro consuma galinha barata de supermercado.

Se a galinha realmente não tiver sido preparada às pressas, além de suas células musculares vamos ingerir algumas células de salmonela. São necessários entre 10 mil e 1 milhão desses organismos unicelulares para passarmos mal. Um milhão dessas bactérias tem o tamanho de um quinto de grão de sal. Como esse exército minúsculo consegue nos prender ao trono madrugada adentro, nós, que somos um colosso com um volume de cerca de 600 milhões de grãos de sal? É como se um único fio de cabelo do presidente de um país governasse toda a população.

A salmonela se duplica com muito mais rapidez do que os cabelos de políticos – esse é o ponto número um. Assim que a temperatura ultrapassa 10°C, ela desperta de sua hibernação e cresce com diligência. Possui nadadeiras delicadas, com as quais se movimenta até se acoplar ao revestimento intestinal, onde se fixa. A partir dele, penetra em nossas células, que se inflamam e conduzem uma boa quantidade de seu fluido para o intestino, a fim de se livrarem o mais rápido possível desse patógeno.

Da ingestão ocasional até a saída de boa quantidade de fluido passam-se de poucas horas a alguns dias. Se o indivíduo não for criança nem muito velho, tampouco estiver muito debilitado, essa "autolavagem" funciona bem, e antibióticos seriam mais prejudiciais do que benéficos. Contudo, é preciso ajudar o próprio intestino e fazer de tudo para rejeitar as salmonelas. Depois de ir ao banheiro ou vomitar, não se deve dar a mão a elas e mostrar-lhes a vida lá fora. É preciso livrar-se delas com sabão e água e deixar uma coisa clara: o problema não é você, sou eu, pois simplesmente não sei lidar com esse seu apego.

Na maioria das vezes, quando adoecemos depois de comer alguma coisa, as salmonelas são os malfeitores responsáveis. Aparecem não apenas em produtos derivados de galinha, mas é nelas onde se sentem mais à vontade. Há diferentes tipos de salmonela. No laboratório, quando recebemos exames de fezes de pacientes, podemos testá-las com diferentes anticorpos. Se um anticorpo se liga a salmonelas, elas se aglutinam formando grandes fragmentos visíveis a olho nu.

Quando isso acontece, pode-se dizer que o anticorpo contra a salmonela X que causa vômito reage com muita intensidade, portanto se trata mesmo de uma salmonela X que causa vômito. O mesmo mecanismo se dá em nosso corpo. Nosso sistema imunitário conhece algumas salmonelas novas e pensa com seus botões "Humm, talvez eu tenha em algum lugar um chapéu que sirva para isso aí", em seguida vasculha seus armários em busca do chapéu adequado, faz alguns ajustes e incumbe um chapeleiro de fazer os chapéus certos para 1 milhão de salmonelas. Quando todas estiverem de chapéu, já não vão parecer tão perigosas, mas ridículas. Ficarão muito pesadas para conseguirem circular com destreza e já não enxergarão o suficiente para atacar alguma coisa com precisão. Os anticorpos no laboratório são, por assim dizer, uma pequena seleção de diferentes chapéus. Se um deles servir, as bactérias, agora severamente vigiadas, afundam em torrões, e, dependendo do chapéu, pode-se dizer qual tipo aparece no exame de fezes.

Quem não quiser mandar seu sistema imunitário buscar um chapéu e tampouco for um fã incondicional de diarreia seguida de vômito pode seguir algumas diretrizes simples.

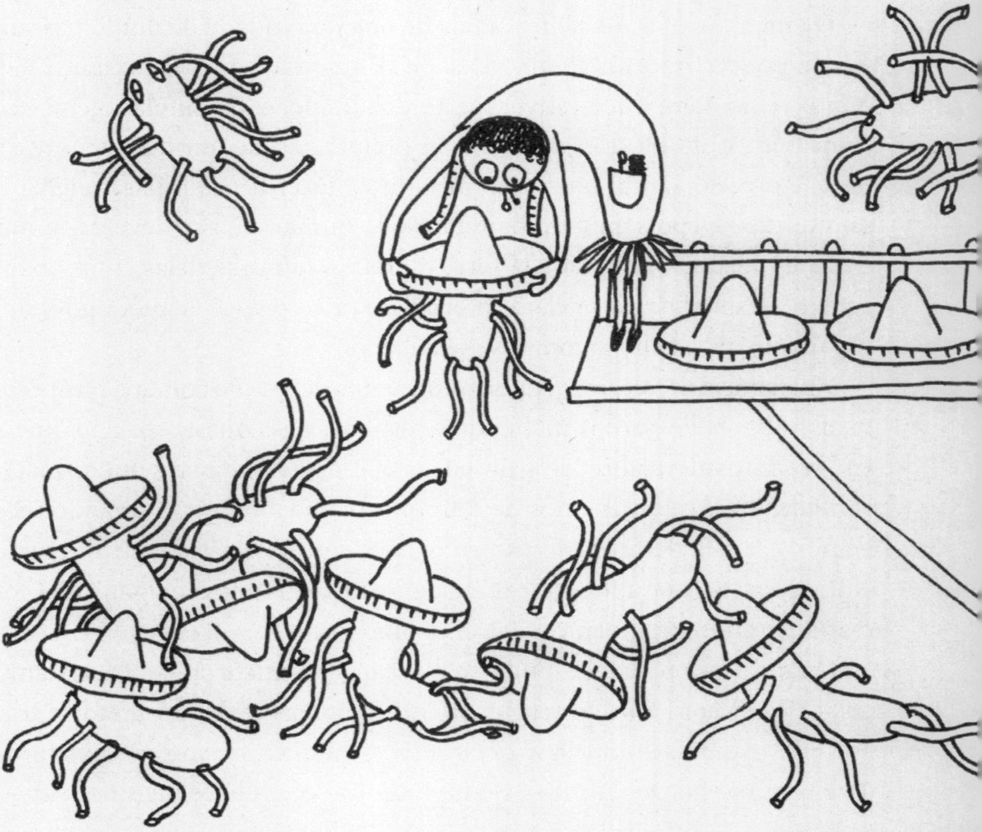

Regra número 1: para cortar alimentos, utilize tábuas de plástico ou de vidro, pois são mais fáceis de lavar e em seus sulcos as bactérias não sobrevivem tão bem quanto nas de madeira.

Regra número 2: tudo que entrar em contato com carne crua ou casca de ovo deve ser bem lavado em água e sabão: tábuas, mãos, talheres, esponjas, escorredores, etc.

Regra número 3: se possível, cozinhe bem alimentos com carne ou ovo. Levantar-se no meio de um jantar romântico para colocar o tiramisu no micro-ondas seria uma ação um tanto drástica. Nesse caso, basta comprar ovos frescos e de boa qualidade e conservá-los sempre a menos de 10°C.

Regra número 4: pense fora da cozinha. Quem já almoçou depois de dar de comer à sua iguana de estimação (sem lavar as mãos depois) e em seguida teve que correr para o banheiro vai se lembrar das minhas palavras: salmonelas são presença garantida na flora intestinal dos répteis.

Helicobacter: *o "animal de estimação" mais antigo da humanidade*

Thor Heyerdahl era um homem tranquilo, mas com convicções. Observava as correntes marítimas e os ventos, interessava-se por anzóis antigos e roupas tradicionais feitas de cortiça. Tudo isso junto o levou à convicção de que a Polinésia havia sido colonizada por navegadores da América do Sul e do Sudeste Asiático. Segundo sua tese, eles teriam conseguido chegar lá de jangada, levados pelas correntes oceânicas. Na época, ninguém considerou possível que uma simples jangada tivesse resistido a 8 mil quilômetros no Pacífico. Thor Heyerdahl não se deu ao trabalho de tentar convencer os outros com argumentos teóricos. Em vez disso, foi para a América do Sul, construiu uma jangada à moda antiga, feita de troncos de árvores, e partiu para a Polinésia, levando consigo alguns cocos e abacaxis em lata. Quatro meses depois, pôde afirmar: "Sim, é possível!"

Trinta anos depois, outro cientista iniciou uma expedição igualmente emocionante, mas não para os mares do mundo, e sim para um pequeno laboratório iluminado com luz neon. Ali, Barry Marshall pegou um recipiente com um pouco de líquido, levou-o à boca e bebeu corajosamente, enquanto seu colega John Warren o observava, tenso. Após alguns dias, Barry Marshall teve gastrite e pôde afirmar, cheio de orgulho: "Sim, é possível!"

Mais 30 anos se passaram até que cientistas da Alemanha e da Irlanda associaram as áreas de pesquisa desses dois pioneiros. O germe gástrico de Marshall deveria fornecer informações sobre a primeira colonização da Polinésia. Desta vez, ninguém iria navegar nem beber nada. O que se fez foi pedir a alguns habitantes primitivos do deserto e a outros das montanhas da Nova Guiné um pouco de seu conteúdo gástrico.

Trata-se de uma história sobre a quebra de paradigmas, a dedicação à ciência, uma criaturinha com flagelos e um grande gato faminto.

A bactéria *Helicobacter pylori* vive no estômago de no mínimo metade da humanidade. Esse conhecimento é relativamente novo e, no início, foi motivo de piada. Por que um ser vivo viveria em um local tão hostil – uma cavidade cheia de ácido e enzimas corrosivas? A *Helicobacter pylori* não se deixa desencorajar por isso. Ela desenvolveu duas estratégias que lhe permitiram se sair muito bem nesse ambiente inóspito.

Em primeiro lugar, um de seus produtos metabólicos é tão alcalino que neutraliza o ácido na proximidade imediata. Segundo, ela simplesmente se infiltra sob a mucosa com a qual a própria parede do estômago se protege do seu ácido. A *Helicobacter* consegue tornar mais fluida essa mucosa, que normalmente tem uma consistência gelatinosa, e se movimentar nela com mais flexibilidade. Ela possui longos fios de proteína, que fazem as vezes de propulsores.

Marshall e Warren achavam que a *Helicobacter* causasse gastrite e úlcera. Até então, o consenso científico era de que esse tipo de problema no estômago tivesse causa psicossomática (como o estresse) ou fosse originado por uma secreção deficiente de ácido gástrico. Portanto, Marshall e Warren tiveram que não apenas acabar com o preconceito de que nada consegue viver na acidez do estômago, como também provar que uma mísera bactéria era capaz de desencadear doenças diferentes das tradicionais infecções bacterianas – até então, acreditava-se que as bactérias causassem somente infecção em feridas, febre e resfriados.

Depois que Marshall, completamente saudável, pegou uma gastrite após ingerir deliberadamente bactérias *Helicobacter* – das quais, posteriormente, conseguiu se ver livre com antibióticos –, foram necessários quase 10 anos até sua descoberta ser aceita pela comunidade científica. Hoje, é padrão submeter pacientes com problemas gástricos a um teste respiratório capaz de detectar esse germe. O paciente bebe determinado líquido, e, se houver *Helicobacter* em seu estômago, essas bactérias quebram os ingredientes desse líquido, fazendo com que o indivíduo expire um gás inodoro, detectado por uma máquina. Beber, esperar, respirar. Um exame relativamente simples.

O que os dois pesquisadores não podiam imaginar é que tinham descoberto não apenas a causa de uma doença, mas também um dos mais antigos "animais de estimação" da humanidade. As bactérias *Helicobacter* vivem há mais de 50 mil anos nos seres humanos e se desenvolveram paralelamente a nós. Quando nossos antepassados começaram a explorar o mundo, a *Helicobacter* viajou junto com eles e formou novas populações. Assim surgiram três tipos africanos, dois asiáticos e um europeu dessas bactérias. Quanto mais esses grupos populacionais se distanciavam uns dos outros e quanto mais tempo durava seu distanciamento, maior era a diferença também entre seus germes.

Com o tráfico de pessoas escravizadas, os tipos africanos chegaram à América. No norte da Índia, budistas e muçulmanos abrigam duas cepas diferentes. Famílias em países industrializados costumam ter *Helicobacter* próprios, enquanto comunidades com mais contato pessoal – por exemplo, em regiões da África – possuem a mesma cepa de *Helicobacter*.

Nem todos que carregam a *Helicobacter* no estômago desenvolvem doenças por causa dela, porém a maioria dos problemas gástricos vem da *Helicobacter*. Isso porque essas bactérias podem representar diversos perigos. Há duas características conhecidas que são responsáveis pelas variantes agressivas: uma se chama "cagA" e é uma espécie de injeção minúscula, através da qual a bactéria consegue injetar determinadas substâncias em nossas células. A outra é chamada de "VacA", que estimula permanentemente as células do estômago e faz com que elas se danifiquem com mais rapidez. A probabilidade de ter problemas gástricos é muito maior quando a *Helicobacter* tem a injeção minúscula ou o gene da estimulação. Se não os tem, fica circulando pelo ambiente de maneira bastante inofensiva.

Apesar de muitas coisas em comum, cada germe de *Helicobacter* é tão particular quanto o ser humano que o carrega. A bactéria sempre se adapta a seu hospedeiro e se modifica junto com ele. Essa capacidade da *He-*

licobacter pode ser aproveitada quando se quer descobrir quem infectou quem com ela. Felinos de grande porte possuem uma *Helicobacter* própria, chamada de *Helicobacter acinonychis*. Como se assemelha em muitos aspectos à *Helicobacter* humana, logo nos perguntamos quem comeu quem no passado. Terá sido o homem primitivo a comer o tigre ou o tigre a comer o homem primitivo?

Com base nos genes, foi possível verificar que, no patógeno do felino, estavam inativos sobretudo os genes que, do contrário, o teriam ajudado a se manter em boas condições no estômago humano – e não em outro lugar. Na época, ao se alimentar do homem primitivo, o felino também ingeriu seu germe gástrico. Como este não é triturado pelos dentes e consegue se adaptar bem, o felino e seus descendentes adquiriram uma *Helicobacter*. Pelo menos a justiça foi feita.

Mas, afinal, a *Helicobacter* é boa ou ruim?

A *Helicobacter* é ruim

Como se aninha em nossa mucosa e nela circula, ela acaba enfraquecendo essa barreira de proteção. Dessa maneira, o ácido gástrico agressivo digere não apenas o que comemos, mas também parte das próprias células. Quando, além disso, dispõe das minúsculas injeções ou do gene de estimulação, ela dá o tiro de misericórdia. Cerca de uma em cada cinco pessoas que possuem essa bactéria acaba sofrendo pequenas lesões na parede do estômago. Três quartos das úlceras gástricas e quase todos os casos de úlcera no intestino delgado surgem após uma infecção por *Helicobacter pylori*. Quando se consegue eliminar esses germes com antibióticos, os problemas gástricos também desaparecem. Uma alternativa aos antibióticos é o *sulforafano*, encontrado em brócolis e em vegetais similares, mas também em suplementos. Essa substância consegue bloquear a enzima com a qual a *Helicobacter* neutraliza o ácido gástrico. Quem quiser testá-la em vez de tomar antibióticos deve buscar uma de boa qualidade e ir ao médico após duas semanas de ingestão, para verificar se a *Helicobacter* realmente desapareceu.

Uma irritação duradoura nunca é boa. É o que experimentamos quando somos picados por insetos. O prurido contínuo nos faz perder a paciência e arranhar a própria pele, na tentativa de fazer aquilo parar. Algo semelhante ocorre nas células do estômago: com uma inflamação crônica, as células sofrem uma irritação contínua, até se fragmentarem. Em pessoas mais velhas, isso também pode levar a um apetite cada vez mais reduzido.

No estômago há células-tronco que, com diligência, produzem reforços a fim de substituir rapidamente as perdas. Quando essas produtoras de reforços estão sobrecarregadas, acabam cometendo mais erros e, assim, podem em algum momento se transformar em células cancerosas. À primeira vista, não parece tão dramático quando se observam os números: cerca de 1% dos portadores de *Helicobacter* desenvolve câncer de estômago. No entanto, se lembrarmos que metade de todos os seres humanos carrega esse germe, essa porcentagem se torna um número bem alto. A chance de desenvolver câncer de estômago sem a *Helicobacter* é 40 vezes menor do que com ela.

Pela descoberta da relação entre a *H. pylori* e inflamações, úlceras e câncer, Marshall e Warren receberam o Prêmio Nobel em 2005. Do coquetel de bactérias àquele em comemoração da vitória passaram-se 20 anos.

Passou ainda mais tempo até a *Helicobacter* e o Parkinson serem associados. Embora nos anos 1960 os médicos tenham constatado reiterados problemas gástricos em seus pacientes com Parkinson, ainda não estava claro para eles o que poderia ligar o estômago a mãos trêmulas. Somente uma análise de diversos grupos populacionais na ilha de Guam trouxe luz à escuridão.

Em algumas áreas de Guam há um espantoso crescimento de sintomas semelhantes ao Parkinson na população. Os afetados têm as mãos trêmulas, expressões facial e corporal debilitadas e se movimentam mais devagar. Descobriu-se que os índices da doença eram mais elevados onde as pessoas comiam sementes de sagu-de-jardim. Essas sementes contêm substâncias tóxicas para as células nervosas. A *H. pylori* pode produzir uma substância quase idêntica. Quando foi dado a camundongos um extrato da bactéria – sem infectá-los com bactérias vivas –, eles apresentaram sintomas semelhantes aos dos habitantes de Guam que haviam ingerido sagu-de-jardim. Nesse caso, também vale a seguinte consideração: nem toda *Helicobacter* produz essa toxina, mas certamente não é nada bom quando ela o faz.

No fim das contas, além de manipular nossas barreiras de proteção, a *Helicobacter* pode irritar e destruir nossas células, produzir toxinas e, assim, prejudicar nosso corpo. Como nosso organismo, relativamente desarmado, conseguiu resistir a esse germe por tantos milênios? Por que essas bactérias são toleradas por nosso sistema imunitário por tanto tempo e de maneira tão copiosa?

A *Helicobacter* é boa

Em um dos maiores estudos sobre a *Helicobacter* e seus efeitos, chegou-se à seguinte conclusão: essa bactéria, sobretudo a temida cepa com o gene da "injeção", também interage com nosso corpo de maneira benéfica. Após mais de 12 anos observando mais de 10 mil participantes, pode-se dizer que, embora os portadores desse tipo de *Helicobacter* tivessem uma probabilidade elevada de desenvolver câncer de estômago, o risco de morte por câncer de pulmão ou derrame era reduzido pela metade, em comparação com os outros participantes.

Mesmo antes desse estudo já se suspeitava que um germe tolerado por tanto tempo não poderia ser apenas ruim. Em experimentos em camundongos, foi demonstrado que, na infância desses animais, a *Helicobacter* providenciava uma proteção confiável contra a asma. Quando se ministrava antibiótico aos filhotes de camundongo, a proteção desaparecia e eles podiam voltar a desenvolver asma. Ao se injetar a bactéria nos camundongos adultos, a proteção permanecia, porém menos marcada. Portanto, pode-se dizer que, embora camundongos não sejam seres humanos, essa observação cabe muito bem às tendências gerais que podem ser vistas sobretudo nos países industrializados: doenças como asma, alergias, diabetes e neurodermite estão crescendo, enquanto as taxas de *Helicobacter* estão caindo. Isso não é, nem de longe, prova de que a *Helicobacter* é a única barreira redentora contra a asma, porém pode contribuir.

Para explicar isso, formulou-se a tese de que essa bactéria transmite tranquilidade a nosso sistema imunitário. Ao se acoplar a células do nosso estômago, a *Helicobacter* faz com que sejam produzidas muitas das chamadas células T reguladoras, células imunocompetentes que, quando nosso sistema imunitário dá uma surtada como um bêbado provocando briga no bar, põem a mão no ombro dele e dizem: "Deixa comigo." Como diz sua alcunha, as "reguladoras" regulam as reações do sistema imunitário.

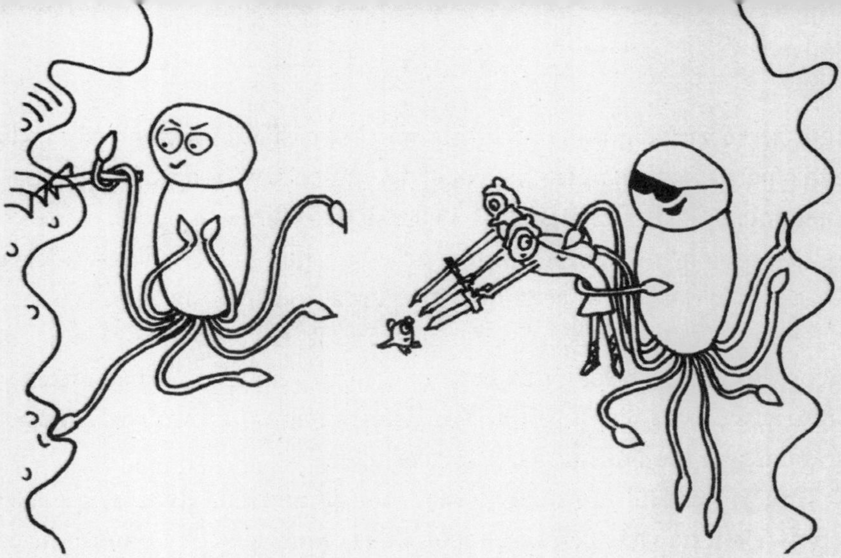

Enquanto o sistema imunitário ainda está furioso, gritando "Desapareça dos meus pulmões, seu polenzinho de uma figa!", e declara guerra acionando coriza e olhos vermelhos, as células T reguladoras dizem: "Ô, parceiro, você pegou pesado! O pobre do pólen só está procurando uma flor, veio parar nessas bandas sem querer. Ele é que se deu mal nessa, não vai encontrar nenhuma flor aqui." Quanto maior a quantidade dessas células sensatas, mais o sistema imunitário esfria a cabeça.

Se em um camundongo for produzido um grande número dessas células reguladoras por meio da *Helicobacter*, a asma de outro camundongo poderá sofrer melhora apenas com o transplante dessas células. Com certeza, um procedimento mais simples do que tentar lhes ensinar a usar uma bombinha de asma.

Eczemas também são mais raros em um terço das pessoas com *H. pylori*. Doenças inflamatórias no intestino, processos autoimunes ou inflamações crônicas podem, entre outras coisas, ser uma tendência do nosso tempo, pois, sem saber, extinguimos o que nos protegeu durante milênios.

A *Helicobacter* é boa e ruim

H. pylori são bactérias com muitas capacidades. Não se pode simplesmente classificá-las como boas ou ruins. Sempre depende do que exatamente o germe estimula em nós. Produz toxinas perigosas ou interage com nosso corpo de maneira protetora? Como reagimos a ele? Nossas células são constantemente irritadas ou produzimos mucosa gástrica suficiente para a bactéria e para nós mesmos? Que papel desempenham os agentes que irritam nossa mucosa gástrica, como os analgésicos, o fumo, o álcool, o café ou o estresse prolongado? Seria a combinação que, no fundo, só desencadeia dor de estômago porque nosso animal de estimação não gosta dessas coisas?

Segundo a Organização Mundial da Saúde, em caso de problemas gástricos, é recomendável livrar-se do potencial causador. Se na família surgirem casos de câncer no estômago, determinados linfomas ou Parkinson, também será bom despachar a *Helicobacter*.

Thor Heyerdahl morreu em 2003, aos 88 anos, na Itália. Alguns anos depois, ele teria visto como sua teoria da colonização da Polinésia se confirmou com uma análise das cepas de *Helicobacter*: em duas ondas, duas cepas asiáticas da *Helicobacter* conquistaram o Novo Mundo – e, de fato, através da rota do Sudeste Asiático. Mas quem sabe qual bactéria ainda vamos conhecer até a teoria de Heyerdahl ser esgotada em epopeias marítimas microbiológicas?

Toxoplasmas: intrépidos passageiros de gatos

Uma mulher de 32 anos se corta com uma lâmina de barbear comprada em uma promoção.

Um fanático por automobilismo de 15 anos bate forte com o carro contra uma árvore e morre.

Um rato deita na cozinha, bem ao lado da tigela de comida do gato, dispondo-se como uma deliciosa refeição.

O que esses três casos têm em comum?

Eles não ouvem seus sinais internos, que só querem preservar a grande comunidade de células que compõe os seres vivos. As células só querem nosso bem. Nesses três casos, elas parecem agir em nome de interesses em conflito com os interesses de seu corpo – interesses que podem ter saído do intestino de um gato.

O intestino dos gatos é o lar do *Toxoplasma gondii*, um ser minúsculo, de uma única célula, um protozoário. Em comparação com as bactérias, a informação genética dessas criaturas possui uma estrutura mais complexa. Além disso, elas têm paredes celulares com estruturas diferentes e, supõe-se, uma vida um pouco mais emocionante.

Os toxoplasmas se multiplicam no intestino dos gatos, que são seus "hospedeiros definitivos". Todos os outros animais que por um breve período servem aos toxoplasmas como táxis para o próximo gato são chamados de "hospedeiros intermediários". O gato só pode receber toxoplasmas uma vez na vida e apenas nesse período é perigoso para nós. Geralmente, os mais velhos já superaram a infecção e já não nos fazem mal. Quando houve infecção recente, os toxoplasmas são encontrados nas fezes dos animais e, após cerca de dois dias maturando na caixa de areia, estão prontos para infectar o próximo. Se, em vez de outro gato, passar por ali um mamífero proprietário de gatos, que, consciente de suas obrigações, remove a areia da caixa com uma pá, as criaturinhas primitivas o infectarão. Os toxoplasmas podem esperar até cinco anos por um novo hospedeiro definitivo, e seus hospedeiros intermediários não precisam ser necessariamente proprietários de gatos – felinos e outros animais circulam por jardins e hortas e de vez em quando são mortos. Um dos principais vetores de toxoplasmas é o alimento cru. Em porcentagem, a probabilidade de um indivíduo conter toxoplasmas é aproximadamente tão elevada quanto sua própria idade. Cerca de um terço dos seres humanos no mundo os abriga.

Os *Toxoplasma gondii* são considerados parasitas porque não vivem em uma pequena área de terra de um lugar qualquer, podendo se aproveitar de águas e plantas, e sim em seres vivos. Nós, humanos, os chamamos de parasitas porque deles não recebemos nada em troca. Pelo menos nada positivo – não pagam aluguel nem dão afeto. Pelo contrário: podem nos prejudicar, promovendo uma espécie de "poluição ambiental" no ser humano.

Em humanos adultos e saudáveis, eles não têm efeitos muito notáveis. Algumas pessoas apresentam sintomas semelhantes aos da gripe, mas a maioria não percebe nada. Após a fase aguda da infecção, os toxoplasmas se mudam para apartamentos minúsculos em nossos tecidos, onde entram em uma espécie de hibernação. Embora nos façam companhia pelo resto da nossa vida, são inquilinos tranquilos. Depois de nos envolvermos nesse processo, nunca mais nos contaminaremos com uma infecção recente. De certo modo, já estamos alugados.

No entanto, uma infecção como essa pode ter graves consequências durante a gravidez. Os parasitas podem chegar ao feto através do sangue, e o sistema imunitário da criança ainda não os conhece, tampouco é rápido o suficiente para interceptá-los. Nem sempre é assim, mas quando acontece pode provocar graves danos e até aborto. Quando se detecta a infecção bem cedo, pode-se tomar medicamentos, mas, como poucas pessoas os percebem, as perspectivas de tratamento não são nada boas. Se no início da gravidez o ginecologista perguntar à gestante coisas curiosas, como: "Você tem gato?", ela não precisa se preocupar, pois tem a assistência de um bom profissional.

Os toxoplasmas são a razão pela qual a caixa de areia dos gatos deve ser limpa diariamente no local onde more uma gestante (mas não por ela própria!). Pela mesma razão, ela deve evitar carne crua e todos devemos lavar bem frutas, legumes e verduras. Pessoas com toxoplasmose não podem nos contaminar, somente os residentes do intestino recém-infectado do gato. E, como já vimos, eles podem sobreviver por muito tempo, inclusive nas mãos dos proprietários de gatos. Nesse caso, a boa e velha recomendação de lavar as mãos vale ouro.

Até aqui, tudo bem. No fim das contas, os toxoplasmas parecem sujeitinhos antipáticos porém irrelevantes, desde que não se esteja grávida. Por muitos anos, não se deu muita atenção a eles, até os ratos intrépidos de Joanne Webster mudarem tudo. Nos anos 1990, quando era pesquisadora na Universidade de Oxford, Joanne Webster realizou um experimento simples, mas genial. Ela colocou em um pequeno recinto quatro caixas. No canto das caixas havia uma vasilha com um fluido diferente em cada uma: urina de rato, água, urina de coelho e urina de gato. Mesmo os ratos que nunca viram um gato na vida evitam a urina desse animal. Trata-se de uma programação biológica, que lhes diz: "Se alguém que está a fim de te devorar urinou ali, não chegue perto." Além disso, entre os roedores corre outro lembrete, que soa mais ou menos assim: "Se alguém te colocar em um recinto esquisito com caixas contendo urina, desconfie." Normalmente, todos os ratos se comportam da mesma maneira: sondam rapidamente o ambiente estranho e se retiram para uma caixa com a urina menos nociva.

Contudo, no experimento de Webster houve exceções, ou seja, ratos que, de repente, se comportaram de maneira totalmente diferente. Prontos a correr riscos, sondaram todo o recinto. Contra todo instinto inato, entraram na caixa que continha urina de gato e até se demoraram um pouco nela. Por um período maior de observação, Webster constatou que eles preferiam essa caixa. Nada lhes parecia mais interessante do que xixi de gato.

De repente, um odor que estava gravado como perigo de morte passou a ser sentido como atraente e interessante. Os animais foram em busca da própria ruína. Webster sabia qual era a única diferença deles para os ratos normais: estavam infectados com toxoplasmas. Um golpe bastante inteligente por parte dos parasitas, que levavam os ratos a praticamente correr para a boca do hospedeiro definitivo dos toxoplasmas.

Esse experimento chamou tanto a atenção da comunidade científica que foi reproduzido em alguns laboratórios pelo mundo, para saber se os procedimentos haviam sido realizados corretamente. Após infectados, seus ratos apresentaram comportamento semelhante. A partir de então, o experimento foi validado. Além disso, descobriu-se que os ratos só haviam perdido o medo dos gatos – eles continuavam evitando a urina de cães.

Esses resultados desencadearam intensas discussões: como parasitas minúsculos podiam influenciar de modo tão drástico o comportamento desses pequenos mamíferos? Morrer ou não morrer – eis a grande questão que qualquer organismo que se preze deveria conseguir responder... desde que não haja nenhum parasita no comitê de decisões.

Do pequeno ao grande mamífero (leia-se: ser humano), a distância já não era tão grande. Entre nós, também poderiam ser encontrados candidatos que acabariam caindo em situações desfavoráveis devido a falsos reflexos, falsas reações ou falta de medo, obedecendo a uma espécie de "impulso a se tornar ração de gato". Inicialmente, examinou-se o sangue de pessoas que haviam se envolvido em acidentes de trânsito. A intenção era saber se entre os infelizes condutores haveria mais portadores de toxoplasmas do que no restante da sociedade que não havia sofrido nenhum acidente.

E a resposta foi: sim. A probabilidade de se envolver em um acidente de trânsito aumenta quando se é portador de toxoplasmas, sobretudo quando a infecção está bastante ativa, e não cochilando sem ser notada. Esse resultado foi comprovado não apenas por três estudos menores, mas também por uma pesquisa bastante ampla, na qual se examinou o sangue de 3.890 recrutas do Exército da República Tcheca, para saber se tinham toxoplasmas.

Nos anos seguintes, todos os acidentes de trânsito sofridos pelos recrutas foram avaliados. Graves infecções por toxoplasmas, combinadas a determinado grupo sanguíneo (Rh negativo), foram os principais fatores de risco. Na presença de parasitas, certos grupos sanguíneos de fato desempenham um papel. Alguns oferecem proteção maior contra infecção.

Mas o que a mulher com a lâmina de barbear tem a ver com tudo isso? Por que ela não se assusta ao ver o próprio sangue? Por que não sente dor ao cortar a pele, os tecidos e os nervos – pelo contrário, se sente revigorada? Como a dor pode se transformar na pimenta que tempera o cotidiano em geral tão insosso?

Há diferentes explicações para essas perguntas. Uma delas envolve os toxoplasmas. Quando somos infectados por eles, nosso sistema imunitário ativa uma enzima (IDO) para nos proteger desses parasitas. Essa enzima decompõe progressivamente uma substância que o invasor gosta de ingerir, forçando-o a entrar em estado inativo. Infelizmente, essa substância também é um ingrediente da produção de serotonina. (Lembremos que a falta de serotonina está associada à depressão e a transtornos de ansiedade.)

Se falta serotonina ao cérebro porque a IDO tirou todo o estoque de ingrediente para sua produção pela presença dos parasitas, nosso humor pode piorar. Além disso, substâncias precursoras da serotonina modificadas podem se acoplar a certos receptores no cérebro e nele desencadear, por exemplo, falta de motivação. Esses receptores são os mesmos que são alvo de analgésicos, e o resultado é sedação e apatia. Para sair desse estado, talvez sejam necessárias medidas drásticas. Nosso corpo é inteligente. Ele sopesa as vantagens e os riscos. Quando um parasita tem que ser combatido no cérebro, nosso humor dá uma piorada. Geralmente, a ativação da IDO é um acordo. De vez em quando, o corpo também utiliza essa enzima para tirar comida do alcance das próprias células. Durante a gestação, a IDO é ativada com mais intensidade – mas apenas no ponto de contato direto com o feto. Nesse local, o alimento é tirado das células imunocompetentes, que então perdem força e se tornam mais tolerantes com o feto semidesconhecido.

Poderia a falta de motivação desencadeada pela IDO ser suficiente para levar alguém a cometer suicídio? Em outros termos: o que leva alguém a pensar em suicídio? Onde o parasita teria que se estabelecer para desligar o nosso medo natural de fazer mal a nós mesmos?

O medo é atribuído a uma parte do cérebro chamada de amígdala. Há fibras que vão dos olhos diretamente para ela. Assim, quando deparamos com uma aranha, sentimos medo de imediato. Essa conexão persiste mesmo quando o centro de visão no cérebro é destruído por um ferimento na parte posterior da cabeça e o indivíduo fica cego. Ele já não "vê" a aranha, mas ainda a "sente". Portanto, nossa amígdala tem uma participação essencial no surgimento do medo. Se ela é danificada, podemos perder o medo e agir de modo arriscado.

Pesquisas a respeito dos hospedeiros intermediários utilizados pelos toxoplasmas mostram que, na maioria das vezes, essas criaturinhas se instalam nos músculos e no cérebro para hibernar. Em ordem decrescente de frequência, elas podem ser encontradas em três locais do cérebro: na amígdala, no centro olfatório e na região logo atrás da testa. Como já foi dito, a amígdala é responsável pela percepção do medo; o centro olfatório poderia fazer com que, nos ratos, a urina de gato fosse apreciada; já a terceira região cerebral é um pouco mais complexa.

Essa parte do cérebro cria possibilidades a cada segundo. Se ao participante de um estudo, ligado aos devidos receptores, fizéssemos perguntas sobre fé, personalidade e moral ou se lhe apresentássemos desafios cognitivos, veríamos na ressonância cerebral uma intensa atividade nessa região. Segundo uma teoria, nessa área são traçados muitos esboços por segundo. "Eu poderia acreditar na religião que meus pais me transmitiram. Durante a conferência, eu poderia lamber a mesa à minha frente. Eu poderia ler um livro e tomar chá. Eu poderia vestir esse cachorro com uma roupa engraçada. Eu poderia cantar uma música diante de uma câmera ligada. Eu poderia dirigir agora a 150 quilômetros por hora. E poderia pegar aquela lâmina de barbear." A cada segundo, centenas de possibilidades – qual vai vencer e qual será executada?

Faz todo sentido se estabelecer aqui se você for um parasita com um objetivo claro. A partir desse ponto, talvez seja possível apoiar tendências autodestrutivas, de maneira que esses impulsos acabam sendo menos reprimidos na escolha da ação.

A pesquisa científica não seria científica se não tivesse repetido o belo experimento de Joanne Webster em seres humanos, dessa vez com pessoas que sentiriam o cheiro da urina de diversos animais. Homens e mulheres infectados com toxoplasmose avaliaram o xixi de gato de maneira diferente dos participantes sem parasitas. E a apreciação positiva dos homens foi visivelmente maior do que a das mulheres.

O olfato é um dos sentidos mais fundamentais. Diferentemente do paladar, da audição e da visão, as impressões olfativas não são controladas a caminho da consciência. Curiosamente, é possível sonhar com todas as impressões sensoriais, menos com o olfato. Os sonhos são sempre inodoros. Além dos toxoplasmas, porcos farejadores de trufas sabem muito bem que sentimentos podem surgir de odores. Com efeito, as trufas têm o mesmo odor de um porco macho prontíssimo para o acasalamento – e, quando esse odor está escondido debaixo da terra, as fêmeas farejadoras começam a remexê-la, inebriadas de amor, até... entregarem a seu dono ou dona o decepcionante e nada erótico cogumelo. Quando se pensa como deve ser frustrante esse tipo de busca para uma porca, o preço da trufa parece mais do que justo. Seja como for, o fato é que o odor pode provocar atração.

Algumas lojas também apostam nesse efeito. No jargão técnico, fala-se em "marketing olfatório". Uma marca americana de roupas chega a utilizar feromônios sexuais. Em Frankfurt veem-se regularmente filas de adolescentes diante da loja com pouca iluminação, que pulveriza no ar um perfume sedutor. Se houvesse porcos soltos por ali, poderíamos testemunhar algumas cenas inusitadas.

Se outro organismo nos faz perceber odores de maneira diversa, ele não poderia influenciar também nossos outros sentidos?

Existe uma conhecida doença cujo principal sintoma são percepções sensoriais enganosas: a esquizofrenia. Pessoas esquizofrênicas têm, por exemplo, a sensação de que formigas estão subindo por suas costas, mesmo que não haja nenhum desses bichinhos rastejadores por perto. Elas ouvem vozes, obedecem a essas vozes e, por vezes, se mostram bastante letárgicas. De 0,5% a 1% da população mundial sofre de esquizofrenia.

Essa doença não é clara em muitos pontos. A maioria dos medicamentos que de certo modo funcionam aposta em neutralizar no cérebro determinado sinal químico presente em abundância: a dopamina. Os toxoplasmas possuem genes que intervêm na produção da dopamina no cérebro. Nem todos os que sofrem de esquizofrenia são portadores do parasita – portanto ele não pode ser a única causa –, mas entre esquizofrênicos há duas vezes mais portadores de toxoplasmas do que entre a população sem a doença.

Portanto, teoricamente, o *Toxoplasma gondii* exerce alguma influência no cérebro através dos centros responsáveis pelo medo, pelo olfato e pelo comportamento. Probabilidades mais elevadas de acidentes, tentativas de suicídio ou esquizofrenia indicam que a infecção não passa despercebida em todos nós. Ainda levará tempo até que essas descobertas tenham alguma consequência em nosso cotidiano médico. Suposições precisam ser comprovadas, e possibilidades terapêuticas, mais bem pesquisadas. Essa demorada salvaguarda da ciência pode custar vidas – os antibióticos só chegaram às farmácias décadas depois de sua descoberta –, mas também salvar – o medicamento Contergan ou o amianto, por exemplo, bem que poderiam ter sido testados com mais afinco.

Os toxoplasmas podem nos influenciar mais do que acreditávamos alguns anos atrás. Eles anunciam uma nova era na ciência: uma era em que um fragmento de cocô de gato nos mostra como nossa vida é suscetível às mudanças mais velozes e surpreendentes, uma era em que aos poucos passamos a compreender as complexas ligações entre o ser humano, a comida que comemos, nossos animais de estimação e o minúsculo mundo que nos cerca e nos habita.

Assustador? Talvez. Mas não é também emocionante que aos poucos estejamos decifrando processos até então aceitos como pura obra do destino? Com esse novo conhecimento, podemos agarrar com as duas mãos os riscos que surgem em nossa vida. Às vezes bastam uma pazinha de areia da caixa de areia sanitária, um frango bem cozido ou verduras lavadas para afastar esses riscos.

Oxiúros

Existem pequenos vermes brancos que gostam de morar em nosso intestino. Durante séculos eles adaptaram seu comportamento a nós. A cada duas pessoas, uma já hospedou esses vermes pelo menos uma vez na vida. Algumas nem percebem; em outras, ele é um verdadeiro tormento, sobre o qual pouco se fala. Se olharmos no momento certo, poderemos vê-los acenar para nós ao saírem pelo ânus. Têm de 1 a 1,5 centímetro, são brancos e possuem uma extremidade relativamente pontiaguda. De certo modo, lembram as trilhas de condensação que os aviões deixam no céu, com a diferença de que não se alongam cada vez mais. Quem tem boca e dedos pode pegar oxiúros. Nesse caso, quem não tem boca nem dedos sai ganhando.

A senhora oxiúro, quando "grávida", quer oferecer aos seus ovos um bom futuro. E isso não é nada fácil. O ovo precisa ser engolido por um ser humano, depois se infiltrar no intestino delgado para que chegue ao intestino grosso já como oxiúro adulto. Nesse momento, uma senhora oxiúro adulta se encontra nos trechos finais do intestino, com tudo fluindo na direção contrária à de suas necessidades, e se pergunta como voltar à boca para dar a seus ovos a vida que eles merecem. E aqui entra a inteligência que supomos ser a única em um ser como esse: a inteligência da adaptação.

As fêmeas dos oxiúros sabem quando estamos numa boa, deitados e sem a mínima pressa para levantar. É nesse momento que elas partem para o ânus, em cujas inúmeras pregas depositam seus ovos, e ficam ali se sacudindo até sentirmos coceira. Feito isso, voltam correndo para o intestino, pois sabem por experiência que agora virá uma mão para solucionar o incômodo. Debaixo da coberta, a mão se dirige ao traseiro, mirando a coceira. As mesmas vias nervosas que transmitiram a sensação de coceira agora mandam a mão coçar. Atendemos a esse pedido, e é assim que providenciamos para que os descendentes dos oxiúros sejam transportados por via expressa a regiões próximas à boca.

Qual é o momento em que estamos menos interessados em lavar as mãos depois de coçar o bumbum? Quando não estamos pensando em nada porque estamos dormindo ou cansados demais para levantar. Justamente o momento em que o oxiúro deposita seus ovos. Alguma dúvida sobre o que significa sonhar, logo em seguida, que se está enfiando o dedo numa torta de chocolate? Ovos a caminho de casa. Quem fez "Eca!" talvez tenha esquecido que também comemos ovos de galinha. Só que esses são bem maiores, e geralmente os cozinhamos antes.

Temos uma posição crítica em relação a seres vivos que se mudam para nosso intestino sem ser convidados e, a partir dele, põem em prática seu planejamento familiar. Não temos muita coragem para conversar a respeito disso com outras pessoas. Quase como se fôssemos um anfitrião ruim, que não é capaz de exercer sua autoridade e, justamente por isso, acolhe todo tipo de gente estranha sem questionar. Contudo, com os oxiúros é um pouco diferente: são hóspedes que nos acordam cedo para o treino matinal e, em seguida, fazem em seu anfitrião uma massagem que estimula o sistema imunitário. Além disso, roubam bem pouco da nossa comida.

Não é bom tê-los como residentes permanentes, mas uma vez na vida não é problema. Os cientistas supõem que a oxiuríase pode proteger as crianças de desenvolver asma intensa ou diabetes no futuro. Por isso, sejam bem-vindos, Sr. e Sra. Oxiúro! Mas, por favor, não abusem da hospitalidade, pois três coisas nada divertidas podem acontecer em caso de oxiuríase descontrolada:

1. Quando não se consegue dormir direito, perde-se a concentração durante o dia, fica-se mais inquieto e sensível do que de costume.
2. O que os oxiúros não querem – e nós também não – é que se percam. Se não permanecerem em seu devido lugar, que vão embora. Afinal, quem vai querer um oxiúro com senso de orientação tão ruim?
3. Intestinos sensíveis ou oxiúros extremamente agitados tendem à irritação. As reações a isso são as mais diversas: não conseguir ir ao banheiro, ir demais ao banheiro, dor de barriga, dor de cabeça, enjoo ou até mesmo nenhuma das alternativas anteriores.

Se o hospedeiro do oxiúro for acometido por um desses sintomas, deve ir ao médico! No consultório, ele será orientado a usar uma fita adesiva de um modo que não se ensina em aulas de artesanato. Alguns médicos falam de uma forma mais agradável que outros, mas, em essência, a instrução será: "Abra as nádegas, cole a fita adesiva no ânus e ao redor dele e depois puxe. Leve-a à recepção e entregue-a à Janete."

Os ovos do oxiúro são bolinhas que se grudam bem à fita adesiva. Se na Páscoa tivéssemos um ímã que atraísse todos os ovos escondidos no jardim, ganharíamos um bom tempo. Como os ovos do oxiúro são bem menores do que os de Páscoa, faz sentido abreviar um pouco essa busca. O importante é que toda a ação aconteça pela manhã, pois é quando a maioria dos ovos ainda se encontra por ali. Não é nem um pouco recomendável lavar ou limpar todo o jardim de oxiúros antes da busca dos ovos; a primeira coisa a tocar essa zona pela manhã deve ser a fita adesiva.

Ao microscópio, o médico verá os ovos. Se já tiverem se desenvolvido em larvas, terão uma faixa no centro. Em seguida, será prescrito um medicamento e o farmacêutico o ajudará na guerra contra os hóspedes incômodos. O princípio ativo típico desse medicamento é o mebendazol e funciona segundo um princípio que todos nós conhecemos desde o jardim de infância: se alguém cutuca minhas partes, eu vou cutucar as dele também.

O medicamento percorre nosso corpo da boca até o reto, encontrando no caminho esses hóspedes desleais. Como eles também possuem boca e intestino, neles o medicamento toma o mesmo caminho, ou seja, da boca para o intestino. No intestino do oxiúro, o mebendazol age de maneira bem mais nociva do que no nosso, submetendo os vermes a uma dieta drástica, de maneira que deixam de receber açúcar. No entanto, os vermes precisam de açúcar para viver, por isso essa dieta deve ser a última de sua vida. É como parar de alimentar hóspedes não convidados e que demoram para ir embora.

Os ovos dos oxiúros têm vida longa. Quando se está com vermes e não se consegue deixar a mão longe da boca, é preciso ao menos tentar manter o menor número possível de ovos no ambiente. Deve-se trocar a roupa de cama e a roupa íntima diariamente, lavando-as, no mínimo, a 60°C. Também é importante lavar as mãos e aliviar a coceira intensa com pomadas, e não com o ataque dos dedos. Minha mãe jura que os oxiúros desaparecem quando se ingere diariamente um dente de alho. A esse respeito não encontrei nenhum estudo, mas tampouco existem estudos sobre a temperatura certa para vestir o casaco, e, nesse sentido, minha mãe tem sempre razão. Se nada disso der certo, não se desespere. É hora de passar novamente no consultório médico e se orgulhar de ter um intestino tão convidativo.

Sobre limpeza e bactérias boas

Queremos nos proteger de coisas ruins. Dificilmente alguém pegaria salmonela ou uma *Helicobacter* por vontade própria. Mesmo que não as conheçamos todas, não queremos nenhuma bactéria que engorde, que desencadeie diabetes nem micróbios que nos deixem tristes. Nossa principal proteção é a limpeza. Somos cuidadosos ao comer comida crua, beijar desconhecidos e nos livrar dos patógenos com água quente. Mas nem sempre a limpeza é o que consideramos.

A limpeza do intestino pode ser compreendida como a limpeza de uma floresta: nem a pessoa mais fanática passaria um esfregão nesse local. Uma floresta é limpa quando nela reina um equilíbrio saudável. O que se pode fazer para ajudá-la é jogar sementes de novas plantas e torcer para que vinguem. Além disso, pode-se selecionar as preferidas e cuidar delas para que se multipliquem e cresçam. Às vezes aparecem parasitas nocivos. Nesse caso, é preciso ponderar cuidadosamente. Se os recursos mais leves não funcionarem, apela-se para os agrotóxicos. Pesticidas operam verdadeiros milagres, mas não se pode usá-los como se fossem meros desodorizadores de ambiente.

Uma limpeza inteligente começa no dia a dia. O que devemos realmente levar em conta e o que é higiene exagerada? Existem sobretudo três instrumentos que limpam o nosso corpo: com os antibióticos podemos afastar patógenos agudos; com produtos como prebióticos e probióticos, estimulamos o que é bom. "*Pro bios*" significa "a favor da vida". Probióticos são bactérias vivas, que ingerimos e que podem nos tornar mais saudáveis. Traduzindo, "*pre bios*" significa "antes da vida". Prebióticos são alimentos que chegam ao intestino grosso e nele nutrem bactérias boas, fazendo com que cresçam mais do que as ruins. "*Anti bios*" significa "contra a vida". Antibióticos exterminam as bactérias e podem nos salvar quando contraímos as ruins.

Limpeza no dia a dia

O mais incrível da limpeza é que ela se dá em sua maior parte na cabeça. Balas de hortelã têm sabor refrescante, janelas limpas são transparentes, deitar-se numa cama com lençóis limpos após o banho provoca uma sensação divina. Gostamos de sentir o cheiro de limpeza. Gostamos de passar a mão em superfícies lisas e brilhantes. Encontramos conforto na ideia de que desinfetantes nos protegem do mundo invisível dos germes.

Há 130 anos, descobriu-se na Europa que a tuberculose era causada por bactérias. Foi a primeira vez que o público geral tomou conhecimento desses microrganismos, apresentados como nocivos, perigosos e – o mais preocupante – invisíveis. Logo foram introduzidas novas regras nos países europeus: os doentes passaram a ser isolados para que não transmitissem seus germes, foi proibido cuspir nas escolas, o contato físico passou a ser desestimulado e o "compartilhamento da toalha" deveria ser evitado. Além disso, era preciso restringir o "beijo às situações eroticamente inevitáveis". Embora esses mandamentos soem engraçados hoje em dia, eles acabaram por se ancorar profundamente na sociedade ocidental. Cuspir ainda é visto como falta de educação, não compartilhamos toalhas e escovas de dentes e o contato físico é mínimo em diversas culturas.

Escapar de uma doença fatal por deixar de cuspir no chão da escola pareceu uma atitude louvável. Tornou-se uma regra automatizada. Passou-se a condenar quem não a seguia e, assim, punha todos os outros em risco. Essa condenação foi ensinada aos filhos, e o ato de cuspir ganhou uma imagem negativa. Cuidar da limpeza tornou-se um ato reconhecido; as pessoas se esforçaram para manter a ordem em uma vida repleta de caos.

No início do século XX, na Alemanha, dermatologistas pediam: "Que todo cidadão tome um banho por semana!" Na época, grandes empresas faziam campanhas de saúde, construíam instalações sanitárias para seus empregados e lhes forneciam gratuitamente sabonete e toalha. Somente em 1950 o banho semanal se impôs, aos poucos. A família de classe média tomava banho todo sábado – uma pessoa após outra na mesma água –, e em algumas famílias o pai, que trabalhava duro, podia ser o primeiro a entrar na banheira. Antigamente, a limpeza corporal significava eliminar o mau cheiro ou a sujeira visível. Com o tempo, essa ideia foi ficando cada vez mais abstrata. Hoje, já não conseguimos imaginar um banho semanal da família. Compramos até desinfetantes para limpar o que nem sequer conseguimos enxergar. Depois de usá-los, a aparência é a mesma de antes. Mesmo assim, valem a pena.

Jornais e noticiários relatam a respeito de perigosos vírus da gripe, germes multirresistentes ou escândalos com a bactéria EHEC. Todos perigos invisíveis, dos quais queremos nos proteger. As pessoas lidam com o medo de maneiras diferentes. Julgá-las seria simplista – deve-se, antes, entender de onde vem esse medo.

Para os obcecados por higiene, trata-se de limpar ou exterminar tudo. Eles não sabem ao certo o quê, mas pensam o pior. De fato, desse modo, limpamos tudo: o que é ruim e o que é bom. Esse tipo de limpeza não pode ser o correto. Quanto mais elevado o padrão de higiene em um país, mais alergias e doenças autoimunes ele terá. Quanto mais estéril for uma casa, mais alergias e doenças autoimunes terão seus moradores. No Brasil, 30% da população tem algum tipo de alergia. Há 30 anos, 1 a cada 10 alemães era alérgico a alguma coisa – hoje, é 1 a cada 3. Ao mesmo tempo, desde então, o número de infecções não se reduziu visivelmente. Uma higiene inteligente parece ser outra coisa. A pesquisa com as bactérias deste mundo anuncia uma nova compreensão da limpeza. Já não se trata apenas de exterminar o que é perigoso.

Mais de 95% de todas as bactérias do mundo não nos fazem mal. Muitas nos ajudam muito. Em uma casa normal, não há o que desinfetar, a menos que alguém na família esteja doente ou que o cão tenha evacuado na sala. Se ainda por cima o cão estiver doente, não há limite para a criatividade: limpadores a vapor, inundação de desinfetante, pequenos lança-chamas... pode até ser divertido. Porém, quando o chão está repleto de pisadas de sapato, bastam água e algumas gotas de desinfetante. Ambos já reduzem as bactérias do chão em até 90%. Assim, a população normal que habita o solo tem a chance de voltar – quanto à parte ruim, não restam muitas possibilidades.

Na limpeza, deve-se tentar reduzir o número de bactérias, não exterminá-las. Mesmo bactérias ruins podem ser boas para nós, desde que nosso corpo seja capaz de usá-las para treino. Alguns milhares de salmonelas em nossa pia são um passeio turístico para nosso sistema imunitário. Somente quando as salmonelas crescem em excesso é que se tornam perigosas. As bactérias se multiplicam em excesso quando encontram condições perfeitas para tanto: ambiente protegido, calor e umidade e comida saborosa. Para mantê-las sob controle, há quatro técnicas caseiras importantes: diluição, secagem, temperatura e limpeza.

Diluição

Também utilizamos a técnica da diluição no laboratório. Diluímos bactérias com fluidos e damos a larvas de mariposas gotas de bactérias em concentrações diferentes. Quando adoecem, as larvas de mariposas mudam de cor. Assim, é fácil perceber quando determinadas bactérias causam doenças – algumas já a partir de mil, outras somente a partir de 10 milhões por gota.

Dentro de casa, a diluição também se dá, por exemplo, na lavagem de legumes, verduras e frutas. Desse modo, a maioria das bactérias do solo é diluída até já não ser prejudicial a nós. Na Coreia do Sul, acrescenta-se à água um pouco de vinagre, a fim de tornar o ambiente desconfortável para as bactérias através do ácido. O arejamento de cômodos também pertence à técnica de diluição.

Louças, talheres ou tábuas bem lavados com esponja e depois guardados poderiam até ser lambidos. Esponjas de cozinha são quentes, úmidas e repletas de alimento – perfeitas para todo micróbio que passar por elas. Quem olhar uma esponja dessas ao microscópio vai se contorcer por meia hora no chão.

As esponjas de cozinha servem apenas para a sujeira pesada – depois de usá-las, deve-se enxaguar rapidamente talheres ou pratos sob água corrente. Isso também vale para os panos de prato que ficam úmidos por muito tempo. Nessa condição, acabam servindo mais para distribuir as bactérias de forma regular do que para secar. Esponjas e panos precisam ser bem torcidos e secos entre um uso e outro; do contrário, tornam-se perfeitas hospedarias com nutrientes e umidade para as bactérias.

Secagem

As bactérias não conseguem se multiplicar em superfícies secas; algumas até chegam a morrer. Um chão esfregado fica ainda mais limpo depois de seco. Axilas secas através de desodorantes são locais desconfortáveis para bactérias, e isso diminui os odores. A secagem é uma coisa boa. Quando enxugamos os alimentos corretamente, eles duram mais tempo. É o que se vê em muitos produtos feitos de grãos, como macarrão, granola ou torradas, em frutas (como uvas-passas), feijões ou lentilhas e na carne.

Temperatura

Na natureza, uma vez por ano a temperatura cai de verdade: do ponto de vista das bactérias, o inverno é uma espécie de programa de limpeza. Para nosso dia a dia, o resfriamento de alimentos é muito importante. Uma geladeira contém tanta comida que, mesmo a baixas temperaturas, é um paraíso para as bactérias. A melhor coisa a fazer é mantê-la, no máximo, a 5°C.

Na maioria dos ciclos de lavagem, o princípio da diluição é suficiente. Com panos de prato úmidos, cuecas ou roupas de pessoas doentes, 60°C já bastam. Temperaturas acima de 40°C exterminam a maioria das bactérias *E. coli*; a 70°C conseguimos nos livrar até das salmonelas mais persistentes.

Limpeza

"Limpar" significa tirar uma película de gordura e proteína das superfícies. Todas as bactérias que as envolveram por dentro ou por baixo são igualmente eliminadas nesse processo. Geralmente se utilizam água e desinfetantes. A limpeza é a melhor solução em todas as salas, cozinhas e banheiros.

É possível levar esse processo ao extremo. Faz sentido quando se trata da produção de medicamentos que vão correr nas veias de pacientes (como soluções para infusão) – nesse caso, não pode restar uma única bactéria. Os laboratórios farmacêuticos utilizam, por exemplo, o iodo, que é capaz de sublimar. Sublimar significa que, no calor, um cristal sólido de iodo se transforma em vapor sem antes passar pelo estado líquido. Portanto, o iodo é aquecido, de maneira que todo o ambiente desapareça em um vapor azul.

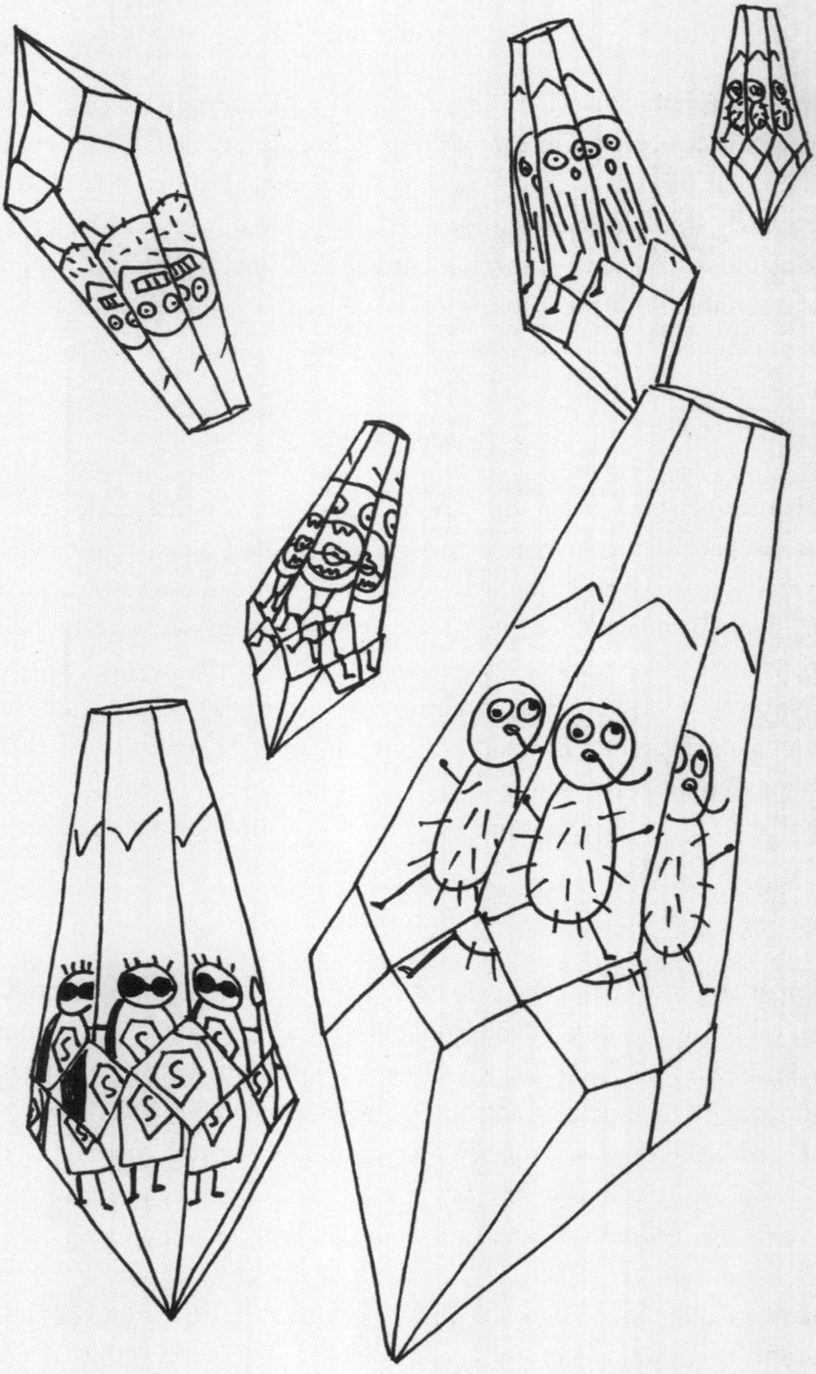

Até agora, esse tipo de limpeza ainda soa como o princípio do aspirador de pó a vapor, mas não é só isso: o iodo também é capaz de ressublimar. Para tanto, resfria-se o ambiente, e todo o vapor se cristaliza de imediato. Em todas as superfícies e até mesmo no ar se formam milhões de pequenos cristais, que englobam todos os micróbios e caem fechados no chão. Os funcionários passam por diversas comportas de ar e desinfecção, vestem macacões estéreis que cobrem o corpo inteiro e, assim, podem varrer os cristais de iodo.

Em princípio, utilizamos o mesmo sistema quando passamos creme nas mãos: fechamos os micróbios em uma película de gordura e os mantemos nela. Quando lavamos essa película, as bactérias também se libertam. Com o invólucro natural de gordura produzido pela pele, muitas vezes água sem sabão já é suficiente.

A película de gordura não é totalmente destruída e, após a lavagem, pode retomar seu trabalho com mais rapidez. Lavagens muito frequentes são bobagem – isso vale tanto para as mãos quanto para o corpo. Se a toda hora eliminarmos a película de gordura, vamos expor nossa pele indefesa ao ambiente. E, se bactérias responsáveis pelo mau odor encontrarem essa aderência maior, nosso cheiro será ainda mais forte quando suarmos. Forma-se assim um círculo vicioso.

Novos métodos

Atualmente, uma equipe de Gent, na Bélgica, vem tentando um novo método. Os pesquisadores combatem o odor do suor com bactérias. Desinfetam as axilas passando nelas bactérias inodoras e observam o relógio. Após alguns minutos, o participante da experiência pode vestir sua camisa e voltar para casa. Depois, os participantes são convidados a visitar sempre o laboratório para os especialistas sentirem seu cheiro. Os primeiros resultados mostram-se bastante bons – em muitos dos participantes, as bactérias de odor neutro conseguem expulsar as de odor ruim.

O mesmo método vem sendo utilizado também em banheiros públicos

---

PÁGINA AO LADO: *Bactérias presas em cristais de iodo.*

malcheirosos de Düren, na Alemanha. Uma empresa possui uma mistura de bactérias que pode ser utilizada para a limpeza como um desinfetante. Essa mistura de odor neutro pode espalhar-se e tomar o lugar das bactérias de cheiro ruim. A ideia de limpar instalações sanitárias com bactérias é genial, mas, infelizmente, os produtores não revelam a composição do produto, o que dificulta sua avaliação científica. De todo modo, a cidade de Düren parece ter tido êxito com esse experimento.

Esses novos conceitos de bactérias mostram um aspecto muito bom: limpeza não significa exterminar tudo que contém bactérias, mas manter um equilíbrio saudável entre muitas bactérias boas e poucas ruins. Isso significa uma proteção inteligente contra o que é perigoso e, às vezes, a difusão específica do que é bom. Tendo isso em vista, também se pode concordar com antigas sabedorias, como a da escritora Suellen Hoy: "Segundo a perspectiva de uma mulher americana de classe média (igualmente uma viajante experiente) que ponderou sobre essa evidência, certamente é melhor estar limpa do que suja."

Antibióticos

Os antibióticos exterminam patógenos perigosos de maneira muito confiável. Exterminam também a família desses patógenos. E seus amigos. E seus conhecidos. E conhecidos distantes desses conhecidos. Isso faz deles as melhores armas contra bactérias perigosas – e as armas mais perigosas contra as melhores bactérias. E quem é que produz a maioria dos antibióticos? Bactérias. Hein?

Os antibióticos são as armas usadas por ambos os lados na guerra entre fungos e bactérias.

Desde que pesquisadores descobriram isso, são cultivadas bactérias em massa nas empresas farmacêuticas. Usam-se enormes tanques (com capacidade de até 100 mil litros), onde crescem tantas bactérias que é impossível exprimir em números. Elas produzem antibióticos, que posteriormente são purificados e compactados em forma de comprimidos. O produto tem boa saída, sobretudo nos Estados Unidos: em um estudo sobre os efeitos dos antibióticos na flora intestinal em todo o distrito de

São Francisco e nas localidades circunvizinhas, foram encontradas apenas duas pessoas que não haviam feito uso de antibióticos nos últimos dois anos. Um em cada quatro alemães consome em média um antibiótico por ano. A razão mais frequente são "resfriados" – uma punhalada no coração dos microbiologistas (resfriados não são causados por bactérias, e sim por vírus). Os antibióticos funcionam de três maneiras: destroem bactérias, envenenam bactérias ou tornam as bactérias incapazes de procriar. Contra os vírus, esses medicamentos não têm efeito.

Portanto, na maioria dos resfriados, os antibióticos não ajudam em nada. A melhora de algumas pessoas após ingeri-los deve-se ao efeito placebo ou ao empenho de nosso próprio sistema imunitário. Contudo, nos prejudicamos ao tomá-los sem razão, pois matamos muitas bactérias úteis. Para evitar esse dano em caso de infecção desconhecida, pode-se pedir ao médico um teste de *procalcitonina*, que mostra se são bactérias ou vírus os responsáveis pela infecção. Sobretudo quando são crianças pequenas a sofrer de alguma infecção desconhecida, é recomendável considerar essa opção.

Quando é oportuno fazer uso de antibióticos, eles devem ser tomados. Por certo, as desvantagens serão compensadas pelas vantagens – por exemplo, em pacientes com forte pneumonia ou crianças que precisam superar, sem sequelas, uma infecção muito complicada. Nesses casos, um pequeno comprimido pode salvar vidas. Os antibióticos impedem a multiplicação das bactérias, nosso sistema imunitário extermina todos os patógenos restantes e logo começamos a melhorar. Embora paguemos um preço por isso, no fim das contas é um ótimo negócio.

O efeito colateral mais comum é a diarreia. Se isso não acontecer, talvez você note, ao usar o banheiro pela manhã, porções nitidamente maiores. A verdade nua e crua é: trata-se de uma grande porção de bactérias intestinais mortas. Para curar uma infecção bacteriana respiratória, o comprimido de antibiótico não vai da boca para o nariz, pronto para acabar com a coriza; ele desce direto para o estômago e dali para o intestino. Ali, antes de chegar ao sangue (e depois, aí, sim, para o nariz e outras partes do corpo), ele metralha os micróbios no intestino, depois os envenena e, por fim, os esteriliza. O resultado é uma terra arrasada, e os cadáveres podem ser vistos na próxima ida ao banheiro.

Os antibióticos podem alterar visivelmente nossa microbiota. Reduzem a multiplicidade dos nossos micróbios intestinais e podem alterar sua capacidade. Por exemplo, quanto colesterol pode ser absorvido se vitaminas (como a H, amiga da pele) serão produzidas ou qual alimento será aproveitado. Em estudos preliminares realizados em Harvard e na Universidade de Nova York, ficou demonstrado que os antibióticos metronidazol e gentamicina promovem grandes alterações na flora intestinal.

Os antibióticos podem ser problemáticos para crianças pequenas e idosos, pois sua flora intestinal é muito instável e tem mais dificuldade para se recuperar depois do tratamento. Um estudo sueco mostrou que, dois meses após o uso de antibióticos, ainda se constatavam alterações visíveis na flora intestinal de crianças: havia mais bactérias potencialmente ruins e menos das boas, como as bifidobactérias ou os lactobacilos. Os antibióticos utilizados foram a ampicilina e a gentamicina. Esse é o único estudo do gênero disponível, porém foram examinadas apenas nove crianças, o que não torna o resultado muito expressivo. É preciso, portanto, considerá-lo com cautela.

Um estudo mais recente, com aposentados da Irlanda, mostrou uma diferença nítida: algumas paisagens intestinais se recuperam muito bem após a ingestão de antibióticos, enquanto outras permanecem alteradas por um bom tempo. Ainda não se sabe por quê. Tanto em matéria de intestino quanto na área da psicologia, chama-se de "resiliência" essa capacidade de se restabelecer e retornar à estabilidade após fortes experiências.

Praticamente ainda se contam nos dedos de uma só mão as pesquisas realizadas sobre as consequências a longo prazo do uso de antibióticos – e isso apesar de os utilizarmos há mais de 50 anos. A razão para isso é técnica: faz poucos anos que foram desenvolvidos aparelhos para esse tipo de estudo. O único efeito de longo prazo comprovado até hoje é que as bactérias desenvolvem resistência à droga. Mesmo dois anos após o uso de antibióticos, ainda se encontram bactérias ruins no intestino, contando a seus tatatataranetos suas histórias de guerra.

Afinal, elas enfrentaram os antibióticos e sobreviveram. E com mérito. As estratégias incluem instalar nas paredes de suas células pequenas bombas de sucção que puxam o antibiótico de si e o eliminam, tal como faz um bombeiro hidráulico para tirar a água de um porão inundado. Outras bactérias preferem se camuflar, de maneira que os antibióticos não as re-

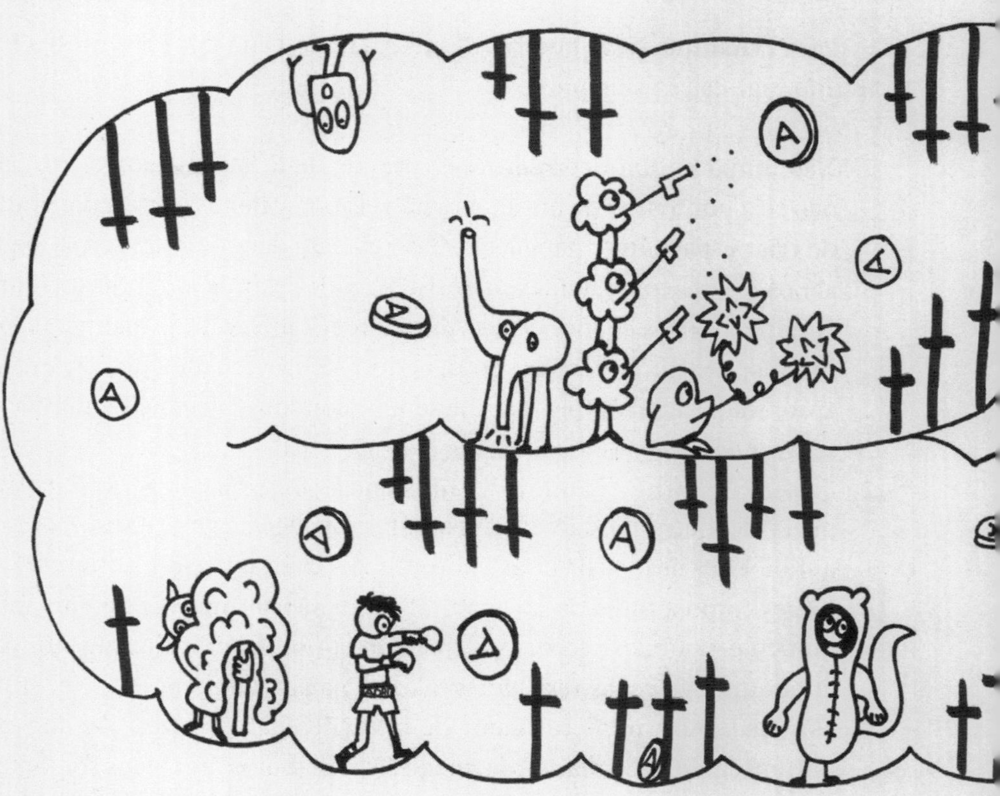

conhecem e, portanto, não conseguem perfurá-las. Outras, ainda, usam sua capacidade de desintegrar elementos para fragmentar os antibióticos.

A questão é que raramente os antibióticos matam todas as bactérias. Eles exterminam certas comunidades, dependendo do veneno que utilizam, mas sempre há aquelas que sobrevivem, agora com o status de combatentes experientes. Quando ficamos muito doentes, essas veteranas podem nos causar problemas, pois quanto mais resistência tiverem desenvolvido, mais difícil será derrubá-las com uma nova rodada de antibióticos.

Todos os anos morrem milhares e milhares de pessoas em decorrência de infecção por bactérias tão resistentes que nenhum medicamento faz efeito. Se o sistema imunitário está debilitado – digamos, após uma cirurgia, ou se os germes resistentes se proliferaram após longas terapias à base de antibióticos –, corre-se perigo. Poucos medicamentos novos desse tipo são desenvolvidos, pois essa área comercial simplesmente não traz grandes lucros para as empresas farmacêuticas.

Para evitar que essas guerras desnecessárias sejam travadas no seu intestino, siga estes princípios:

1. Não tomar antibióticos desnecessariamente. E, quando tomá-los, que não seja por tempo de mais (para não eliminar tantas bactérias a ponto de criar espaço livre para cepas indesejadas) nem de menos (para que até os hábeis combatentes da resistência desistam e sejam destruídos, eliminando-se a chance de eles reavivarem a infecção). Atualmente, no mundo científico, vem sendo debatido se na verdade não seria mais apropriado interromper o tratamento quando o paciente começa a se sentir melhor.
2. Consumir carne orgânica. As resistências bacterianas variam de um país para outro e estão em escandalosamente estreita relação com os antibióticos usados na criação de animais de grandes matadouros. Em países como a Índia ou a Espanha, quase não se controla quanto antibiótico os animais recebem, o que cria em seus intestinos gigantescos criadouros de cepas resistentes. Nesses países, também é visível entre as pessoas um número maior de infecções não tratáveis do que em outras regiões. Animais provenientes de estábulos orgânicos só podem receber quantidades estabelecidas de antibióticos – se forem ultrapassadas, a mercadoria é vendida como carne "normal", sem o selo de qualidade orgânica. Se for possível para seu bolso, é melhor gastar um pouco mais em nome da paz intestinal. Você não receberá os lucros de imediato, mas estará investindo em um futuro mais seguro.
3. Lavar bem frutas, legumes e verduras. Isso também tem a ver com a criação de animais, pois seus excrementos costumam ser utilizados como adubo. Em geral não se testam frutas, legumes e verduras para detectar resíduos de antibióticos, muito menos para verificar se contêm bactérias intestinais resistentes. Para leite, ovos e carnes, pelo menos existe a imposição de valores limítrofes. Portanto, é melhor pecar pelo excesso e lavar muito bem os alimentos. Poucas quantidades de antibióticos já são capazes de estimular a resistência em bactérias.
4. Atenção ao viajar. Uma em cada quatro pessoas que saem do país traz germes altamente resistentes para casa. A maioria deles desaparece após alguns meses, mas nem todos. Deve-se ter cuidado especial em

países problemáticos (do ponto de vista bacteriano), como a Índia. Na Ásia e no Oriente Médio, lembre-se de lavar constantemente as mãos e higienizar bem frutas, legumes e verduras, se necessário, com água potável. O sul da Europa também não fica atrás. "Cozinhe, descasque ou então esqueça" é a recomendação geral – que vale não apenas como proteção contra a diarreia, mas também como proteção contra souvenirs indesejados para você e sua família.

Existem alternativas aos antibióticos?

Vegetais (fungos, como a penicilina, não são vegetais, e sim opistocontes, que incluem também os animais) produzem antibióticos que há séculos funcionam sem causar resistência bacteriana. Quando os vegetais se quebram ou ficam porosos, é necessário que se produzam nos locais afetados por substâncias hostis aos micróbios, senão o vegetal se tornaria um banquete para bactérias num piscar de olhos. Para resfriados e infecções urinárias incipientes ou inflamações na boca ou na faringe, pode-se comprar na farmácia e outros estabelecimentos antibióticos vegetais em forma concentrada. Por exemplo, há produtos à base de óleo de mostarda ou de rábano, extratos de camomila ou sálvia. Em parte, são capazes de reduzir não apenas as bactérias, mas também os vírus. Assim, nosso sistema imunitário tem menos trabalho e uma chance maior de expulsar os malfeitores.

Em caso de doença grave ou que avança sem melhora sensível, esses medicamentos fitoterápicos não são a solução. Podem até causar danos quando se demora muito para aceitar a utilização de antibióticos fortes. Nos últimos anos, os danos cardíacos e auditivos em crianças cresceram visivelmente em consequência de infecções. Geralmente isso acontece porque os pais querem proteger os filhos do excesso de antibióticos, porém essa resistência também pode ter consequências fatais. Um médico competente não passa antibiótico para qualquer problema e também diz claramente quando ele é necessário.

Com os antibióticos são travados pequenos jogos de poder: nos armamos em grande estilo contra bactérias perigosas, que, por sua vez, se armam com resistências ainda mais perigosas. Na verdade, nossos pesquisadores de medicamentos teriam então que se reequipar. Ao tomar esses medicamentos, cada um de nós faz uma escolha: sacrificamos nossas bactérias boas na esperança de combater as ruins. Às vezes, por uma dor de garganta pouco severa, essa troca não vale a pena, mas por doenças graves, sim.

Ainda não existe nenhuma proteção específica para bactérias intestinais ameaçadas de extinção. Podemos dizer com segurança que desde a descoberta dos antibióticos aniquilamos muitas heranças de família. O espaço recém-criado no intestino deveria, se possível, receber uma ocupação adequada. Para tanto, existem os probióticos, que ajudam o intestino a recuperar o equilíbrio depois que um perigo real foi afastado.

Probióticos

Todos os dias engolimos bilhões e bilhões de bactérias vivas. Elas existem aos montes nos alimentos crus, algumas sobrevivem até ao cozimento; roemos a unha inconscientemente, engolimos as bactérias que existem na nossa boca ou, através do beijo, as da paisagem bacteriana alheia. Uma pequena parte delas sobrevive até mesmo ao forte ácido gástrico e ao procedimento de ataque da digestão, aterrissando com vida no intestino grosso.

A maior parte das bactérias é desconhecida – supõe-se que sejam inócuas ou façam algo bom que ainda não descobrimos. Algumas poucas são patogênicas, mas não costumam nos fazer mal por serem em número muito reduzido. Apenas uma fração delas é completamente examinada por nós e oficialmente declarada "boa". Nós as chamamos de probióticas.

Estamos diante das prateleiras refrigeradas do supermercado e lemos a palavra "probiótico" em uma embalagem de iogurte. Não sabemos muito bem o que se esconde por trás disso ou quais são seus efeitos, mas muitos de nós ainda temos a propaganda na cabeça: o sistema imunitário é fortalecido e a moça com prisão de ventre volta rapidinho ao banheiro, razão pela qual recomenda o produto às amigas. Parece ótimo. Por algo assim, me disponho com prazer a gastar um pouco mais. Prontinho: lá estão os probióticos na cestinha, depois na geladeira e, por fim, na boca.

Os seres humanos se alimentam de bactérias probióticas desde sempre. Sem elas, não existiríamos. É o que alguns sul-americanos também acabaram constatando ao levarem mulheres grávidas ao Polo Sul, onde dariam à luz. A ideia era receber autorização jurídica graças aos "nascidos no local" e, assim, poder extrair petróleo legitimamente das reservas. Resultado: os bebês morreram, no mais tardar, voltando à América do Sul. O Polo Sul é tão frio e asséptico que os bebês simplesmente não adquiriram bactérias suficientes. Só as condições normais de calor e os germes presentes na viagem de retorno já mataram os recém-nascidos.

Bactérias auxiliares são parte importante da nossa vida e estão sempre ao nosso redor e sobre nós. Nossos antepassados não sabiam disso, mas acertavam muito por intuição: protegiam os alimentos das bactérias ruins do apodrecimento confiando-os às boas. Por exemplo, servindo-se de sua ajuda para conservar alimentos. Em todas as culturas há pratos tradicionais que surgiram a partir de micróbios úteis. Na Alemanha, esses pratos são o chucrute, os picles e o pão de fermentação natural. Na França, o *crème fraîche*; na Suíça, o queijo suíço; na Itália, salames e azeitonas; na Turquia, *ayran*. Nenhum desses quitutes existiria sem os micróbios.

Da Ásia vêm inúmeros pratos do gênero, como molho de soja, kombucha, sopa de missô, o kimchi coreano, o lassi da Índia, e também há o fufu da África... e por aí vai. Esses alimentos são trabalhados por bactérias, isto é, "fermentados". Nesse processo, muitas vezes são produzidos ácidos que dão ao iogurte ou à verdura um sabor azedo. Graças ao ácido e às muitas bactérias boas, o alimento é protegido das bactérias perigosas. A fermentação é a técnica mais antiga e saudável de conservar alimentos.

Antigamente, tão diferentes quanto os numerosos pratos eram as culturas de bactérias responsáveis por eles. Na coalhada de uma família do Palatinado encontraram-se culturas diferentes daquelas presentes no *ayran* de uma família da Anatólia. Em países meridionais utilizavam-se bactérias que trabalhavam bem a temperaturas elevadas; já nas regiões nórdicas, usavam-se bactérias propensas à temperatura ambiente.

Iogurte, coalhada e outros produtos fermentados surgiram por acaso. Alguém deixou o leite do lado de fora, bactérias chegaram ao recipiente (diretamente da vaca ou pelo ar, durante a ordenha), o leite engrossou, e pronto: um novo alimento. Se um germe especialmente saboroso do iogurte ia parar no leite, acrescentava-se uma colherada do iogurte recém-surgido à porção seguinte de leite, permitindo, assim, que as bactérias produzissem ainda mais iogurte. Ao contrário da produção atual, antigamente uma grande equipe de bactérias diferentes punha mãos à obra, e não apenas alguns tipos selecionados.

A multiplicidade das bactérias nos alimentos fermentados reduziu-se intensamente. Com a industrialização, os processos de produção também foram normatizados, com bactérias selecionadas em laboratório. Hoje, após a ordenha, o leite é rapidamente aquecido, a fim de se exterminarem eventuais patógenos. Contudo, desse modo também se exterminam potenciais bactérias que formam o iogurte. Por isso, nem adianta deixar o leite do supermercado fora da geladeira na esperança de que em algum momento ele vire iogurte espontaneamente.

Atualmente, muitos dos antigos alimentos ricos em bactérias já não são conservados com bactérias, e sim com vinagre – a maioria dos picles, por exemplo. Alguns são fermentados com bactérias, mas depois aquecidos de forma asséptica, como a maioria dos chucrutes vendidos em supermercados. Com frequência, só se consegue comprar chucrute fresco em lojas de produtos orgânicos.

Desde o início do século XX, o mundo científico já imaginava a importância das bactérias boas para nós. Na época, Ilya Metchnikoff também subiu ao palco do iogurte. Ganhador do Prêmio Nobel, ele observou os camponeses das montanhas búlgaras, que muitas vezes ultrapassavam os 100 anos de idade, e isso com um bom humor notável. Metchnikoff supunha que o segredo desses camponeses estivesse em suas sacolas de couro, nas quais transportavam o leite de suas vacas. Os camponeses percorriam um longo caminho de volta, de maneira que o leite se transformava em coalhada ou iogurte até chegarem em casa. Ele estava convencido de que a ingestão regular desses produtos com bactérias era responsável por sua longevidade. Em seu livro *The Prolongation of Life* (O prolongamento da vida), Metchnikoff defende a ideia de que, graças às boas bactérias, podemos viver mais e melhor. A partir de então, as bactérias deixaram de ser apenas componentes anônimos do iogurte e passaram a ser também importantes auxiliares da boa saúde. Só que esse conhecimento chegou em um momento desfavorável. Pouco antes, as bactérias haviam sido descobertas como causadoras de doenças. Embora o microbiologista Stamen Grigorov tenha identificado em 1905 o *Lactobacillus bulgaricus*, bactéria do iogurte descrita por Metchnikoff, logo em seguida ocupou-se do combate à tuberculose. Com o efeito útil dos antibióticos, desde cerca de 1940 a maioria não tem dúvida: quanto menos bactérias, melhor.

Devemos aos bebês o fato de a reflexão de Ilya Metchnikoff e a bactéria de Grigorov terem entrado em nossos supermercados. Muitas vezes, as mães que não podiam amamentar tinham um problema com o leite em pó, pois causava diarreia nos bebês. A indústria do leite em pó ficou muito surpresa, pois os ingredientes eram os mesmos do autêntico leite materno. O que poderia estar faltando? Bactérias! Aquelas que costumam ficar nos mamilos banhados em leite e as que aparecem com especial abundância no intestino de lactentes: bifidobactérias e lactobacilos. Elas quebram o açúcar do leite (lactose) e produzem o ácido láctico (lactato); por isso, estão entre as bactérias do ácido láctico. Um pesquisador japonês produziu um iogurte com as bactérias chamadas de *Lactobacillus casei Shirota*, que inicialmente as mães só encontravam à venda em farmácias. Dando um pouco dessas bactérias aos bebês todos os dias, eles tinham diarreia com menos frequência. Na pesquisa industrial, encontrou-se o caminho de volta à perspectiva de Metchnikoff – com as bactérias dos bebês e ambições mais modestas.

O iogurte comum costuma conter o *Lactobacillus bulgaricus*. Porém não se trata necessária e exatamente do mesmo tipo de iogurte dos camponeses búlgaros. Hoje, a espécie descoberta por Stamen Grigorov é nomeada com mais precisão de *Lactobacillus helveticus spp. bulgaricus*. As bactérias não são muito resistentes à digestão, e apenas uma pequena parte delas chega viva ao intestino. Para alguns efeitos sobre o sistema imunitário, isso não é muito importante. Geralmente, para as células imunocompetentes, já é suficiente perceber a presença de alguns envoltórios vazios de bactérias para que se sintam motivadas a trabalhar.

O iogurte probiótico contém uma seleção de bactérias inspirada pela pesquisa sobre a diarreia em bebês: na medida do possível, elas devem chegar vivas ao intestino grosso. As bactérias capazes de resistir à digestão são, entre outras, a *Lactobacillus rhamnosus*, a *Lactobacillus acidophilus* e a já mencionada *Lactobacillus casei Shirota*. A teoria é de que, vivas, as bactérias terão mais efeito no intestino. Há estudos que comprovam sua eficácia, mas não são suficientes, por exemplo, para os órgãos europeus responsáveis pela segurança alimentar. Desde então, slogans feitos para apresentar orgulhosamente um produto, como os já utilizados para anunciar Yakult, Actimel, entre outros, não podem mais ser empregados por lá.

Além disso, nem sempre se pode ter 100% de certeza de que um número suficiente de bactérias probióticas chegará ao intestino. Uma falha na cadeia de frio industrial (exigências de logística para preservar alimentos e medicamentos que necessitam de refrigeração) ou uma pessoa com acidez estomacal acima da média ou de digestão lenta podem envelhecer precocemente as bactérias. Não é algo que faça mal, mas, nessas condições, talvez um probiótico já não seja melhor do que um iogurte comum. Para provocar alguma coisa no gigantesco ecossistema intestinal, é preciso cerca de 1 bilhão de bactérias (10^9) em boa forma.

Moral da história: todo iogurte pode ser bom, mas nem todas as pessoas toleram a proteína do leite ou muita gordura animal. A boa notícia é que há um mundo de probióticos além do iogurte. A esse respeito, os pesquisadores fazem experimentos em laboratório com bactérias selecionadas. Eles as colocam diretamente em células intestinais, dispostas em placas de Petri, alimentam camundongos com coquetéis de micróbios ou fazem participantes engolirem cápsulas repletas de microrganismos vivos. Podemos dizer que as pesquisas estabeleceram três áreas nas quais nossas boas bactérias revelaram capacidades fascinantes:

1. Massagem e bálsamo

Muitas bactérias probióticas cuidam bem do nosso intestino. Elas possuem genes para produzir pequenos ácidos graxos, como o butirato. Assim, conseguem embalsamar as vilosidades intestinais e cuidar delas. Vilosidades intestinais bem cuidadas são muito mais estáveis e crescem mais do que as não tratadas. Quanto maiores elas são, mais conseguimos absorver alimentos, minerais e vitaminas. Quanto mais estáveis, menos detritos deixam passar. Resultado: nosso corpo recebe muitos nutrientes e menos substâncias nocivas.

2. Serviço de segurança

Boas bactérias defendem nosso intestino – afinal, ele é sua pátria, e elas não entregam seu território espontaneamente a bactérias ruins. Por isso, às vezes residem justamente nos locais onde os patógenos gostam de nos infectar. Quando chega uma bactéria ruim, as boas já estão gordas, com um sorriso irônico no rosto e ocupando seu lugar preferido. Colocam a bolsa no banco do passageiro e deixam vago um espaço estreito e desconfortável. Se isso não for sinal claro suficiente, não há problema: as bactérias do serviço de segurança têm ainda mais recursos. Por exemplo, produzem pequenas quantidades de antibióticos e anticorpos, com os quais expulsam as bactérias estranhas para o próximo ambiente. Ou então utilizam diferentes ácidos, com os quais não apenas iogurtes ou coalhadas são protegidos das bactérias do apodrecimento: graças aos ácidos, também nosso intestino se transforma em um ambiente desconfortável para germes ruins. Outra possibilidade é comer tudo sem deixar sobrar nada (quem tem irmãos sabe bem como é). Algumas bactérias probióticas parecem gostar de apanhar a comida bem no nariz das bactérias ruins. Uma hora as intrusas perdem a paciência e acabam desistindo.

3. Aconselhamento e treinamento

Por último, mas não menos importante, as bactérias são as melhores especialistas em questões bacterianas. *Insiders* que são, elas nos fornecem informações importantes e dão bom aconselhamento a nosso intestino e suas células imunocompetentes: qual é o aspecto dos diferentes invólucros das bactérias? Quanto muco protetor deve ser formado? Quantos anticorpos bacterianos (*defensinas*) devem ser produzidos pelas células intestinais? Deve o sistema imunitário reagir de modo mais ativo a substâncias estranhas ou ser mais tolerante com o novo?

Um intestino saudável possui muitas bactérias probióticas. Utilizamos suas capacidades todos os dias e a cada segundo. Contudo, algumas vezes nossas comunidades bacterianas podem ser atacadas. Isso pode ocorrer devido a antibióticos, alimentação ruim, doenças, fases de estresse, etc., etc., etc. Se não for muito bem cuidado, nosso intestino recebe menos proteção e menos aconselhamento. Nesses casos, devemos agradecer que alguns resultados das pesquisas tenham encontrado o caminho até as farmácias. Nelas se pode buscar bactérias vivas e, assim, arrumar trabalhadores temporários para períodos de dificuldade.

Bons contra a diarreia. Em casos de gastrenterite ou diarreia devido à ingestão de antibióticos, diferentes bactérias vendidas em farmácias aju-

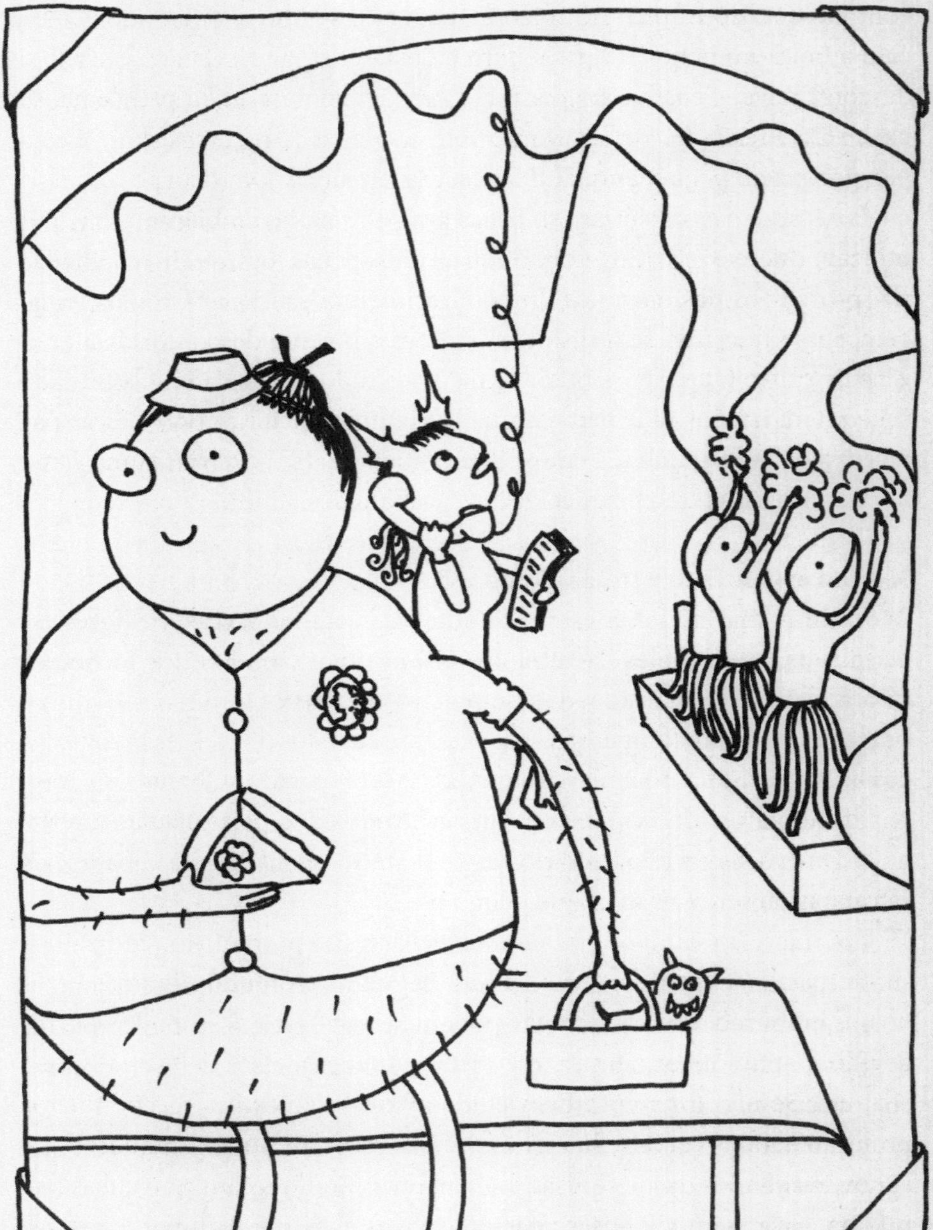

dam a atenuar a situação e a abreviá-la, em média, em um dia. Elas praticamente não apresentam efeitos colaterais – ao contrário da maioria dos outros medicamentos contra a diarreia. Isso as torna especialmente valiosas para crianças pequenas e idosos. Para quem tem doenças intestinais, como a colite ulcerativa ou a síndrome do intestino irritável, os probióticos podem adiar os surtos de diarreia e inflamação.

Bons para o sistema imunitário. Para pessoas que adoecem com frequência, é recomendável testar diversos probióticos, sobretudo no período de resfriados. Se essa solução é muito cara, também se pode tomar diariamente um pouco de iogurte, pois, para alguns efeitos suaves, as bactérias não precisam estar vivas. Em alguns estudos, provou-se que sobretudo pessoas mais velhas e atletas com treinamento intenso adoecem menos ou com menor gravidade quando ingerem probióticos regularmente.

Possível proteção contra alergias. Esse efeito não é tão bem comprovado quanto o dos probióticos em caso de diarreia ou imunodeficiência. Mesmo assim, para pais de crianças com elevado risco de ter alergias e neurodermite, os probióticos são uma boa opção. Muitos estudos mostram uma nítida proteção. Em alguns, esse efeito não pôde ser comprovado, mas com frequência também foram empregadas diferentes bactérias para as respectivas pesquisas. Nesse caso, eu apostaria no princípio "Melhor pecar pelo excesso". Os probióticos não são absolutamente prejudiciais a crianças vulneráveis a alergias. Segundo alguns estudos, em caso de alergias ou neurodermite já existentes, os sintomas podem ser atenuados.

Além de algumas áreas bem exploradas, como diarreia, doenças intestinais e sistema imunitário, há campos de pesquisa atuais que ultimamente têm mostrado resultados muito promissores. É o caso, por exemplo, de distúrbios digestivos, diarreia do viajante, intolerância à lactose, sobrepeso, inflamação nas articulações ou diabetes.

A quem quiser experimentar os probióticos para um desses problemas (por exemplo, em caso de prisão de ventre ou gases), o farmacêutico não poderá recomendar nenhum preparado cujo efeito desejado seja comprovadamente perfeito. Nesse aspecto, a ciência farmacêutica não avançou muito mais do que as pesquisas: é preciso fazer testes por conta própria até encontrar a bactéria que funcione. Leia a embalagem do que vai ser testado e, se após quatro semanas nada acontecer, dê uma chance a mais um ou dois tipos de bactéria. Alguns gastrenterologistas podem informar quais valem a pena.

Para todos os probióticos valem as mesmas regras: é preciso tomá-los regularmente por cerca de quatro semanas e consumi-los antes da data de validade (do contrário, eles não sobrevivem em quantidade suficiente para agir no gigantesco ecossistema do intestino). De todo modo, antes de adquirir produtos probióticos, é importante saber se eles são indicados para os problemas que você quer tratar. Bactérias diferentes possuem genes diferentes – algumas atuam melhor no sistema imunitário, enquanto outras são mais combativas e curtem massacrar patógenos da diarreia, e assim por diante.

Os probióticos mais testados até hoje são as bactérias do ácido láctico (lactobacilos e bifidobactérias) e os *Saccharomyces boulardii*, uma levedura que não tem recebido aqui toda a atenção que merece. Com efeito, não se trata de uma bactéria, por isso gosto menos dela. Entretanto, como levedura, tem uma vantagem imbatível: antibióticos nada podem contra ela.

Se, ao tomarmos antibióticos, expulsamos tudo que é bacteriano, a *Saccharomyces* consegue se estabelecer confortavelmente, assim ela nos protege de oportunistas ruins, além de ser capaz de se ligar às toxinas. Contudo, também tem mais efeitos colaterais do que os probióticos bacterianos. Algumas pessoas têm intolerância a leveduras, apresentando efeitos colaterais como erupção cutânea.

Além de uma ou duas leveduras, quase todos os probióticos que conhecemos são bactérias do ácido láctico, o que mostra que ainda estamos engatinhando nessa área. Normalmente os lactobacilos aparecem menos na flora intestinal dos adultos, e dificilmente as bifidobactérias são as únicas promotoras de saúde que se pode encontrar no intestino grosso. No momento em que escrevo este livro, existe apenas uma espécie de bactéria probiótica que conhecemos tão bem quanto essas duas anteriores: a *E. coli Nissle 1917*.

Essa espécie de *E. coli* foi isolada a partir das fezes de um soldado que voltara da guerra, pois todos os seus colegas haviam contraído diarreia grave na guerra dos Bálcãs, menos ele. Desde então, muitos estudos conseguiram provar que essa bactéria pode ajudar a resistir não apenas a diarreia como também a doenças intestinais e fortalecer um sistema imunitário debilitado. Esse soldado morreu há muito tempo, mas até hoje multiplicamos sua talentosa *E. coli* em laboratórios e a disponibilizamos nas prateleiras das farmácias para que opere maravilhas em outros intestinos.

No momento, o efeito de todos os probióticos ainda é limitado por um detalhe: ministramos bactérias selecionadas isoladamente em laboratório. Tão logo se deixa de ingerir os probióticos todos os dias, a maioria deles acaba desaparecendo de nosso corpo. Cada intestino é de um jeito, com suas equipes fixas, que se ajudam mutuamente ou se combatem – quando um novato chega, não tem muito a dizer sobre a atribuição de lugares, então vai para o fim da fila. Por isso, os probióticos funcionam de forma temporária. Quando esse tratamento é interrompido, a própria flora precisa continuar o trabalho. Para resultados de maior duração, há pouco tempo tem-se flertado com a estratégia de time misto: de uma só vez, várias bactérias se ajudam mutuamente a se firmarem em terreno desconhecido. Umas pelas outras, elas assumem o descarte dos detritos ou produzem alimento para suas colegas.

Muitos produtos de farmácias, drogarias ou supermercados apostam nesse princípio com uma mistura de ácidos lácticos, colegas de longa data. De fato, eles podem trabalhar com maior eficácia. É boa a ideia de que, desse modo, seria possível estabelecer essas bactérias no intestino por um longo período, mas até agora não tem funcionado muito bem... para dizer o mínimo.

Mas se a pessoa persiste rigorosamente com a estratégia de time misto, os resultados são impressionantes. É o que se vê, por exemplo, no tratamento de infecções por *Clostridium difficile*, bactérias que sobrevivem bem aos antibióticos e, em seguida, podem tomar todo o espaço liberado no intestino. Às vezes, as pessoas afetadas passam vários anos tendo diarreias com sangue e muco, que, apesar de tomarem mais antibióticos ou preparados à base de probióticos, já não conseguem controlar. É exaustivo para o corpo, bem como desesperador.

Em situações emergenciais como essas, os médicos precisam ser muito criativos. Atualmente, alguns doutores corajosos transplantam de pessoas saudáveis times empenhados de bactérias, com todas as possíveis bactérias intestinais autênticas. Felizmente, isso até que ocorre com facilidade (em medicina veterinária, é assim que há décadas muitas doenças vêm sendo curadas com sucesso). Basta ter o excremento saudável com as bactérias. Nesse caso, um time misto significa, portanto, "transplante de fezes". Nos transplantes médicos de fezes, não se recebe o excremento puro, e sim processado e limpo, o que permite entrar por cima ou por baixo.

Em quase todos os estudos, o índice de êxito em casos de diarreia grave provocada por *Clostridium difficile* e até então incurável é de cerca de 90%. Poucos medicamentos alcançam uma taxa tão alta. Apesar dos bons resultados, porém, por enquanto o procedimento só pode ser empregado quando as alternativas foram esgotadas, pois ainda não é possível afirmar com certeza se outros germes potencialmente nocivos são transmitidos no processo. Algumas empresas já estão desenvolvendo "fezes artificiais", de modo a garantir que o transplante não causará danos. Se der certo, é provável que o método se torne mais difundido.

No transplante de bactérias boas, que depois lançarão raízes por um longo período, talvez resida o maior potencial dos probióticos. O procedimento já levou aos primeiros bons resultados em casos drásticos de diabetes. No momento também se realizam testes para saber se desse modo é possível impedir o surgimento do diabetes tipo 1.

Talvez pareça um grande salto ir da evacuação até o diabetes, mas não é tão absurdo assim: afinal, transplantam-se não apenas bactérias de defesa, mas também um órgão microbiano, que ajuda a regular o metabolismo e o sistema imunitário. Ainda falta conhecer mais de 60% dessas bactérias intestinais. A investigação de espécies que eventualmente agem como probióticos é dispendiosa, assim como antigamente o era a busca por ervas medicinais eficazes. Só que desta vez o remédio vive conosco. A cada dia e a cada refeição, o grande órgão microbiano também exerce sua influência – positiva ou negativamente.

Prebióticos

Com os prebióticos, a ideia é exatamente a mesma: estimular boas bactérias através de determinados alimentos. Os prebióticos são tão úteis no dia a dia quanto os probióticos. Seu único requisito para obter seus benefícios é que em algum lugar do intestino já haja boas bactérias, que então, estimuladas por alimentos prebióticos, podem ganhar cada vez mais força contra as ruins.

Como as bactérias são muito menores do que nós, elas veem a comida de uma perspectiva bem diferente. Para elas, cada grãozinho é um megaevento. Chamamos de "fibras" tudo que não pode ser absorvido no intestino delgado, e nossas bactérias do intestino grosso adoram fibras – mas nem todos os tipos. Algumas bactérias gostam de fibras não digeridas de aspargos, outras preferem as de carne.

Às vezes, alguns médicos não sabem por que recomendam a seus pacientes que comam mais fibras. Assim, prescrevem uma alimentação abundante para as bactérias que são úteis para nós. Dessa maneira, há comida suficiente para os micróbios intestinais, para que produzam vitaminas e ácidos graxos saudáveis ou voltem a treinar corretamente o sistema imunitário. Contudo, em nosso intestino grosso sempre há patógenos que, a partir de determinado alimento, podem produzir substâncias como o indol, o fenol ou o amoníaco. No armário de produtos químicos, essas substâncias aparecem com símbolos de advertência.

É justamente aqui que entram os prebióticos: são fibras que só podem ser consumidas por bactérias do bem. Se houvesse algo parecido para seres humanos, a cantina seria o local das revelações. O açúcar comum, por exemplo, não é prebiótico, porque as bactérias causadoras da cárie também gostam dele. Bactérias ruins não conseguem utilizar os prebióticos ou só conseguem utilizá-los muito pouco e, portanto, tampouco produzem uma substância nociva a partir deles. As bactérias boas, por outro lado, vão se fortalecendo e conquistando cada vez mais território.

No entanto, costumamos comer poucas fibras – e prebióticos menos ainda. É tão pouco que acaba surgindo uma dura concorrência no intestino, na qual bactérias nem um pouco agradáveis também podem levar vantagem.

No entanto, não é muito difícil fazer algo bom para si mesmo e seus melhores micróbios. Afinal, a maioria das pessoas tem algum prato prebiótico preferido que comeria com mais frequência sem nenhum proble-

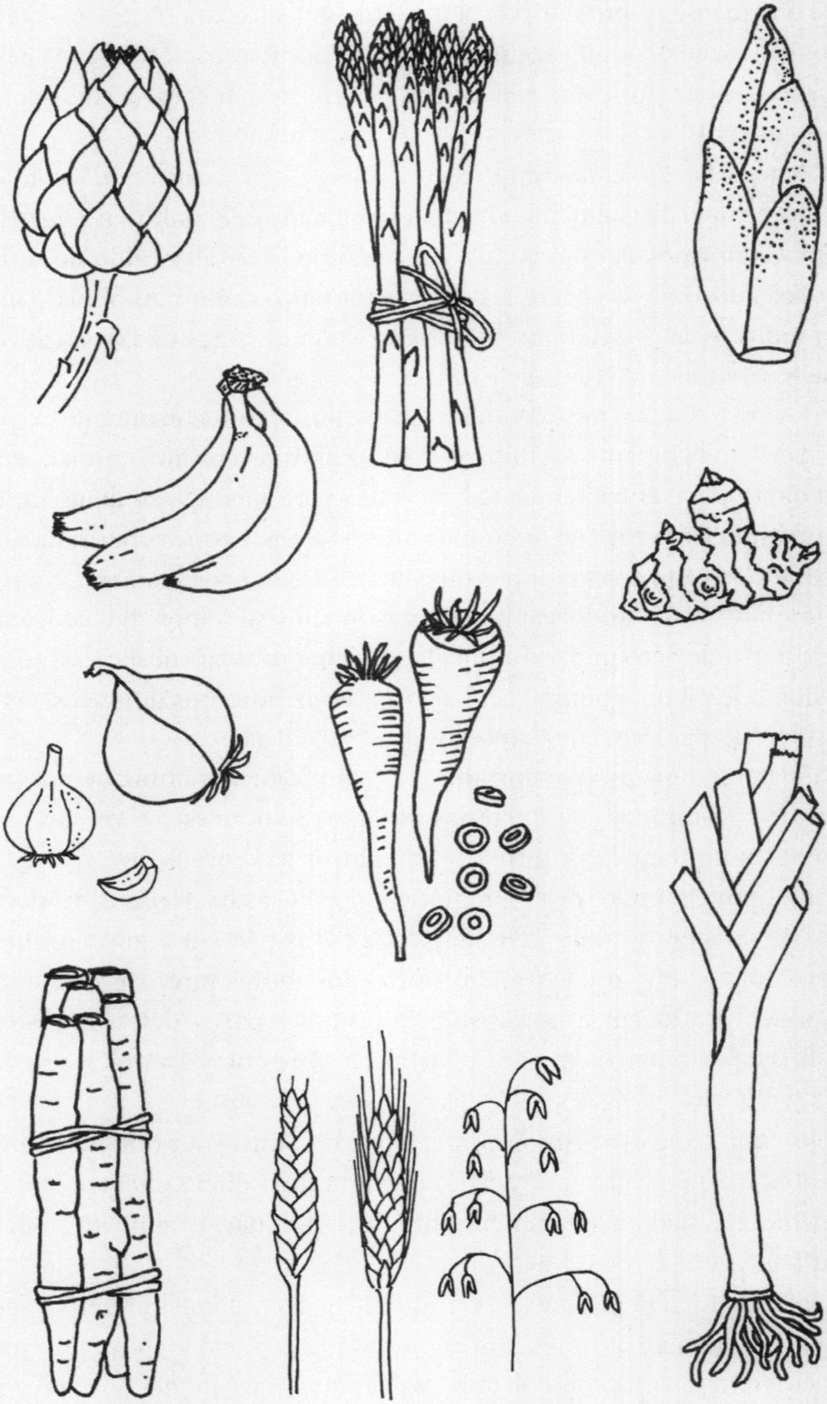

ma. Minha avó sempre tinha salada de batata na geladeira; meu pai faz uma maravilhosa salada de chicória com tangerina (dica: deve-se lavar rapidamente a chicória em água quente para deixá-la crocante e tirar seu gosto amargo); e minha irmã adora aspargos ao molho.

Esses são alguns pratos dos quais as bifidobactérias e os lactobacilos também gostam bastante. Nesse meio-tempo, descobrimos que gostam de liliáceas, do espécime das compostas (*Compositae*), bem como de amido resistente. Das liliáceas fazem parte não apenas o alho-poró e o aspargo, mas também a cebola e o alho. Entre as compostas estão a chicória, o tupinambo e a alcachofra.

O amido resistente se forma, por exemplo, quando cozinhamos batata ou arroz e depois os deixamos esfriar. O amido se cristaliza e se torna mais resistente à digestão. Da salada de batatas "robusta" ou do arroz frio do sushi chega-se mais incólume aos micróbios. Quem ainda não tem um prato prebiótico preferido, deveria experimentar. Se comer esses alimentos regularmente, você vai constatar um fenômeno engraçado: de vez em quando, sentirá uma vontade enorme de comê-los de novo.

Quem costuma consumir alimentos com baixo teor de fibras, como macarrão, pão branco ou pizza, não deve passar de repente para grandes porções de pratos que as contenham em grande quantidade. Isso sobrecarrega a debilitada comunidade de bactérias, que então se desesperam e passam a metabolizar tudo com extrema euforia. Consequência: peida-se até não poder mais. É recomendável aumentar aos poucos a quantidade de fibras e não exagerar. Afinal, o alimento é, em primeiro lugar, para nós e somente depois para os moradores do nosso intestino grosso.

Peidar até não poder mais não é nada agradável: o excesso de gás infla nosso intestino, causando desconforto. Mas um pum ou outro é uma obrigação saudável. Somos seres vivos, e em nosso abdome vive um pequeno mundo que trabalha com disposição e produz muitas coisas. Assim como lançamos nossos gases na atmosfera da Terra, nossos micróbios também têm direito de fazê-lo. O barulho pode ser engraçado e ter um cheiro ruim, mas não necessariamente – as bifidobactérias e os lactobacilos, por

---

PÁGINA AO LADO: *Alcachofra, aspargos, endívia, banana verde, tupinambo, alho, cebola, pastinaca, escorcioneira, trigo, cevada, aveia, alho-poró.*

exemplo, não espalham nenhum odor desagradável. Quem nunca sente necessidade de soltar puns é um péssimo anfitrião, porque faz suas bactérias intestinais morrerem de fome.

Já quem deseja soltá-los pode comprar prebióticos puros em farmácias. Da raiz da chicória, é isolado, por exemplo, o prebiótico inulina, e do leite, o GOS (galacto-oligossacarídeo). Essas substâncias têm sua eficácia testada e alimentam com eficiência apenas determinadas bifidobactérias e alguns lactobacilos.

Nem de longe os prebióticos são tão profundamente pesquisados quanto os probióticos, porém já existem algumas áreas sólidas de aplicação. Os prebióticos estimulam as bactérias boas para que surjam menos toxinas no intestino. Especialmente quando alguém tem problemas hepáticos, o fígado já não consegue atenuar as toxinas das bactérias ruins, o que às vezes é claramente perceptível. As toxinas bacterianas causam diversos efeitos, desde o cansaço, passando por tremores e podendo chegar ao coma. Para esses casos, nos hospitais costuma haver prebióticos com alto teor de concentração, que em geral normalizam a situação.

Contudo, para alguém com um fígado bem-humorado, as toxinas bacterianas desempenham o seu papel. Surgem, por exemplo, depois que as poucas fibras já foram todas consumidas no início do intestino grosso e, ao final do intestino, as bactérias se precipitam sobre proteínas não digeridas. Às vezes, as bactérias e a carne não formam uma boa combinação. Por isso, sabemos que nunca é boa ideia comer carne vencida. Uma quantidade excessiva dessas toxinas da carne prejudica o intestino grosso e, no pior dos casos, pode até desencadear câncer. Na maioria das vezes, o câncer de intestino aparece justamente no final do intestino. Por isso, os prebióticos são testados, sobretudo, como forma de prevenção. Os primeiros estudos se revelaram muito promissores.

Prebióticos como o GOS são fascinantes porque também são produzidos por nosso corpo. No leite materno encontram-se 90% de GOS e 10% de outras fibras indigeríveis. Nas vacas, o GOS compõe apenas 10% das fibras do leite. Portanto, alguma coisa aqui parece ser importante justamente para os bebês humanos. Se receberem leite em pó com um pouquinho de pó de GOS, suas bactérias intestinais se assemelharão às dos bebês que recebem amamentação normal. Alguns estudos consideram que eles também desenvolverão menos alergias e neurodermite do que outros lactentes tratados com leite em pó.

Desde então, cresceu o interesse pelo GOS e ficou comprovado outro efeito em laboratório: os GOS se acoplam diretamente às células intestinais, sobretudo onde, em outras situações, se prenderiam patógenos. Assim, eles funcionam como pequenos escudos de proteção. Bactérias ruins não conseguem se prender direito e, na melhor das hipóteses, acabam escorregando ao passarem por eles. Após essas descobertas, os primeiros estudos sobre a prevenção à diarreia do viajante com a utilização de GOS também já estão entrando na ordem do dia.

A *inulina* é pesquisada há mais tempo do que o GOS. Às vezes ela é utilizada na produção de alimentos como substituto do açúcar ou da gordura, por ser ligeiramente doce e gelatinosa. Geralmente os prebióticos são determinados açúcares ligados em cadeia. E quando dizemos açúcar estamos nos referindo a uma molécula específica da beterraba – vale lembrar que existem mais de 100 tipos de açúcar. Se tivéssemos optado pela produção em série do açúcar de chicória, os doces não seriam pecados causadores da cárie. Por si só, o "doce" não é nocivo; nós é que ingerimos uma variante nociva.

Muitas vezes ficamos com a pulga atrás da orelha quando nos recomendam produtos "sem açúcar" ou "com baixo teor de gordura". Adoçantes como o aspartame são suspeitos de causar câncer; outros, presentes em produtos light, são utilizados na ceva de porcos, a fim de engordá-los. Portanto a dúvida é totalmente justificada. Contudo, um produto que contenha a inulina como substituto do açúcar e da gordura pode ser mais saudável do que outro com teor integral de gordura animal e adição de açúcar. Em produtos light, vale a pena dar uma boa olhada no rótulo, pois, de fato, podemos consumir alguns com a consciência tranquila e, assim, oferecer alguns bocados a nossas bactérias.

A inulina não se liga muito bem às nossas células como o GOS. Segundo um estudo extenso e bem elaborado, ela não protege contra a diarreia do viajante; contudo, os participantes da pesquisa que tomaram inulina declararam que se sentiram bem melhor. No grupo de controle que recebeu apenas placebo, não se constatou esse efeito de bem-estar. É possível produzir inulina com diferentes comprimentos, a ITFmix, o que é muito bom para uma distribuição eficiente de bactérias boas. As cadeias curtas de inulina são consumidas pelas bactérias no início do intestino grosso e as mais compridas no final.

A ITFmix com diferentes comprimentos tem êxito onde uma superfície maior significa melhor resultado. Por exemplo, na absorção do cálcio: nesse caso, são necessárias bactérias que abrem passagem por toda a parede intestinal. Em um experimento, a ITFmix conseguiu melhorar em até 20% a absorção de cálcio em adolescentes do sexo feminino. Além de ser boa para os ossos, ela pode proteger contra a osteoporose (fraqueza nos ossos) na velhice.

O cálcio é um ótimo exemplo porque mostra muito bem os limites do consumo de prebióticos: primeiro, ainda é preciso tomar uma quantidade suficiente de cálcio para obter algum efeito e, segundo, os prebióticos não trazem nenhum benefício se o problema estiver em outros órgãos. No climatério, muitas mulheres passam por um enfraquecimento dos ossos, pois nesse período os ovários estão em plena crise da meia-idade. Eles precisam se despedir da produção de hormônios e aos poucos aprender a gozar da tranquilidade da aposentadoria. Faltam hormônios aos ossos, mas nesses casos de osteoporose não há prebiótico que dê jeito.

No entanto, não se deve subestimar seu poder. Dificilmente alguma coisa influencia tanto as bactérias intestinais quanto nossa alimentação. Os prebióticos são as ferramentas mais poderosas para estimular as boas bactérias, e justamente aquelas que já se encontram em nosso intestino e nele permanecem. Pessoas que ingerem bastante prebiótico por força de seus hábitos alimentares (como minha avó, que adora salada de batata) acabam estimulando sem saber as melhores partes do seu órgão microbiano. Aliás, minha avó também ama alho-poró. Quando todos em casa ficavam doentes, ela permanecia incólume, fazia sopa para nós, sorrindo, e tocava piano. Não sei qual é a participação de seus micróbios nessa sua impressionante resistência física, mas não me parece desprovida de lógica.

Vamos relembrar: bactérias boas fazem bem. Precisamos alimentá-las para que ocupem boa parte do intestino grosso. Para tanto, não é suficiente comer macarrão ou pão branco, produzidos em série nas fábricas com massa de farinha branca. Às vezes é necessário ingerir fibras de verdade, provenientes de legumes ou polpa de frutas, que também podem ter um sabor agradável e adocicado – quer venham de aspargos, quer sejam compradas em forma pura e isolada na farmácia. Nossas bactérias agradecem fazendo um bom trabalho.

Ao microscópio, vemos as bactérias apenas como pontos claros sobre fundo escuro. Porém, reunidas, elas produzem mais: cada um de nós tem uma população delas. Bem-comportada, a maioria reside na mucosa, treina as células imunocompetentes, embalsama nossas vilosidades intestinais, come os alimentos de que não precisamos ou produz vitaminas para nós. Outras residem perto das células intestinais, beliscando-as ou produzindo toxinas. Se o bom e o ruim estiverem na proporção correta, o ruim poderá nos fortalecer, enquanto o bom cuidará de nós e nos manterá saudáveis.

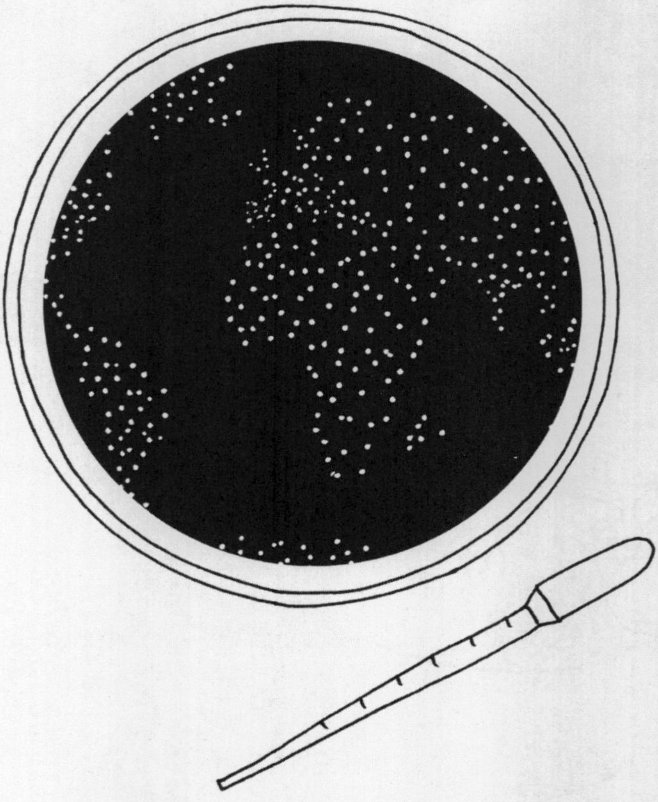

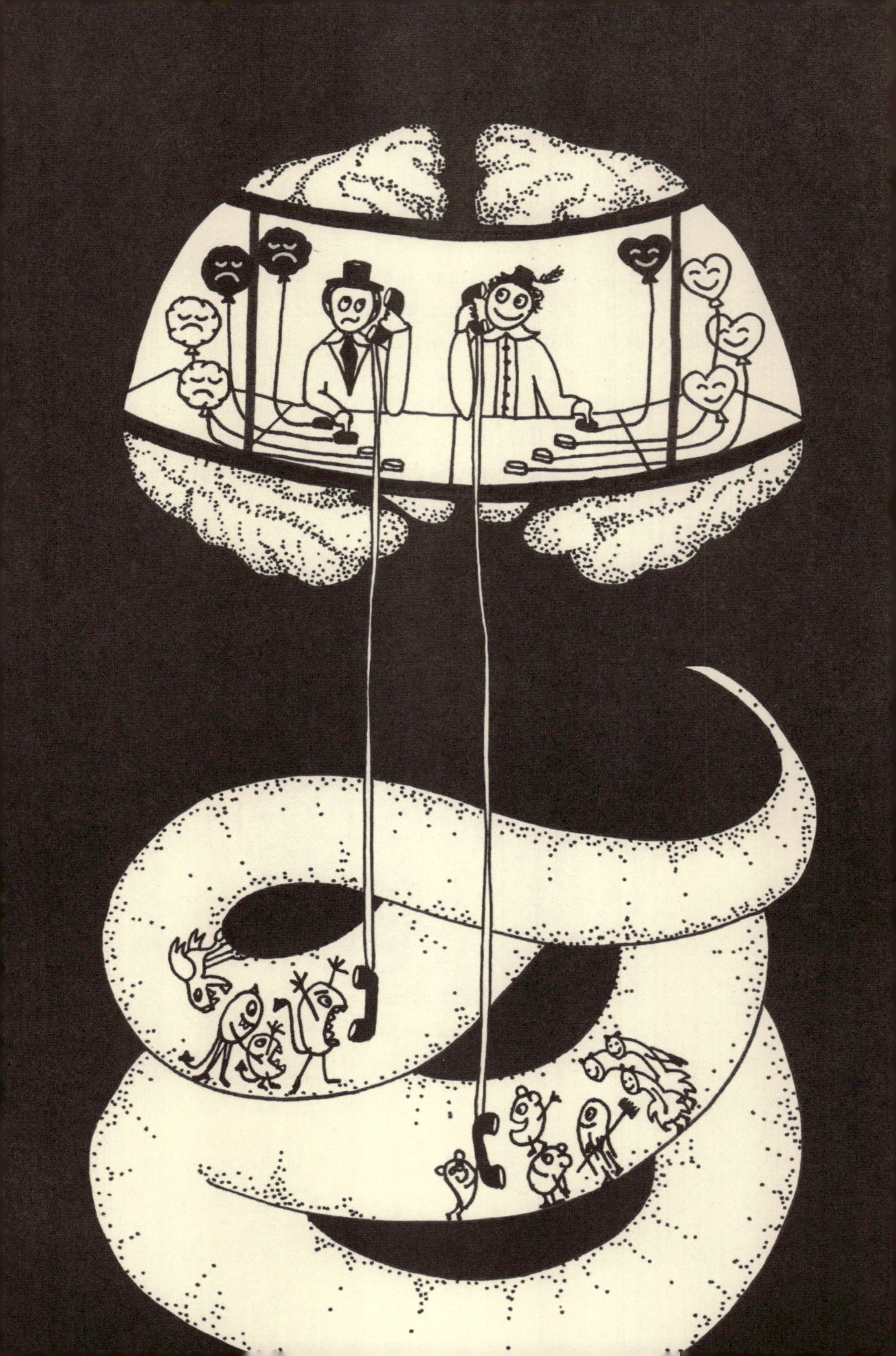

Nota da autora

Em 2013, quando comecei a escrever sobre o eixo intestino-cérebro, passei um mês sem conseguir colocar no papel uma palavra sequer. Na época, essa área de pesquisa era muito nova, praticamente só havia estudos com animais e o que tínhamos à mão eram mais suposições do que fatos concretos. Eu queria relatar os experimentos e reflexões em andamento, mas, ao mesmo tempo, tinha medo de despertar falsas esperanças ou escrever inverdades.

Em uma quinta-feira cinzenta, estava eu sentada, amuada, à mesa da cozinha da casa da minha irmã, preocupada porque não conseguia escrever um texto que fosse correto e claro o suficiente, quando ela me disse, quase em tom de ordem: "Escreva apenas o que entendeu de tudo isso, e, se nos próximos anos surgirem informações mais concretas, tenho certeza de que você poderá acrescentá-las depois."

Dito e feito.

Novidades sobre o eixo intestino-cérebro

Fazer pesquisa é como caminhar por território desconhecido em meio à neblina. Não são muitos os que gostariam de fazer isso todos os dias por muito tempo, e menos ainda os que se entusiasmariam em fotografar cada arbusto e cada fachada que surgisse à vista. Pode acontecer de você passar um longo período seguindo um fio e de repente perceber que na verdade estava desfazendo sua própria malha. Quando isso acontece, chegar em casa e contar honestamente como foi seu dia não é lá muito legal.

Há alguns anos, descobrimos que camundongos depressivos ficavam mais animados graças a determinadas bactérias e que ratos mudavam de comportamento quando recebiam bactérias intestinais de outros ratos. Nascia o conceito de "psicobióticos": micróbios eficazes do ponto de vista psicológico, talvez até para doenças como a depressão. O que ainda não sabíamos era se os psicobióticos teriam algum efeito em seres humanos.

De lá para cá, foram realizados mais ou menos 20 estudos consistentes em seres humanos. Três dos coquetéis de bactérias testados não surtiram nenhum efeito, mas todos os outros (e essa talvez seja a notícia mais animadora) agiram de algum modo sobre a psique humana. O quadro geral parece realista: as bactérias não provocam mudanças repentinas de humor, mas o influenciam aos poucos, em geral de três a quatro semanas após sua ingestão e somente em certa medida. Também se repensou o tema "estresse", reconhecendo o papel que o intestino desempenha nessa área.

É preciso examinar caso a caso os efeitos das bactérias para saber o que exatamente acontece e com que intensidade, pois quase toda equipe de pesquisadores fez experiências com diferentes bactérias.

Humor

Em experimentos sobre o tema, inicialmente ficamos tentados a perguntar: quais sentimentos compõem nosso humor? Dito de outro modo, a questão é saber quais são os "ingredientes" do nosso humor. Para saber as respostas, a maioria dos cientistas usa questionários. Por trás de todo tipo de pergunta escondem-se as categorias em que o humor é subdividido: de deprimido a alegre, de temeroso a corajoso, colérico ou manso, preocupado (por exemplo, em relação ao próprio corpo) ou benevolente, etc.

Foi esse o método escolhido por um grupo de pesquisadores ingleses para avaliar, em um primeiro teste cuidadoso, os efeitos da bactéria láctica *Lactobacillus casei Shirota* (conhecida por causa das bebidas lácteas vendidas em supermercados). Após três semanas de consumo, o terço mais ranzinza dos analisados apresentou melhora no humor, afastando-se do nível "deprimido" para chegar a uma tendência mais "alegre". Nos mais bem-humorados, a bactéria não causou nenhuma melhora, e outros campos, como raiva ou temor, não sofreram influência.

Já um estudo francês apresentou resultados diferentes. Foi testada uma combinação de duas espécies (*Bifidobacterium longum* e *Lactobacillus helveticus* – na "lista de ingredientes", muitas vezes abreviadas como *B. longum* e *L. helveticus*). Depois de quatro semanas, uma evolução positiva pôde ser constatada nas pessoas submetidas ao teste: a tendência depressiva diminuiu, assim como os parâmetros ligados à raiva e a propensão a considerar insuportáveis pequenos desconfortos físicos.

Uma equipe holandesa foi mais específica em relação ao que se costuma classificar na categoria "humor", pesquisando estados de ânimo bastante específicos, ou melhor, os breves estados depressivos diários, um tipo de sentimento que pode atingir até quem está vendendo saúde. Não aconteceu nada de ruim e não se pode dizer de onde vem esse estado de ânimo, mas a pessoa se sente mais para baixo do que de costume. Raras vezes esses momentos são tema de discussão em conversas ou notícias – mas atualmente estão em alta na pesquisa em psicologia, não pelo que são, mas pela reação que desencadeiam em nós. Dificilmente seria utilizado outro parâmetro para prever se uma pessoa saudável está sujeita ou não a ter depressão. Vários estudos demonstraram que a tendência a ficar remoendo os problemas – digamos, para encontrar culpados – é uma reação das mais desfavoráveis.

Nesse teste, as pessoas avaliadas tinham que se imaginar por vários minutos na seguinte situação: definitivamente, não é um grande dia; você não está se sentindo no auge, mas não aconteceu nada de muito importante para deixá-lo assim. Então os participantes classificavam sua reação a esse estado de ânimo com declarações como:

"Quando me sinto assim, logo perco as estribeiras."
"Quando me sinto assim, reflito muito sobre o que está dando errado" ou "Como minha vida seria boa se algumas coisas fossem diferentes...".

Ou ainda:

"Quando estou triste, geralmente perco as esperanças em relação a tudo."

Também era possível fazer classificações pelo modo do bom e velho questionário, por categorias como:

não, nunca/ raramente /às vezes /com frequência /ah, sim, sem dúvida! (0 a 4 pontos)

Antes de começarem a ingerir as bactérias, as pessoas submetidas aos testes alcançaram em média 43 pontos, do total de 136. Portanto, encontravam-se em um patamar saudável, e suas reações não revelavam tendência a remoer problemas, a sentir raiva ou a ser pessimista. Por quatro semanas, tomaram diariamente um coquetel de bactérias. Abriam a boca, ingeriam o pozinho, fechavam a boca. O grupo que, sem saber, recebeu placebo quase não mudou suas respostas. Quem tomou as verdadeiras bactérias se saiu melhor (cerca de 10%), sobretudo em dois campos: o da raiva e o da ruminação. Dito de outra forma, metade das perguntas sobre esses campos foi respondida com um grau mais positivo.

Não é o mesmo efeito que teriam a cocaína ou um forte tranquilizante, tampouco um placebo. Com esses resultados, nos aproximamos da questão: até que ponto o intestino influencia nosso humor? E podemos ir um pouco além: quais áreas do humor ele pode influenciar?

Estresse

Enquanto o humor se manifesta em diversas áreas do sistema nervoso, o estresse é, antes, o estado em que o sistema nervoso se encontra. Um sistema nervoso estressado é como um arco esticado: sempre de prontidão e sensível a qualquer estímulo externo. Isso é excelente para uma corrida de obstáculos ou para sair ileso de uma situação perigosa ao volante, mas a longo prazo tem um custo bem alto... Seria como ir até a padaria da esquina em um *monster truck*.

Nosso intestino empresta muita energia ao cérebro para dar conta do estresse (ver a partir da página 117). Será que também pode atenuar as sensações de estresse – por assim dizer, em seu próprio interesse?

Nesse sentido, valeu a pena esperar por resultados mais recentes, pois a pesquisa mudou de figura. A conclusão dos primeiros experimentos com seres humanos indicava que um cotidiano estressante ou uma prova iminente continuaram estressantes ou assustadores para as pessoas submetidas ao teste, independentemente de quais simpáticos micróbios tivessem mandado para seu intestino. Entretanto, os micróbios podiam ajudar a diminuir os efeitos fisiológicos do estresse, ou seja, a produção dos hormônios do estresse, as dores abdominais de fundo nervoso, o enjoo, a diarreia ou a propensão ao resfriado.

Se examinarmos esses estudos com mais atenção, descobriremos algo importante. Um tipo de bactéria teve influência sobre a intensidade do estresse sentido, mas apenas em determinado subgrupo: o das pessoas que dormem pouco. Quem dormia pouco antes de uma prova ficava mais estressado com o passar do tempo. Esse efeito foi atenuado naqueles que ingeriram doses diárias de *Bifidobacterium bifidum*. Embora também estivessem estressados, seu estresse mostrou-se um pouco menor que o dos colegas que também dormiam pouco. Dois outros tipos de bactéria (*Lactobacillus helveticus* e *Bifidobacterium infantis*) também foram testados no estudo, mas não tiveram o mesmo efeito.*

Esse resultado foi encorajador: poderia valer a pena continuar fazendo experiências no mundo dos micróbios, pois determinada bactéria conseguia o que as outras não alcançavam: diminuir as sensações de estresse. Pouco tempo depois, vieram novidades da Irlanda. Alguns dos pesquisadores que na época também conduziram o experimento do camundongo nadador (ver a partir da página 113) se aventuraram nos estudos em humanos. Em seus experimentos com camundongos, uma bifidobactéria específica (*Bifidobacterium longum 1714*) se mostrou eficaz, reduzindo o parâmetro de estresse e ajudando os animais a aprender mais coisas com mais rapidez. Então a testaram em um pequeno grupo de pessoas.

Os participantes desse experimento preencheram diariamente um questionário on-line a respeito de suas sensações de estresse. Além disso, no período de oito semanas, foram convidados a ir três vezes a um laboratório para:

1. colocar um capacete esquisito
2. enfiar a mão em água gelada e
3. resolver charadas em um tablet

O capacete esquisito servia para medir a atividade das diferentes áreas do cérebro. Se fosse colocado na sua cabeça enquanto ouve seu cônjuge narrar um dia de trabalho monótono, observaríamos que a atividade no campo da atenção diminui aos poucos e que a região dedicada aos devaneios fica em polvorosa.

A mão na água insuportavelmente gelada é um teste fantástico para medir o estresse. Enquanto é verificado por quanto tempo a pessoa consegue manter a mão ali, amostras de saliva são coletadas com cotonetes em

* Nesse estudo, 581 participantes foram divididos em quatro grupos algumas semanas antes do início dos testes. Um grupo recebeu cápsulas contendo um pó sem efeito algum, enquanto cada um dos outros três recebeu um tipo diferente de bactéria (*Lactobacillus helveticus*, *Bifidobacterium infantis* ou *Bifidobacterium bifidum*).

vários momentos, permitindo determinar a quantidade de hormônios do estresse. Independentemente do número de vezes que o teste é feito, a reação é sempre a mesma. Diante do frio, o sistema nervoso encarregado de manifestar os sinais correspondentes não é do tipo que se acostuma... senão, com o passar do tempo o inverno nos pareceria cada vez mais quente. Assim que o teste termina e a mão se reaquece, são feitas mais algumas perguntas. Nesse momento, os pesquisadores querem saber o grau de ansiedade sentido depois da torrente de hormônios do estresse recebida.

Após quatro semanas de ingestão de bifidobactérias, quase todos os parâmetros se alteraram um pouco. Segundo o questionário on-line, o estresse sentido diariamente era cerca de 15% menor, se comparado ao grupo que ingeriu placebo. O teste com a mão ainda desencadeava a mesma reação (como esperado, afinal a água continuava muito gelada), contudo, o nível de hormônios do estresse era mais baixo do que antes e esses hormônios não acarretavam mais ansiedade.

O capacete com eletrodos e o tablet também não foram em vão: nas atividades de memorização, o grupo que ingeriu as bactérias cometeu cerca de dois a cinco erros a menos, se comparado ao grupo que tomou placebo (que cometeu de um a três erros a menos), portanto já foi um sucesso. O mesmo efeito se viu com o capacete! Uma área do cérebro que utilizamos para o aprendizado e que se enfraquece em quem tem Alzheimer se mostrou mais ativa. Nesse caso, o placebo não mudou nada, mas as bactérias, sim.

O intestino pode mandar impulsos ao nosso cérebro, por exemplo, através das fibras nervosas (ver a partir da página 112). Mas os pesquisadores irlandeses tinham outra explicação: as bactérias também poderiam ter melhorado a memória, baixando o nível de hormônios do estresse. E isso da seguinte forma: o hipocampo (a parte do cérebro que arquiva e associa nossas lembranças) é densamente povoado com sensores para os hormônios do estresse. Quando registra uma grande quantidade desses hormônios, o cérebro limita a atividade no local. Faz sentido: quando estamos fugindo de um animal selvagem, não podemos desperdiçar energia memorizando as plantas do entorno. Portanto, em fases estressantes da vida, também desenvolvemos uma espécie de visão em túnel, a fim de direcionar nossa atenção para o problema.

Essa reflexão é fascinante para muita gente – não apenas para os fãs da *Bifidobacterium longum 1714*, mas também para os pacientes com problemas intestinais cuja capacidade de concentração baixa em períodos críticos ou para estudantes cujo cérebro trava diante de uma pergunta difícil. Talvez nem sempre faça diferença se o estresse é anunciado pelo intestino ou pelo cérebro. Através dos nervos e de sinais químicos no sangue, ambos podem estimular nossas glândulas suprarrenais, as responsáveis pela produção dos hormônios do estresse. É exatamente aqui que voltamos à questão do humor.

Pensemos nos breves estados depressivos cotidianos, analisados no estudo dos holandeses. Por mais feliz que seja nossa vida, todos já passamos por momentos depressivos vez ou outra. No mundo moderno, quem tende a ruminar os problemas tem bastante material. E o que é mais importante: são coisas que não podemos mudar. Um político qualquer diz algo estúpido que, em tempos remotos, nunca se ficaria sabendo. Em algum lugar do mundo, um avião cai, matando um time inteiro de futebol do qual ninguém nunca tinha ouvido falar. Uma pessoa qualquer nos mostra pela internet uma imagem perfeita de sua vida, e nos comparamos desfavoravelmente a algo que antes não teríamos visto.

Se passarmos muito tempo ruminando questões sobre as quais não temos controle, desencadearemos sensações de estresse. Os hormônios do estresse nos conduzem progressivamente ao modo de visão em túnel. Assim, torna-se cada vez mais difícil perceber outras coisas além dos nossos problemas. E isso, por sua vez, gera mais estresse. É um círculo vicioso. Desse modo, uma ferramenta realmente bem-intencionada do nosso corpo acaba sendo mal utilizada, e incorremos cada vez mais em uma "lamentação estressada" em vez de observar o ambiente que nos cerca, fazer perguntas curiosas ou nos ocupar de coisas que nos fazem bem.

Depressão

Quando o assunto é ruminação, melancolia, raiva ou estresse, a resposta que a ciência dá no momento é a seguinte: nosso intestino pode ter de 10% a 15% de participação nesses estados. Ele fornece ao cérebro informações sobre nosso mundo interior, que podem ter um efeito preocupante ou tranquilizador, contribuindo assim para que incorramos em certos estados de ânimo. No entanto, ainda não se sabe até que ponto o intestino pode nos ajudar a sair de uma crise de depressão.

A princípio, experimentos preliminares dão alguma esperança nesse sentido. Por exemplo, pesquisadores irlandeses reuniram bactérias intestinais de pessoas com depressão e as aplicaram em ratos. (Não era algo simples de ser feito, pois o intestino dos ratos precisava ser esterilizado antes de receber uma alta concentração dessas bactérias.) A consequência foi que os animais desenvolveram um comportamento depressivo que antes não apresentavam.

Em experimentos com seres humanos, a pesquisa ainda é muito incipiente. Uma ferramenta que costuma ser usada nesse âmbito é o "Inventário de Depressão de Beck". Com ele, os cientistas determinam o grau da depressão (ou se é apenas um desconforto passageiro). Surpreendentemente, nas 21 questões, busca-se não só saber se o indivíduo se sente triste ou insatisfeito, mas também se está dormindo mal, se tem dificuldade para tomar decisões, se se preocupa cada vez mais com a própria saúde ou se seu interesse sexual sofreu uma redução considerável (em comparação com épocas anteriores). No fundo, de maneira indireta, as perguntas testam diferentes sistemas hormonais em nosso corpo.

Existem apenas dois estudos em que bactérias probióticas contra a depressão foram analisadas sob condições controladas. No primeiro, de 2015, uma combinação de duas bactérias (*Lactobacillus acidophilus* e *Bifidobacterium bifidum*), ministradas com medicamentos, melhorou a condição dos pacientes, porém o efeito se mostrou escasso tão logo foram subtraídos dos resultados todos os possíveis fatores interferentes. Em outro estudo, de 2017, duas bactérias (*Lactobacillus helveticus* e *Bifidobacterium longum*) não tiveram nenhum efeito sobre o estado depressivo. Entretanto, os pesquisadores encontraram a indicação de que os efeitos poderiam depender do nível de vitamina D. Nas pessoas testadas com teor satisfatório dessa vitamina no sangue, os micróbios melhoraram o humor – mas, de modo geral, a amostragem examinada foi muito pequena para que fosse possível chegar a uma asserção científica.

Esses são os dois primeiros passos em um novo caminho de pesquisa. Se continuarmos por ele, reconheceremos uma direção. A depressão poderia ser evitada por intermédio do intestino? As bactérias seriam adequadas como tratamento adicional, em concomitância com medicamentos, terapias e alterações no estilo de vida? Ou ainda: seria melhor tratar a depressão tratando das possíveis causas ao mesmo tempo, ou seja, intestino (com bactérias e alimentação), cérebro (com medicamentos e terapias) e outros possíveis agentes desencadeadores (por exemplo, os níveis de certas vitaminas, a prática de atividade física ou condições de trabalho)? Também é possível que haja diferentes tipos de depressão, alguns dos quais em que a participação do abdome seria importante e que, portanto, reagiriam melhor a um tratamento nessa região.

O objetivo ao percorrermos esse caminho não deve ser encontrar uma "superbactéria" que todos possam ingerir diariamente, tampouco nos deixar sempre alegres, e sim entender melhor o que acontece no nosso organismo. Nesse sentido, seja em relação ao estresse ou a estados depressivos, é importante não apenas pensar em circunstâncias externas, mas também considerar a vida interior. Se no futuro encontrarmos micróbios muito eficazes que possam nos ajudar em alguns momentos, ótimo. Porém, enquanto os pesquisadores continuam sua busca em meio à neblina, precisamos valorizar o que já temos à disposição: bons micróbios dentro de nós e ao nosso redor, e sabedoria ancestral, à qual devemos dar mais valor.

Uma boa dose de coisas ácidas

Nem sempre é preciso entender nossos desejos e vontades. Você está a fim de rolar no chão da sala? Tudo bem, isso só diz respeito a você. Mas, em relação aos nossos desejos alimentares, pode ser útil e fascinante entender o porquê.

Tomemos como exemplo um copo de água com a mesma quantidade de açúcar de uma Coca-Cola. Dificilmente alguém beberia essa mistura de livre e espontânea vontade. E, se bebesse, dificilmente tomaria um segundo copo, pois nosso corpo é inteligente. O resultado da experiência não será o mesmo se a modificarmos um pouco: se colocarmos um pouco de ácido cítrico na água açucarada (o equivalente ao ácido carbônico e ao ácido fosfórico da Coca-Cola), para nossa surpresa, a bebida fica deliciosa. Conseguimos tomá-la de um só gole, e nosso cérebro ainda aplaude: uhul!

Nosso corpo reconhece a acidez como característica das frutas ou das boas bactérias (por exemplo, as do ácido láctico no iogurte). Se a acidez não for muito forte e estiver combinada com outros nutrientes, nosso paladar a aprova. É por isso que, para preparar uma refeição saborosa, é bom utilizar algum componente ácido: tomates no molho, um pouco de suco de limão no peixe, um copo de vinho para refogar as cebolas... Esse recurso é fascinante para quem se interessa por micróbios. Poderíamos perguntar: quando sentimos vontade de comer ou beber algo ácido, não estamos, na verdade, desejando boas bactérias?

Nos últimos milênios, quando o ser humano sentia vontade de algo "ácido", recorria, na maioria das vezes, aos bons micróbios. Nossos antepassados fermentavam o repolho para transformá-lo em chucrute e bebiam vinho em vez de água (que na Idade Média era quase sempre contaminada). Preparavam o pão com fermento natural e produziam a própria coalhada e o próprio iogurte. Não havia frutas cítricas nem refrigerantes acidulados. Essa reflexão me levou a fazer um pequeno experimento por conta própria.

Usando bactérias para fermentar verduras em casa, ou como fazer chucrute

Fermentar significa deixar que o alimento seja pré-digerido por bactérias. Fungos e bactérias ruins para o nosso organismo não fermentam do modo adequado; eles estragam o alimento, tornando-o impróprio para consumo. Já as bactérias boas o deixam mais digerível. Elas são capazes de desintegrar as células do repolho (e de outros vegetais) com mais facilidade do que nossas enzimas digestivas. Assim, facilitam o trabalho do nosso intestino e até produzem mais vitaminas. Além disso, produzem ácidos que eliminam bactérias ruins, conservando o alimento por mais tempo. Como há boas bactérias por toda parte em nosso ambiente, faz sentido lhes dar uma atividade útil e ao mesmo tempo alimentá-las. Desse modo, conseguimos multiplicá-las e torná-las mais poderosas.

1. Nesse experimento de fermentação, o alimento clássico utilizado é o repolho, mas também é possível empregar qualquer verdura ou legume que possa ser comido cru, como a cenoura ou o pepino (o problema das conservas de pepino é que eles são o maior de todos os desafios, pois pedem processos muito específicos para permanecerem crocantes). Como algumas boas bactérias já se encontram presentes nas folhas do repolho e na casca da cenoura, não é necessário acrescentar nenhuma bactéria especial. Nesse caso, vale a pena procurar por vegetais orgânicos (que não receberam agrotóxicos).
2. Dependendo de quão rápido se queira o processo, corte as verduras bem finas ou rale-as (= uma semana de fermentação), ou deixe-as inteiras (= de quatro a seis semanas). É importante que o trabalho seja feito com higiene; afinal, não queremos que todas as possíveis bactérias da cozinha acabem na panela.

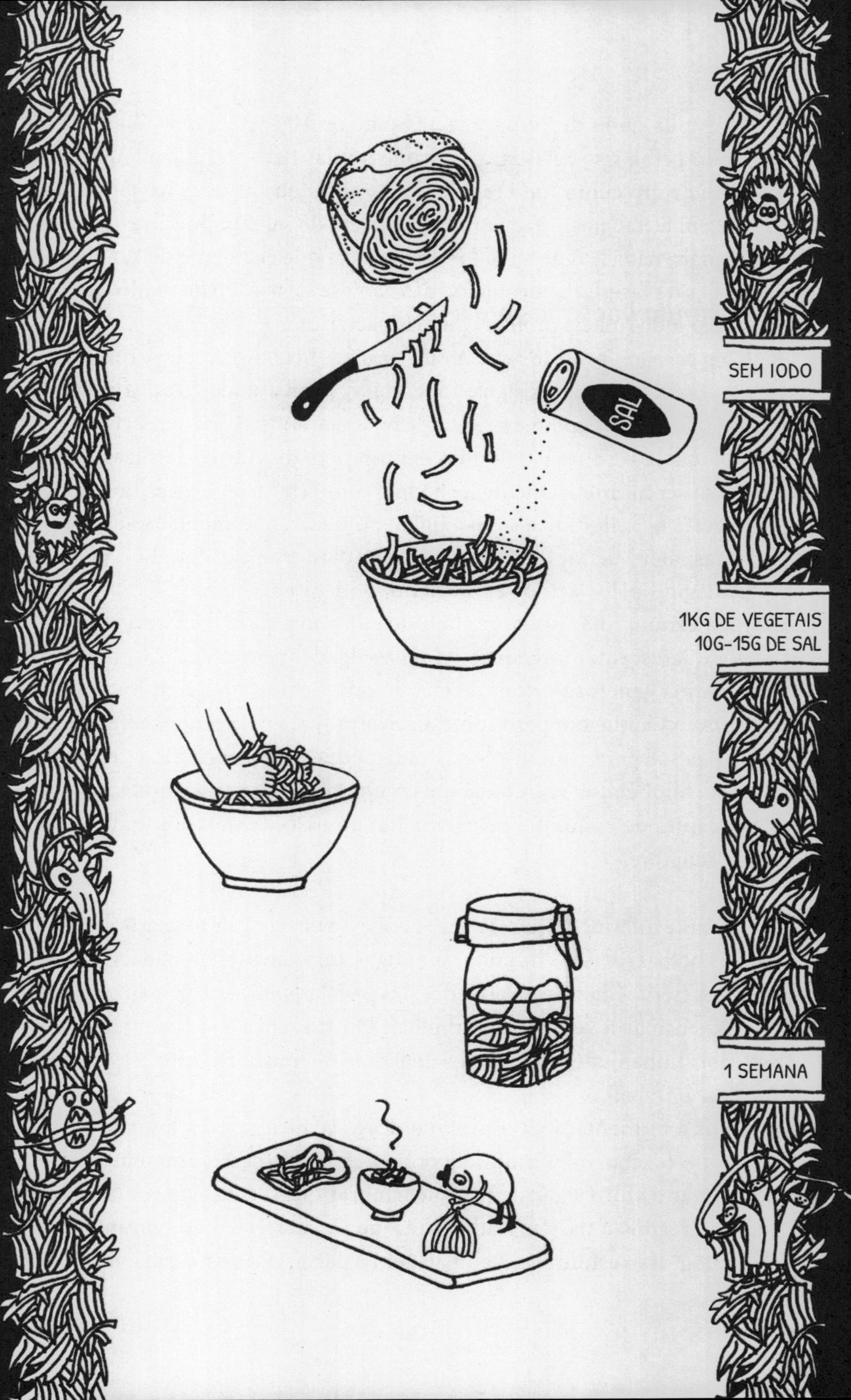
SEM IODO
SAL
1KG DE VEGETAIS
10G–15G DE SAL
1 SEMANA

3. Para cada quilo de verdura, acrescente de 10 a 15 gramas de sal. De modo geral, isso retarda o crescimento das bactérias e evita que um germe ruim cubra tudo rapidamente, antes que as boas bactérias comecem a trabalhar. A quantidade correta de sal é importante – se for de mais, nada acontece; se for de menos, pode estragar e deixar insosso. O sal marinho é adequado, mas não use sal iodado de modo algum, pois o iodo inibe a proliferação das bactérias.
4. Com as mãos, misture bem. Assim o sal fica bem distribuído e rompem-se as paredes mais resistentes das células. Com a ajuda do sal, a água sai das células do repolho e mais tarde pode ser utilizada na conserva.
5. Coloque a verdura e o líquido em um pote de vidro esterilizado que possa ser hermeticamente fechado. É importante que a verdura fique coberta pelo líquido, pois o oxigênio dificulta a fermentação das bactérias; além disso, o que permanecer para fora do líquido não será protegido pelos ácidos e, portanto, poderá embolorar. Se o repolho ou a cenoura não soltarem líquido suficiente para cobrir tudo, você pode acrescentar um pouco de água salgada (para cada 250 mililitros, use uma generosa colher de chá de sal). Se mesmo assim for insuficiente, coloque um peso sobre a verdura (para esse propósito existem até "pesos para chucrute", mas uma pedra esterilizada e no tamanho certo também serve). Quem quiser um sabor particular, pode colocar sementes de cominho, beterraba ou, no caso da cenoura, um pouco de gengibre.

Durante a fermentação, às vezes pode-se observar a formação de pequenas bolhas. Pessoas de culturas antigas, que não sabiam nada a respeito das bactérias, dançavam ao redor das panelas, pois acreditavam que era preciso ensinar a verdura a borbulhar. Outras deixavam o alimento em paz, pois tinham medo de que os deuses se distraíssem e esquecessem de finalizar o trabalho.

Após a fermentação, o resultado deve ser meio azedo, a textura não pastosa e o sabor não muito alcoólico. A partir desse momento, você pode levar o vidro à geladeira. Vale lembrar que o chucrute vendido em supermercados é pasteurizado para que as bactérias não continuem a fermentar. Isso estouraria a embalagem e deixaria o gosto cada vez mais ácido. Contudo, durante a pasteurização, não apenas as bactérias são eliminadas, mas também parte da vitamina C produzida por elas. Por essa razão, muitas vezes os fabricantes acrescentam vitamina C em pó depois da pasteurização. Graças aos ácidos, a fermentação é a maneira mais segura de conservar o alimento por mais tempo – enquanto latas ou potes de vidro já causaram doenças devido a bactérias resistentes a temperaturas muito elevadas ou baixas, até hoje não houve um único relato de doença causada por alimento fermentado.

Você pode acrescentar uma ou duas colheres desse chucrute caseiro (ou da cenoura em conserva) a quase todo tipo de prato: à salada, como substituto do vinagre; ao hambúrguer, em vez do picles; à sopa ou ao ensopado (pouco antes de servir); a verduras e risotos; ou ainda, para quem gosta de grandes aventuras, ao mingau, com mel.

Siga esse regime e veja se começa a desejar essa "acidez" especial com mais frequência. O apetite é a autoridade máxima: se após algumas tentativas ele aprovar, vá em frente!

Agradecimentos

Este livro não existiria sem minha irmã Jill. Sem seu espírito livre, racional e curioso, eu teria ficado parada em um mundo em que obediência e conformismo são mais simples do que a coragem ou a vontade de cometer erros eficientes. Embora você tenha muito que fazer, sempre esteve presente para repassar meus textos comigo e me conduzir a novas ideias. Você me ensinou a trabalhar com criatividade. Quando eu me sentia mal, lembrava que somos feitas da mesma matéria e que cada uma de nós usa seus talentos de modo diferente.

Agradeço a Ambrosius, que me ajudou escondendo de mim o excesso de trabalho. Agradeço à minha família e ao meu padrinho, que me protegeram como uma floresta faz com uma árvore e me mantiveram de pé até nos momentos de vendaval. Agradeço a Ji-Won, por ter me alimentado tantas vezes enquanto eu trabalhava neste livro – com comida e com seu fabuloso modo de ser. A Anne-Claire e Anne, agradeço o auxílio nas questões mais complicadas!

Agradeço a Michaela e Bettina, cuja percepção aguçada possibilitou a realização do projeto deste livro. Sem meus estudos, eu não teria o conhecimento necessário; por isso, agradeço a todos os bons professores e ao Estado alemão, que custeou minha faculdade. A todas as pessoas que investiram seu trabalho neste livro, passando pela assessoria de imprensa, pelos representantes da editora, pelos produtores, tipógrafos, pelo marketing, pelos revisores, livreiros, mensageiros e até os que estão lendo isto agora. Muito obrigada!

Principais fontes

Esta lista traz sobretudo fontes com conteúdos que normalmente não se encontram na literatura convencional.

Capítulo 1

Bandani, A. R.: "Effect of a Plant a-Amylase Inhibitors on Sunn Pest, Eurygaster Intergriceps Puton (Hemiptera: Scutelleridae), Alpha-Amylase Activity". In: *Commun Agric Appl Biol Sci*. 2005; 70 (4): pp. 869-73.

Baugh, R. F. et al.: "Clinical Practice Guideline: Tonsillectomy in Children". In: *Otolaryngol Head Neck Surg*. Jan 2011; 144 (Supl. 1): pp. 1-30.

Bengmark, S.: "Integrative Medicine and Human Health: The Role of Pre-, Pro- and Synbiotics". In: *Clin Transl Med*. 28 maio 2012; 1 (1): p. 6.

Bernardo, D. et al.: "Is Gliadin Really Safe for Non-Coeliac Individuals? Production of Interleukin 15 in Biopsy Culture from Non-Coeliac Individuals Challenged with Gliadin Peptides". In: *Gut*. Jun 2007; 56 (6): pp. 889 s.

Bodinier, M. et al.: "Intestinal Translocation Capabilities of Wheat Allergens Using the Caco-2 Cell Line". In: *J Agric Food Chem*. 30 maio 2007; 55 (11): pp. 4576-83.

Bollinger, R. et al.: "Biofilms in the Large Bowel Suggest an Apparent Function of the Human Vermiform Appendix". In: *J Theor Biol*. 21 dez 2007; 249 (4): pp. 826-31.

Catassi, C. et al.: "Non-Celiac Gluten Sensivity: the New Frontier of Gluten Related Disorders". In: *Nutrients*. 26 set 2013; 5 (10): pp. 3839-53.

Kim, B. H.; Gadd, G. M.: *Bacterial Physiology and Metabolism*. Cambridge: Cambridge University Press, 2008.

Klauser, A. G. et al.: "Behavioral Modification of Colonic Function. Can Constipation Be Learned?" In.: *Dig Dis Sci*. Out 1990; 35 (10): pp. 1271-5.

Lammers, K. M. et al.: "Gliadin Induces an Increase in Intestinal Permeability and

Zonulin Release by Binding to the Chemokine Receptor CXCR3". In: *Gastroenterology*. Jul 2008; 135 (1): pp. 194-204.

Ledochowski, M. et al.: "Fructose- and Sorbitol-Reduced Diet Improves Mood and Gastrointestinal Disturbances in Fructose Malabsorbers". In: *Scand J Gastroenterol*. Out 2000; 35 (10): pp. 1048-52.

Lewis, S. J.; Heaton, K. W.: "Stool Form Scale as a Useful Guide to Intestinal Transit Time". In: *Scand J Gastroenterol*. Set 1997; 32 (9): pp. 920-4.

Martín-Peláez, S. et al.: "Health Effects of Olive Oil Polyphenols: Recent Advances and Possibilities for the Use of Health Claims". In: *Mol. Nutr. Food Res*. 2013; 57 (5): pp. 760-71.

Paul, S.: *PaläoPower – Das Wissen der Evolution nutzen für Ernährung. Gesundheit und Genuss*. 2. ed. Munique: C. H. Beck, 2013.

Sikirov, D.: "Etiology and Pathogenesis of Diverticulosis Coli: a New Approach". In: *Med Hypotheses*. Maio 1988; 26 (1): pp. 17-20.

Sikirov, D.: "Comparison of Straining During Defection in Three Positions: Results and Implications for Human Health". In: *Dig Dis Sci*. Jul 2003; 48 (7): pp. 1201-5.

Thorleifsdottir, R. H. et al.: "Improvement of Psoriasis after Tonsillectomy Is Associated with a Decrease in the Frequency of Circulating T Cells that Recognize Streptococcal Determinants and Homologous Skin Determinants". In: *J Immunol*. 2012; 188 (10): pp. 5160-5.

Varea, V. et al.: "Malabsorption of Carbohydrates and Depression in Children and Adolescents". In: *J Pediatr Gastroenterol Nutr*. Maio 2005; 40 (5): pp. 561-5.

Wisner, A. et al.: "Human Opiorphin, a Natural Antinociceptive Modulator of Opioid-Dependent Pathways". In: *Proc Natl Acad Sci USA*. 21 nov 2006; 103 (47): pp. 17979-84.

Capítulo 2

Aguilera, M. et al.: "Stress and Antibiotics Alter Luminal and Wall-Adhered Microbiota and Enhance the Local Expression of Visceral Sensory-Related Systems in Mice". In: *Neurogastroenterol Motil*. Ago 2013; 25 (8): pp. e515-29.

Bercik, P. et al.: "The Intestinal Microbiota Affect Central Levels of Brain-Derived Neurotropic Factor and Behavior in Mice". In: *Gastroenterology*. Ago 2011; 141 (2): pp. 599-609.

Bravo, J. A. et al.: "Ingestion of Lactobacillus Strain Regulates Emotional Behavior and Central GABA Receptor Expression in a Mouse via the Vagus Nerve". In: *Proc Natl Acad Sci USA*. 20 set 2011; 108 (38): pp. 16050-5.

Bubenzer, R. H.; Kaden, M. Disponível em: <www.sodbrennen-welt.de>, acesso em outubro de 2013.

Castrén, E.: “Neuronal Network Plasticity and Recovery from Depression”. In: *JAMA Psychiatry*. 2013; 70 (9): pp. 983-9.

Craig, A. D.: “How Do You Feel – Now? The Anterior Insula and Human Awareness”. In: *Nat Rev Neurosci*. Jan 2009; 10 (1): pp. 58-70.

Enck, P. et al.: “Therapy Options in Irritable Bowel Syndrome”. In: *Eur J Gastroenterol Hepatol*. Dez 2010; 22 (12): pp. 1402-11.

Furness, J. B. et al.: “The Intestine as a Sensory Organ: Neural, Endocrine, and Immune Responses”. In: *Am J Physiol Gastrointest Liver Physiol*. 1999; 277 (5): pp. G922-G928.

Huerta-Franco, M. R. et al.: “Effect of Psychological Stress on Gastric Motility Assessed by Electrical Bio-Impedance”. In: *World J Gastroenterol*. 28 set 2012; 18 (36): pp. 5027-33.

Kell, C. A. et al.: “The Sensory Cortical Representation of the Human Penis: Revisiting Somatotopy in the Male Homunculus”. In: *J Neurosci*. 22 jun 2005; 25 (25): pp. 5984-7.

Keller, J. et al.: “S3-Leitline der Deutschen Gesellschaft für Verdauungs- und Stoffwechselkrankheiten (DGVS) und der Deutschen Gesellschaft für Neurogastroenterologie und Motilität (DGNM) zu Definition, Pathophysiologie, Diagnostik und Therapie intestinaler Motilitätsstörungen”. In: *Z Gastroenterol*. 2011; 49: pp. 374-90.

Keywood, C. et al.: “A Proof of Concept Study Evaluating the Effect of ADX10059, a Metabotropic Glutamate Receptor-5 Negativ Allosteric Modulator, on Acid Exposure and Symptons in Gastro-Oesophageal Reflux Disease”. In: *Gut*. Set 2009; 58 (9): pp. 1192-9.

Krammer, H. et al.: “Tabuthema Obstipation: Welche Rolle spielen Lebensgewohnheiten, Ernährung, Prä- und Probiotika sowie Laxanzien?” In: *Aktuelle Ernährungsmedizin*. 2009; 34 (1): pp. 38-46.

Layer, P. et al.: “S3-Leitlinie Reizdarmsyndrom: Definition, Pathophysiologie, Diagnostik und Therapie. Gemeinsame Leitlinie der Deutschen Gesellschaft für Verdauungs- und Stoffwechselkrankheiten (DGVS) und der Deutschen Gesellschaft für Neurogastroenterologie und Motilität (DGNM)”. In: *Z Gastroenterol*. 2011; 49: pp. 237-93.

Ma, X. et al.: “Lactobacillus Reuteri Ingestion Prevents Hyperexcitability of Colonic DRG Neurons Induced by Noxious Stimuli”. In: *Am J Physiol Gastrointest Liver Physiol*. Abr 2009; 296 (4): pp. G868-G875.

Mayer, E. A.: “Gut-Feelings: the Emerging Biology of Gut-Brain Communication”. In: *Nat Rev Neurosci*. 13 jul 2011; 12 (8): pp. 453-66.

Mayer, E. A. et al.: “Brain Imaging Approaches to the Study of Functional GI Disorders: a Rome Working Team Report”. In: *Neurogastroenterol Motil*. Jun 2009; 21 (6): pp. 579-96.

Moser, G. (Org.): *Psychosomatik in der Gastroenterologie und Hepatologie*. Viena/Nova York: Springer, 2007.

Naliboff, B. D. et al.: "Evidence for Two Distinct Perceptual Alterations in Irritable Bowel Syndrome". In: *Gut*. Out 1997; 41 (4): pp. 505-12.

Palatty, P. L. et al.: "Ginger in the Prevention of Nausea and Vomiting: A Review". In: *Crit Rev Food Sci Nutr*. 2013; 53 (7): pp. 659-69.

Reveiller, M. et al.: "Bile Exposure Inhibits Expression of Squamous Differentiation Genes in Human Esophageal Epithelial Cells". In: *Ann Surg*. Jun 2012; 255 (6): pp. 1113-20.

Revenstorf, D.: *Expertise zur wissenschaftlichen Evidenz der Hypnotherapie*. Tübingen, 2003.

Simons, C. C. et al.: "Bowel Movement and Constipation Frequencies and the Risk of Colorectal Cancer Among Men in the Netherlands Cohort Study on Diet and Cancer". In: *Am J Epidemiol*. 15 dez 2010; 172 (12): pp. 1404-14.

Streitberger, K. et al.: "Acupuncture Compared to Placebo-Acupuncture for Postoperative Nausea and Vomiting Prophylaxis: a Randomised Placebo-Controlled Patient and Observer Blind Trial". In: *Anaesthesia*. Fev 2004; 59 (2): pp. 142-9.

Tillisch, K. et al.: "Consumption of Fermented Milk Product with Probiotic Modulates Brain Activity". In: *Gastroenterology*. Jun 2013; 144 (7): pp. 1394-401.

Capítulo 3

Aggarwal, J. et al.: "Probiotics and their Effects on Metabolic Diseases: An Update". In: *J Clin Diagn Res*. Jan 2013; 7 (1): pp. 173-7.

Akkasheh, G. et al.: "Clinical and Metabolic Response to Probiotic Administration in Patients with Major Depressive Disorder: A Randomized, Double-Blind, Placebo-Controlled Trial". 2016. In: *Nutrition* 32: pp. 315-20.

Allen, A. P. et al.: "Bifidobacterium longum 1714 as a Translational Psychobiotic: Modulation of Stress, Electrophysiology and Neurocognition in Healthy Volunteers". *Transl Psychiatry*, 2016. 6, e939; doi: 10.1038/tp.2016.191.

Arnold, I. C. et al.: "*Helicobacter Pylori* Infection Prevents Allergic Asthma in Mouse Models through the Induction of Regulatory T Cells". In: *J Clin Invest*. Ago 2011; 121 (8): pp. 3088-93.

Arumugam, M. et al.: "Enterotypes of the Human Gut Microbiome". In: *Nature*. 12 maio 2011; 474 (7.353); 1: pp. 174-80.

Bäckhed, F.: "Addressing the Gut Microbiome and Implications for Obesity". In: *International Dairy Journal*. 2010; 20 (4): pp. 259-61.

Balakrishnan, M.; Floch, M. H.: "Prebiotics, Probiotics and Digestive Health". In: *Curr Opin Clin Nutr Metab Care*. Nov 2012; 15 (6): pp. 580-5.

Barros, F. C.: "Cesarean Section and Risk of Obesity in Childhood, Adolescence, and Early Adulthood: Evidence from 3 Brazilian Birth Cohorts". In: *Am J Clin Nutr*. 2012; 95 (2): pp. 465-70.

Bartolomeo, F. Di.: "Prebiotics to Fight Diseases: Reality or Fiction?". In: *Phytother Res*. Out 2013; 27 (10): pp. 1457-73.

Benton, D. et al.: "Impact of Consuming a Milk Drink Containing a Probiotic on Mood and Cognition". *Eur J Clin Nutr* 2007; 61: pp. 355-61.

Bischoff, S. C.; Köchling, K.: "Pro- und Präbiotika". In: *Zeitschrift für Stoffwechselforschung, klinische Ernährung und Diätik*. 2012; 37: pp. 287-304.

Borody, T. J. et al.: "Fecal Microbiota Transplantation: Indications, Methods, Evidence, and Future Directions". In: *Curr Gastroenterol Rep*. 2013; 15 (8): p. 337.

Bräunig, J.: *Verbrauchertipps zu Lebensmittelhygiene, Reinigung und Desinfektion*. Berlim: Bundesinstitut für Risikobewertung, 2005.

Brede, C.: *Das Instrument der Sauberkeit. Die Entwicklung der Massenproduktion von Feinseifen in Deutschland 1850 bis 2000*. Münster et al.: Waxmann, 2005.

Caporaso, J. G. et al.: "Moving Pictures of the Human Microbiome". In: *Genome Biol*. 2011; 12 (5): p. R50.

Carvalho, B. M.; Saad, M. J.: "Influence of Gut Microbiota on Subclinical Inflammation and Insulin Resistance". In: *Mediators Inflamm*. 2013; 2013: 986734.

Charalampopoulos, D.; Rastall, R. A.: "Prebiotics in Foods". In: *Current Opinion in Biotechnology*. 2012; 23 (2): pp. 187-91.

Chen, Y. et al.: "Association Between *Helicobacter Pylori* and Mortality in the NHANES III Study". In: *Gut*. Set 2013; 62 (9): pp. 1262-9.

Devaraj, S. et al.: "The Human Gut Microbiome and Body Metabolism: Implications for Obesity and Diabetes". In: *Clin Chem*. Abr 2013; 59 (4): pp. 617-28.

Diop, L. et al.: "Probiotic Food Supplement Reduces Stress-Induced Gastrointestinal Symptoms in Volunteers: A Double-Blind, Placebo-Controlled, Randomized Trial". *Nutrition Research*, 2008; 28: 1. 1.

Dominguez-Bello, M. G. et al.: "Development of the Human Gastrointestinal Microbiota and Insights from High-Throughput Sequencing". In: *Gastroenterology*. Maio 2011; 140 (6): pp. 1713-91.

Douglas, L. C.; Sanders, M. E.: "Probiotics and Prebiotics in Dietetics Practice". In: *J Am Diet Assoc*. Mar 2008; 108 (3): pp. 510-21.

Eppinger, M. et al.: "Who Ate Whom? Adaptive Helicobacter Genomic Changes That Accompanied a Host Jump from Early Humans to Large Felines". In: *PLoS Genet*. Jul 2006; 2 (7): p. e120.

Fahey, J. W. et al.: "Urease from Helicobacter Pylori is Inactivated by Sulforaphane and Other Isothiocyanates". In: *Biochem Biophys Res Commun*. 24 maio 2013; 435 (1): pp. 1-7.

Flegr, J.: "Influence of Latent Toxoplasma Infection on Human Personality, Phisiology and Morphology: Pros and Cons of the Toxoplasma – Human Model in Studying the Manipulation Hypothesis". In: *J Exp Biol.* 1 jan 2013; 216 (Pt. 1): pp. 127-33.

Flegr, J. et al.: "Increased Incidence of Traffic Accidents in Toxoplasma-Infected Military Drivers and Protective Effect RhD Molecule Revealed by a Large-Scale Prospective Cohort Study". In: *BMC Infect Dis.* 26 maio 2009; 9: p. 72.

Flint, H. J.: "Obesity and the Gut Microbiota". In: *J Clin Gastroenterol.* Nov 2011; 45 (Supl.): pp. 128-32.

Fouhy, F. et al.: "High-Throughput Sequencing Reveals the Incomplete, Short-Term Recovery of Infant Gut Microbiota Following Parenteral Antibiotic Treatment with Ampicillin and Gentamicin". In: *Antimicrob Agents Chemother.* Nov 2012; 56 (11): pp. 5811-20.

Fuhrer, A. et al.: "Milk Sialyllactose Influences Colitis in Mice Through Selective Intestinal Bacterial Colonization". In: *J Exp Med.* 20 dez 2010; 207 (13): pp. 2843-54.

Gale, E. A. M.: "A Missing Link in the Hygiene Hypothesis?" In: *Diabetologia.* 2002; 45 (4): pp. 588-94.

Ganal, S. C. et al.: "Priming of Natural Killer Cells by Non-Mucosal Mononuclear Phagocytes Requires Instructive Signals from the Commensal Microbiota". In: *Immunity.* 27 jul 2012; 37 (1): pp. 171-86.

Gibney, M. J.; Burstyn, P. G.: "Milk, Serum Cholesterol, and the Maasai: A Hypothesis". In: *Atherosclerosis.* 1980; 35 (3): pp. 339-43.

Gleeson, M. et al.: "Daily Probiotic's (*Lactobacillus casei* Shirota) Reduction of Infection Incidence in Athletes". In: *Int J Sport Nutr Exerc Metab.* Fev 2011; 21 (1): pp. 55-64.

Goldin, B. R.; Gorbach, S. L.: "Clinical Indications for Probiotics: an Overview". In: *Clinical Infectious Diseases.* 2008; 46 (Supl. 2): pp. S96-S100.

Gorkiewicz, G.: "Contribution of the Physiological Gut Microflora to Health and Disease". In: *J Gastroenterol Hepatol Erkr.* 2009; 7 (1): pp. 15-8.

Grewe, K.: *Prävalenz von Salmonella ssp. in der primären Geflügelproduktion und Broilerschlachtung – Salmonelleneintrag bei Schlachtgeflügel während des Schlachtprozesses.* Hannover: Tierärztliche Hochschule Hannover, 2011.

Guseo, A.: "The Parkinson Puzzle". In: *Orv Hetil.* 30 dez 2012; 153 (52): pp. 2060-9.

Herbarth, O. et al.: "*Helicobacter Pylori* Colonisation and Eczema". In: *Journal of Epidemiology and Community Health.* 2007; 61 (7): pp. 638-40.

Hullar, M. A.; Lampe, J. W.: "The Gut Microbiome and Obesity". In: *Nestle Nutr Inst Workshop Ser.* 2012; 73: pp. 67-79.

Jernberg, C. et al.: "Long-Term Impacts of Antibiotic Exposure on the Human Intestinal Microbiota". In: *Microbiology.* Nov 2010; 156 (Pt. 11): pp. 3216-23.

Jin, C.; Flavell, R. A.: "Innate Sensors of Pathogen and Stress: Linking Inflammation to Obesity". In: *J Allergy Clin Immunol.* Ago 2013; 132 (2): pp. 287-94.

Jirillo, E. et al.: “Healthy Effects Exerted by Prebiotics, Probiotics, and Symbiotics with Special Reference to Their Impact on the Immune System”. In: *Int J Vitam Nutr Res*. Jun 2012; 82 (3): pp. 200-8.

Jones, M. L. et al.: “Cholesterol-Lowering Efficacy of a Microencapsulated Bile Salt Hydrolase-Active Lactobacillus Reuteri NCIMB 30242 Yoghurt Formulation in Hypercholesterolaemic Adults”. In: *British Journal of Nutrition*. 2012; 107 (10): pp. 1505-13.

Jumpertz, R. et al.: “Energy-Balance Studies Reveal Associations Between Gut Microbes, Caloric Load, and Nutrient Absorption in Humans”. In: *Am J Clin Nutr*. 2011; 94 (1): pp. 58-65.

Kato-Kataoka, A. et al.: ‘Fermented Milk Containing *Lactobacillus casei* Strain Shirota Preserves the Diversity of the Gut Microbiota and Relieves Abdominal Dysfunction in Healthy Medical Students Exposed to Academic Stress’. *Appl Environ Microbiol*. 2016; 82: pp. 3649-58.

Katz, S. E.: *The Art of Fermentation: An In-Depth Exploration of Essential Concepts and Processes from Around the World*. Chelsea: Chelsea Green, 2012.

Katz, S. E.: *Wild Fermentation: the Flavor, Nutrition, and Craft of Live-Culture Foods Reclaiming Domesticity from a Consumer Culture*. Chelsea: Chelsea Green, 2011.

Kelly, J. R. et al.: “Transferring the Blues: Depression-Associated Gut Microbiota Induces Neurobehavioural Changes in the Rat”. In: *Psychiatr. Res*. 2016; 82, pp. 109-18.

Kontouras, J. et al.: “Helicobacter Pylori Infection and Parkinson’s Disease: Apoptosis as an Underlying Common Contributor”. In: *Eur J Neurol*. Jun 2012; 19 (6): p. e56.

Kruijt, A. W. et al.: “Cognitive Reactivity, Implicit Associations, and theIncidence of Depression: a Two-Year Prospective Study”. *PLoS One*. 2013; 8 (7), e70245.

Krznarica, Z. et al.: “Gut Microbiota and Obesity”. In: *Dig Dis*. 2012; 30: pp. 196-200.

Kumar, M. et al.: “Cholesterol-Lowering Probiotics as Potential Biotherapeutics for Metabolic Diseases”. In: *Exp Diabetes Res*. 2012; 2012: 902917.

Macfarlane, G. T. et al.: “Bacterial Metabolism and Health-Related Effects of Galactooligosaccharides and Other Prebiotics”. In: *J Appl Microbiol*. Fev 2008; 104 (2): pp. 305-44.

Mann, G. V. et al.: “Atherosclerosis in the Masai”. In: *American Journal of Epidemiology*. 1972; 95 (1): pp. 26-37.

Marshall, B. J.: “Unidentified Curved Bacillus on Gastric Epithelium in Active Chronic Gastritis”. In: *Lancet*. 4 jun 1983; 1 (8.336): pp. 1273 ss.

Martinson, V. G. et al.: “A Simple and Distinctive Microbiota Associated with Honey Bees and Bumble Bees”. In: *Mol Ecol*. Fev 2011; 20 (3): pp. 619-28.

Matamoros, S. et al.: “Development of Intestinal Microbiota in Infants and its Impact on Health”. In: *Trends Microbiol*. Abr 2013 April; 21 (4): pp. 167-73.

McKean, J. et al.: "Probiotics and Subclinical Psychological Symptoms in Healthy Participants: A Systematic Review and Meta-Analysis". *J. Altern Complement Med*. 2016; nov 2014.

Messaoudi, M. et al.: "Beneficial Psychological Effects of a Probiotic Formulation (*Lactobacillus helveticus* R0052 and *Bifidobacterium longum* R0175)". In: *Healthy Human Volunteers*. Gut Microbes 2011; 2: pp. 256-61.

Moodley, Y. et al.: "The Peopling of the Pacific from a Bacterial Perspective". In: *Science*. 23 jan 2009; 323 (5913): pp. 527-30.

Mori, K. et al.: "Does the Gut Microbiota Trigger Hashimoto's Thyroiditis?". In: *Discov Med*. Nov 2012; 14 (78): pp. 321-6.

Musso, G. et al.: "Gut Microbiota as a Regulator of Energy Homeostasis and Ectopic Fat Deposition: Mechanisms and Implications for Metabolic Disorder". In: *Current Opinion in Lipidology*. 2010; 21 (1): pp. 76-83.

Nagpal, R. et al.: "Probiotics, their Health Benefits and Applications for Developing Healthier Foods: A Review". In: *FEMS Microbiol Lett*. Set 2012; 334 (1): pp. 1-15.

Nakamura, Y. K.; Omaye, S. T.: "Metabolic Diseases and Pro- and Prebiotics: Mechanistic Insights". In: *Nutr Metab (Lond)*. 19 jun 2012; 9 (1): p. 60.

Nicola, J. P. et al.: "Functional Toll-Like Receptor 4 Conferring Lipopolysaccharide Responsiveness is Expressed in Thyroid Cells". In: *Endocrinology*. Jan 2009; 150 (1): pp. 500-8.

Nielsen, H. H. et al.: "Treatment for Helicobacter Pylori Infection and Risk of Parkinson's Disease in Denmark". In: *Eur J Neurol*. Jun 2012; 19 (6): pp. 864-9.

Norris, V. et al.: "Bacteria Control Host Appetites". In: *J Bacteriol*. Fev 2013; 195 (3): pp. 411-6.

Okusaga, O.; Postolache, T. T.: "*Toxoplasma gondii*, the Immune System, and Suicidal Behavior". In: Dwivedi, Y. (Org.): *The Neurobiological Basis of Suicide*. Boca Raton (Flórida, EUA): CRC Press, 2012: pp. 159-94.

Ottman, N. et al.: "The Function of our Microbiota; Who is Out There and What Do They Do?". In: *Front Cell Infect Microbiol*. 9 ago 2012; 2: p. 104.

Pavlolvíc, N. et al.: "Probiotics-Interactions with Bile Acids and Impact on Cholesterol Metabolism". In: *Appl Biochem Biotechnol*. 2012; 168: pp. 1880-95.

Petrof, E. O. et al.: "Stool Substitute Transplant Therapy for the Eradication of Clostridium Difficile Infection: 'RePOOPulating' the Gut". In: *Microbiome*. 9 jan 2013; 1 (1): p. 3.

Reading, N. C.; Kasper D. L.: "The Starting Lineup: Key Microbial Players in Intestinal Immunity and Homeostasis". In: *Front Microbiol*. 7 jul 2011; 2: p. 148.

Roberfroid, M. et al.: "Prebiotic Effects: Metabolic and Health Benefits". In: *Br J Nutr*. Ago 2010; 104 (Supl. 2): pp. S1-S63.

Romijn, A. R. et al.: "Double-Blind, Randomized, Placebo-Controlled Trial of *Lacto-*

bacillus helveticus and *Bifidobacterium longum* for the Symptoms of Depression". In: *Australian & New Zealand J of Psych*. 2017; pp. 1-12.
Sanders, M. E. et al.: "An Update on the Use and Investigation of Probiotics in Health and Disease". In: *Gut*. 2013; 62 (5): pp. 787-96.
Sanza, Y. et al.: "Understanding the Role of Gut Microbes and Probiotics in Obesity: How Far Are We?" In: *Pharmacol Res*. Mar 2013; 69 (1): pp. 144-55.
Sarkar, A. et al.: "Psychobiotics and the Manipulation of Bacteria-Gut-Brain Signals". *Trends Neurosci*. Nov 2016; 39(11): pp. 763-81.
Schmidt, C.: "The Startup Bugs". In: *Nat Biotechnol*. Abr 2013; 31 (4): pp. 279-81.
Scholz-Ahrens, K. E. et al.: "Prebiotics, Probiotics, and Synbiotics Affect Mineral Absorption, Bone Mineral Content, and Bone Structure". In: *J Nutr*. Mar 2007; 137 (3 Supl. 2): pp. 838S-46S.
Schwarz, S. et al.: "Horizontal versus Familial Transmission of Helicobacter Pylori". In: *PLoS Pathog*. Out 2008; 4 (10): p. e1000180.
Shen, J. et al.: "The Gut Microbiota, Obesity and Insulin Resistance". In: *Mol Aspects Med*. Fev 2013; 34 (1): pp. 39-58.
Starkenmann, C. et al.: "Olfactory Perception of Cysteine-S-Conjugates from Fruits and Vegetables". In: *J Agric Food Chem*. 22 out 2008; 56 (20): pp. 9575-80.
Steenbergen, L. et al.: "A Randomized Controlled Trial to Test the Effect of Multispecies Probiotics on Cognitive Reactivity to Sad Mood". *Brain, Behavior, and Immunity*. 2015; 48: pp. 258-64.
Stowell, S. R. et al.: "Innate Immune Lectins Kill Bacteria Expressing Blood Group Antigen". In: *Nat Med*. Mar 2010; 16 (3): pp. 295-301.
Tängdén, T. et al.: "Foreign Travel is a Major Risk Factor for Colonization with Escherichia Coli Producing CTX-M-Type Extended-Spectrum ß-Lactamases: A Prospective Study with Swedish Volunteers". In: *Antimicrob Agents Chemother*. Set 2010; 54 (9): pp. 3564-8.
Teixeira, T. F. et al.: "Potential Mechanisms for the Emerging Link Between Obesity and Increased Intestinal Permeability". In: *Nutr Res*. Set 2012; 32 (9): pp. 637-47.
Torrey, E. F. et al.: "Antibodies to Toxoplasma Gondii in Patients with Schizophrenia: a Meta-Analysis". In: *Schizophr Bull*. Maio 2007; 33 (3): pp. 729-36.
Tremaroli, V.; Bäckhed, F.: "Functional Interactions between the Gut Microbiota and Host Metabolism. In: *Nature*. 13 set 2012; 489 (7.415): pp. 242-9.
Turnbaugh, P. J.; Gordon, J. I.: "The Core Gut Microbiome, Energy Balance and Obesity". In: *J Physiol*. 2009; 587 (17): pp. 4153-8.
De Vrese, M.; Schrezenmeir, J.: "Probiotics, Prebiotics, and Synbiotics". In: *Adv Biochem Engin/Biotechnol*. 2008; 111: pp. 1-66.
De Vriese, J.: "Medical Research: the Promise of Poop". In: *Science*. 30 ago 2013; 341 (6.149): pp. 954-7.

Vyas, U.; Ranganathan, N.: "Probiotics, Prebiotics, and Synbiotics: Gut and Beyond". In: *Gastroenterol Res Pract*. 2012; 2012: 872716.

Webster, J. P. et al.: "Effect of Toxoplasma Gondii upon Neophobic Behavior in Wild Brown Rats, Rattus norvegicus". In: *Parasitology*. Jul 1994; 109 (Pt. 1): pp. 37-43.

Wichmann-Schauer, H.: *Verbrauchertipps: Schutz vor Lebensmittelinfektionen im Privathaushalt*. Berlim: Bundesinstitut für Risikobewertung, 2007.

Wu, G. D. et al.: "Linking Long-Term Dietary Patterns with Gut Microbial Enterotypes". In: *Science*. 7 out 2011; 334 (6.052): pp. 105-8.

Yatsunenko, T. et al.: "Human Gut Microbiome Viewed Across Age and Geography". In: *Nature*. 9 maio 2012; 486 (7.402): pp. 222-7.

Zipris, D.: "The Interplay between the Gut Microbiota and the Immune System in the Mechanism of Type 1 Diabetes". In: *Curr Opin Endocrinol Diabetes Obes*. Ago 2013; 20 (4): pp. 265-70.

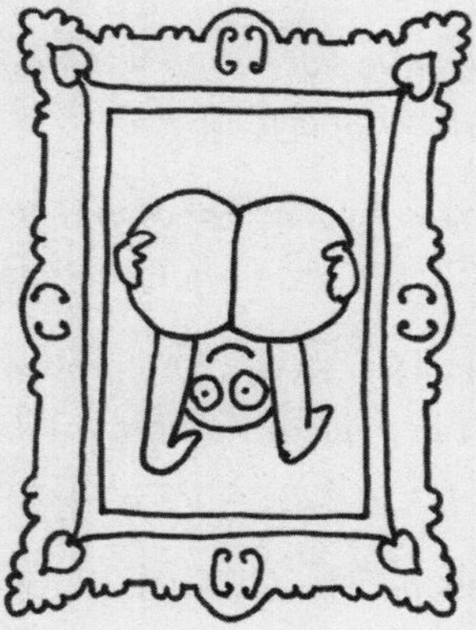

CONHEÇA ALGUNS DESTAQUES DE NOSSO CATÁLOGO